"十四五"高等职业教育医药类系列教材

实用医学基础

SHIYONG YIXUE JICHU

虎松艳　　主编
王晓东　　主审

全国百佳图书出版单位

化学工业出版社

· 北 京 ·

内容简介

本教材是高等职业教育医药类系列教材。本书内容根据高等职业教育药学类、药品与医疗器械类、食品类等专业培养目标和就业方向，结合课程标准编写而成，包括解剖学、生理学及疾病学基础知识。具体介绍了细胞、组织、器官和系统，运动系统，呼吸系统，消化系统，泌尿系统，生殖系统，血液，脉管系统，感觉器官，人体控制系统等。本书采用纸质教材、数字配套资源和在线学习平台有机融合的"融合教材"编写模式，书中附大量彩色解剖学图片，可读性强。

本书可作为职业院校药学、药物制剂技术、药品经营与管理、医疗器械经营与服务、化妆品质量与安全、食品营养与健康等专业的专业基础课程教材，也可作为医院、药厂及药店药学从业人员的参考书或培训用书。

图书在版编目（CIP）数据

实用医学基础/虎松艳主编. —北京：化学工业出版社，2023.3（2025.2重印）
"十四五"高等职业教育医药类系列教材
ISBN 978-7-122-42703-8

Ⅰ.①实… Ⅱ.①虎… Ⅲ.①基础医学－高等职业教育－教材
Ⅳ.①R3

中国国家版本馆CIP数据核字（2023）第022595号

责任编辑：陈燕杰　　　　　　　　　　　　文字编辑：何　芳
责任校对：宋　夏　　　　　　　　　　　　装帧设计：王晓宇

出版发行：化学工业出版社（北京市东城区青年湖南街13号　邮政编码100011）
印　　装：中煤（北京）印务有限公司
787mm×1092mm　1/16　印张14½　字数303千字　2025年2月北京第1版第3次印刷

购书咨询：010-64518888　　　　　　　　　　售后服务：010-64518899
网　　址：http://www.cip.com.cn
凡购买本书，如有缺损质量问题，本社销售中心负责调换。

定　　价：59.00元

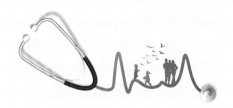

本书编审人员

主　　编　虎松艳　广东食品药品职业学院

副 主 编　曹宏伟　山东医药技师学院

　　　　　刘　洋　广东省食品药品职业技术学校

编　　者　郭友逢　广东省食品药品职业技术学校

　　　　　郝明耀　山东中医药大学附属医院

　　　　　李　斌　上海桥媒信息 (3Dbody) 科技有限公司

　　　　　李洋州　河源市卫生学校

　　　　　覃宛冰　揭阳市人民医院

　　　　　吴　丽　广东省食品药品职业技术学校

　　　　　石固地　山东医药技师学院

　　　　　张雅阁　河南医药健康技师学院

主　　审　王晓东　广东药科大学附属第一医院

前言
PREFACE

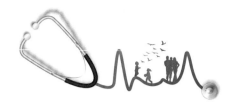

　　本教材根据高等职业教育药学类、药品与医疗器械类、食品类等专业培养目标和就业方向，结合课程标准，在调研课堂教学情况和学生成长规律基础上，弥补现有教材不足，由职业院校教师和医院主任医师共同参与，悉心编写而成。教材中融入了党的二十大报告精神，推进健康中国建设。

　　本教材包括解剖学、生理学及疾病学基础知识，作为药学、药物制剂技术、药品经营与管理、医疗器械经营与服务、化妆品质量与安全、食品营养与健康等专业的专业基础课程教材，也可以作为医院、药厂、医药公司及零售药店药学人员的参考书或作为函授、自考和成人教育的辅导书。教材编写过程中始终落实以德树人的根本任务，贯彻课程思政教育理念；采用"融合教材"编写模式，即纸质教材、数字配套资源和在线学习平台有机融合模式。

　　本教材的编写力求把握"必需""够用"及科学性、先进性、适用性、实用性和创新性的原则，坚持以职业活动为导向，以职业技能为核心，根据职业教育培养应用型专门人才的需要构建教材体系、组建教材内容，强调精要、简明、实用，努力把生理学知识与疾病学知识融为一体，突出"职业"特色。

　　由于医药科学知识的不断发展更新，尽管作者尽可能地将新的和准确的资料收入本书，但由于种种原因仍难以做到完整无误。希望广大读者对本书不足给予指正，支持我们把本书修改得更加适用。

编　者

2023年5月

编写说明

1.本书标记蓝色部分为教学内容拓展

在这期间核膜及核仁逐渐解体消失；在间期复制的中心体分开，逐渐向细胞的两极移动；每个中心体的周围出现很多放射状的细丝，两个中心体之间的细丝连接形成纺锤体。

2.本书标记绿色部分为思政教育融合内容

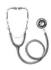

良师益友

解剖学是医学的基础，进行人体解剖是我们直观认识人体、获取医学知识的重要方法。在《黄帝内经》中就有"其死可解剖而视之"的记载，已经把解剖尸体作为认识人体的重要途径。

人体解剖学是学习现代医学的第一课，在解剖课上使用的尸体便是我们的无言良师。这些尸体大多数来源于遗体捐献。在解剖课堂上我们一定要尊重每一位大体老师，感恩无言良师的无私奉献，认真学习。

3."听诊器"图标标记部分为医学知识案例

医院病理科的工作人员的任务就是从患者身上取得组织，观察组织情况来为医生的诊断和治疗提供帮助。

扫一扫，学习本课程PPT。

第一篇 基础知识

第四章
呼吸系统   042

第五章
消化系统   058

第六章
泌尿系统   083

第二篇　实　验

第一篇

基础知识

第一章　绪论

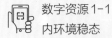
数字资源1-1
内环境稳态

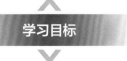
学习目标

知识目标

1. 掌握　人体结构的组成和功能概况。
2. 熟悉　人体各系统在整体中的作用及其相互关系。
3. 了解　实用医药基础知识的定义、研究对象及其意义。

能力目标

明确基本的医学基础知识。

素质目标

1. 培养敬畏生命、无私奉献的精神。
2. 培养大无畏和乐于助人的精神。

　　当你翻开这本书时就开始了一次奇妙的旅行。在旅行中你将对自身有个全面了解。机体是如何组成的？机体如何进行自身的精密调节？生命又是如何进行的？当机体异常时人们会得什么病？这些问题的答案尽在书中。通常人们把介绍这些知识的学科称为人体解剖生理学和疾病学。下面就给它们下个严谨的医学定义！

一、人体解剖生理学、疾病学定义

　　人体解剖生理学是一门研究人体各部正常形态结构和生命活动规律的科学。它由人体解剖学和人体生理学两部分组成。人体解剖学是研究人体正常形态和结构的科学。最早的解剖学是借助解剖手术器械切割尸体的方法，用肉眼观察各部的形态和构造，现在解剖学的研究方法有了长足的发展。人体生理学是研究人体正常生命活动规律的科学，也就是说人体是如何运作的。人体生理功能的理论和假设有的是从实际观察中得到的，有的是通过实验来获得的。需要强调的是人体的形态结构和功能是相一致的，一定的结构执行一定的生理功能。例如，颅骨紧密地结合起来形成了坚硬的颅腔，目的是保护人们的大脑。而指骨结合得非常松散，则是为了方便手的各种灵活动作。因此人体生理学是以人体解剖学为基础，但又能促进解剖学的发展。人体解剖学和人体生理学既分工明确又联系密切。

疾病是机体在致病因素作用下发生的异常生命过程。研究疾病的学科称为疾病学。早期对疾病的认识只是在机体层面，现在随着健康概念的改变，疾病也扩展到心理、社会层面。世界卫生组织对健康的概念及其判断标准是这样定义的："健康不仅是没有疾病和身体不虚弱，而且是身体、心理和社会适应的完满状态"。所以疾病的范围随着社会情况的变动而扩大。

二、解剖学姿势和常用方位术语

（一）人体的解剖方位

正确地描述人体结构的形态就必须采用统一的标准，人体解剖生理学上常采用一些公认的统一标准和描述用语。

1.解剖学姿势

解剖学所采用的标准姿势是：身体直立，面向前，两眼向正前方平视，两足靠拢，足尖向前，上肢下垂于躯干两侧，手掌向前。研究的对象处于横位时，仍要按标准姿势描述。

2.解剖学方位术语

（1）上和下　是对部位高低关系的描述。头部在上，足在下。近头侧为上，远离头侧为下。如眼位于鼻之上，而口则位于鼻之下。

（2）前和后（腹侧和背侧）　凡距身体腹面近者为前（腹侧），距背面近者为后（背侧）。如乳房在前胸壁，脊柱在消化道的后面。

（3）内侧和外侧　是对各部位与正中矢状面相对距离的位置关系的描述。如眼位于鼻的外侧，而在耳的内侧。

（4）内和外　是表示与内腔相互关系的描述。如胸（腔）内、外等。

（5）浅和深　是对与皮肤表面相对距离关系的描述。即离皮肤表面近者为浅，远者为深。

（二）人体的解剖面

人体对三个互相垂直的面描述如图1-1所示。

1.矢状面

从前后方向，将人体分成左、右两部的纵切面称矢状面。

2.冠状面

将身体分为前、后两部的切面。

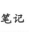

笔记

3.水平或横切面

将身体分为上、下两部的切面。

三、基本概念

（一）内环境

机体的绝大部分细胞，并不直接与外界环境接触，而是生活在细胞外液之中，通过与细胞外液不断进行物质交换而维持其生命活动。这种构成细胞生活环境的细胞外液称之为内环境，以区别于整个机体赖以生存的外环境。

（二）内环境稳态

外环境变化很大，内环境则由

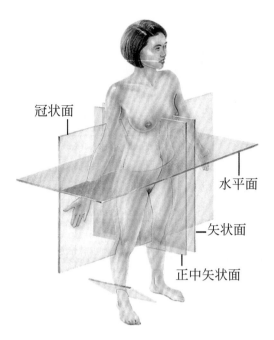

图1-1　人体解剖面示意

于多种调节机制的作用而变化很小。内环境的相对稳定可使机体的组织器官少受乃至不受外界环境的干扰而保持其正常生理功能。生理学工作者把这种机体内环境相对恒定的功能状态叫做内环境稳态。

内环境各项理化因素的相对恒定性，是高等动物生存的必要条件。因为机体新陈代谢过程是由细胞内许多复杂的酶促反应组成的，它要求的理化条件比较严格，如温度、pH和其他离子浓度都必须保持在一定范围内，酶促反应才能完成。水分和其他物质通过细胞膜的运转才能正常进行。细胞内外的物质交换一般都要在水溶液中进行，并要保持细胞内外渗透压、离子浓度相对稳定。然而在机体生命过程中，内环境理化性质是不断地改变的，而体液中的各种化学成分过多或过少，会在不同程度上妨碍机体的生命活动。例如血糖太低时，大脑细胞兴奋性降低，会出现昏迷现象；血浆蛋白过低可引起组织水肿。体温的高低也直接关系到细胞内的化学反应速度和它的功能状态；血液酸碱度变化时，机体的反应更为明显，当血液pH值低于7.0时，中枢神经系统处于抑制状态，可导致死亡。由此可见，内环境的稳定性遭到破坏，会导致严重后果。机体通过神经、体液和自身调节，使内环境的化学成分和理化特性始终保持在一定生理范围内，以免组织细胞受到伤害。这种在生理范围内的变动称为内环境相对稳定，是一种动态平衡。

人体各种细胞、组织和器官都有它们各自特殊的功能（如神经的冲动传导、肌肉的收缩、腺体的分泌、心脏的泵血、肺的气体交换等），但这些功能只有在机体的统一调节下进行，才能使它们的活动适合于机体需要。从整个机体来看，各系统、器官之间在时间和空间上都要密切配合，形成一个统一的整体，才能完成完善的生命活动。

笔记

　　同时人们要知道内环境稳态是一种相对稳定的状态，并不是固定不变的状态，是一种动态平衡。细胞和器官的活动不断消耗营养物质并排放代谢产物，从而破坏了内环境的稳定；但是通过生理调节，各相关器官、系统会不断从外界摄取营养物质并向外界排出代谢产物，转而保持了内环境的稳定。所以内环境的相对稳定也是机体调节活动的结果。

（三）内环境稳态的调节

　　机体有完整的调节机制，主要包括神经调节、体液调节、自身调节和反馈四个方面。

　　1.神经调节

　　神经调节就是通过反射活动来调节。机体接受刺激时，通过感受器、传入神经到达中枢，再经传出神经到达效应器，完成应答性反应，这一活动称为反射。反射分为非条件反射和条件反射。上述五个部分构成了反射弧。神经调节的特点是迅速、局限和短暂。

　　2.体液调节

　　体液调节是指机体的某些组织细胞所分泌的特殊化学物质经体液途径到达所作用的组织、细胞，影响其功能活动的调节方式。这些特殊的化学物质可以是内分泌细胞分泌的激素，也可以是某些组织细胞产生的特殊化学物质，如白介素、趋化因子等。体液调节途径中，特殊的化学物质经血液运输到达靶细胞发挥其作用的方式称为远距分泌，经组织液扩散作用于邻近细胞发挥作用的方式称为旁分泌。下丘脑内有一些神经元能合成激素，激素经轴浆运输至末梢，分泌入血，经血液循环到达远隔部位作用于靶细胞，这种分泌方式称为神经分泌。

　　此外，体内一些内分泌腺或内分泌细胞接受神经支配，其分泌活动受到相应神经的调节，这种方式称为神经-体液调节。如肾上腺髓质细胞受交感神经节前纤维支配，分泌肾上腺素和去甲肾上腺素。一般来说，体液调节的特点是缓慢、广泛和持久。

　　3.自身调节

　　器官、组织、细胞的自身调节是指不依赖于神经或体液调节而产生的适应性调节。例如，肌肉收缩力量在一定范围内与收缩前肌纤维的长度成比例，初长加大时收缩力量也增大。自身调节的范围较小，也不十分灵敏，但仍有一定的意义。

　　4.反馈

　　当机体的内外环境发生变化时，机体能通过上述三种调节方式产生一定的反应。然而这种调节是否能产生最恰当的反应，还需要由调节的结果的信息反过来影响调节的原因或调节的过程，使调节活动能恰到好处。这种反过来的信息返回称为反馈。如果调节的结果反过来使调节的原因或过程减弱，称为负反馈；如果调节的结果反过来使调节的原因或过程加强，则称为正反馈。机体大部分的调节系统以负反馈的方式进行调节。例如，动脉血中CO_2浓度增加时将促使肺通气增加，结果使动脉血中的CO_2浓度下降，CO_2浓度下降反过来使调节的原因减弱，于是肺通气即不再增加，这样就维持了动脉血中CO_2浓度相对稳定。正反馈在正

笔记

常生理情况下较为少见，如排尿反射、分娩过程。在病理情况下正反馈则很常见，出现所谓恶性循环性变化，使病情更趋严重。

四、生命基本特征

生命有三个基本生理特征：新陈代谢、兴奋性和生殖。

1.新陈代谢

新陈代谢是指新的物质不断替代老的物质的过程。机体与周围环境之间不断进行着新陈代谢。新陈代谢包括同化作用和异化作用两个方面。同化作用指机体从外界环境中摄取营养物质后，把它们转化成为机体自身物质的过程。异化作用指机体把自身物质进行分解，同时释放能量以供生命活动和合成物质的需要，并把分解的产物排出体外的过程。一般物质分解时释放能量，物质合成时吸收能量。机体只有在与环境进行物质与能量交换的基础上才能不断自我更新。新陈代谢一旦停止，生命也就终止。

2.兴奋性

机体受到周围环境发生改变的刺激时具有发生反应的能力，称为兴奋性。能引起机体或其组织细胞发生反应的环境变化，称为刺激。刺激引起机体或其组织细胞的代谢改变及其活动变化，称为反应。反应可分为两种：一种是由相对静止转变为活动状态，或者活动由弱变强，称为兴奋；另一种是由活动转变为相对静止状态，或活动由强变弱，称为抑制。刺激引起的反应是兴奋还是抑制，取决于刺激的质和量以及机体当时所处的功能状态。

一般将引起组织发生反应的最小刺激量称为阈强度或强度阈值。阈值的大小能反映组织兴奋性的高低。组织兴奋性高则阈值低，兴奋性低则阈值高。机体对环境变化作出适当的反应是机体生存的必要条件，所以兴奋性也是基本生理特征。

3.生殖

机体具有产生与自己相似子代的功能，称为生殖。任何机体的寿命都是有限的，都要通过繁殖子代来延续种系，所以生殖也是基本生理特征。高等动物以及人体的生殖过程比较复杂。父系与母系的遗传信息分别由各自的生殖细胞中的脱氧核糖核酸（DNA）带到子代细胞，使子代细胞与亲代细胞具有同样的结构和功能。

五、对学生说的话

人体解剖生理学是现代医学、药学的基础，与药理学、生物化学等学科的发展关系密切，互相促进。药学工作者在寻找新药及研究药物的毒理和药理作用时，必须具备解剖生理学的知识。解剖是形态学，要结合图谱学习，才能记得牢。一定的解剖形态具有一定的生理功能，所以解剖和生理的基本知识必须结合学习。

笔记

为临床服务是学习的目的，所以学生们要结合疾病学知识学习，所谓疾病就是非正常的生理状态，通过对系统正常与非正常状态的及时比较，能够更加充分地了解疾病发生的机制和病理变化，以便为药物的研究打下良好的基础。

如果同学们想扎实掌握本门课程的知识，及时复习和勤于思考是绝对必要的。本书每章节后均有习题，希望各位学生能够及时复习，多思考，充分掌握各个知识重点，灵活使用，举一反三。

良师益友

解剖学是医学的基础，进行人体解剖是我们直观认识人体、获取医学知识的重要方法。在《黄帝内经》中就有"其死可解剖而视之"的记载，已经把解剖尸体作为认识人体的重要途径。

人体解剖学是学习现代医学的第一课，在解剖课上使用的尸体便是我们的无言良师。这些尸体大多数来源于遗体捐献。在解剖课堂上我们一定要尊重每一位大体老师，感恩无言良师的无私奉献，认真学习。

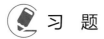 习　题

第一章
习题答案

一、单选题

1.解剖学术语"内侧和外侧"是（　　　　）。

A.表示与空腔相互关系的描述

B.对部位高低关系的描述

C.对与皮肤表面相对距离的描述

D.对各部位与正中面相对距离的位置关系的描述

2.机体的内环境是指（　　　　）。

A.细胞液　　　　　　B.腹腔　　　　　　　C.血液　　　　　　　D.细胞外液

3."望梅止渴""画饼充饥"是哪种调节机制？（　　　　）

A.神经调节　　　　　B.体液调节　　　　　C.自身调节　　　　　D.反馈

4.生物体内环境稳态是指（　　　　）。

A.细胞内液理化因素保持不变

B.细胞外液理化因素保持不变

C.细胞内液理化性质在一定范围内保持波动

D.细胞外液理化性质在一定范围内保持波动

5.下列哪种活动不是正反馈活动（　　　　）。

A.血压的稳定　　　　B.排尿　　　　　　　C.排便　　　　　　　D.分娩过程

笔记

6.机体组织在接受刺激而发生反应时，其表现形式是（   ）。

A.兴奋   B.抑制   C.兴奋或抑制   D.不能肯定

7.神经调节的基本方式是（   ）。

A.反馈   B.反射   C.反应   D.反射弧

8.下列哪项不是神经调节的特点（   ）。

A.迅速   B.局限   C.持久   D.时间短暂

9.下列哪项是体液调节的特点（   ）。

A.缓慢   B.短暂   C.不灵敏   D.局限

10.关于反射弧哪项是正确的（   ）。

A.感受器→传入神经→神经中枢→传出神经→效应器

B.感受器→传入神经→传出神经→神经中枢→效应器

C.效应器→传入神经→神经中枢→传出神经→效应器

D.效应器→传入神经→传出神经→神经中枢→感受器

11.关于解剖学标准姿势的描述，下列哪项不正确（   ）。

A.身体直立、面向前   B.手掌向内

C.两眼向正前方平视   D.两足并立

12.机体从外界不断摄取各种物质，形成自身的物质，或暂时储存起来，这个过程称为（   ）。

A.物质代谢   B.异化作用   C.能量代谢   D.同化作用

二、名词解释

1.内环境

2.反射

3.兴奋性

三、简答题

1.解剖学的标准姿势是什么？

2.神经调节和体液调节各有什么特点？

第二章 细胞、组织、器官和系统

数字资源2-1
数字资源2-2

数字资源2-1
丰富多彩的细胞世界

数字资源2-2
物质运输

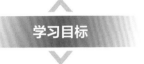

学习目标

知识目标

1. 掌握　细胞的结构及其功能。
2. 熟悉　上皮和结缔组织的形态特点。
3. 了解　人体器官和系统的组成。

能力目标

1. 熟知细胞的功能。
2. 熟知各类上皮组织的结构及其功能。

素质目标

1. 培养较高的政治素质和高尚的医学道德品质。
2. 培养扎实的专业知识和良好的身心素质。

第一节　细胞

　　细胞是人体结构和功能最基本的单位，结构及功能相似的一类细胞通过细胞外基质聚合在一起构成组织；不同组织有机组合构成器官；结构及功能密切相关的几个器官协调配合，共同实现特定的生理功能而成为系统。人体解剖学的任务就是揭示人体各器官系统的正常形态结构、位置与毗邻关系、生长发育规律及其功能意义。

　　细胞是人体和其他生物体形态和机能的基本单位。人体细胞的大小不一，如卵细胞较大，直径约120μm，而小淋巴细胞的直径只有6μm左右。细胞形态也是各种各样，如图2-1所示。人体中大约有200多种细胞，这与其功能以及所处的环境相适应。如血细胞在流动的血液中呈圆形，能收缩的肌细胞呈梭形或长圆柱形，接受刺激并传导冲动的神经细胞有长的突起等。

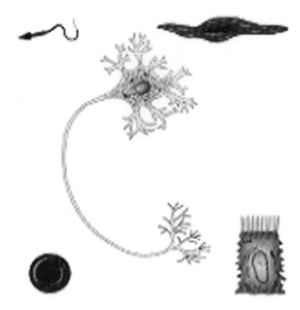

图2-1　不同形态的细胞

一、细胞的结构及其功能

细胞分为细胞膜、细胞质和细胞核三部分。

（一）细胞膜

细胞膜的进化形成使细胞内容物和细胞周围的环境分隔开来，从而使细胞能相对独立于环境而存在。细胞通过细胞膜进行物质交换、信息传递，维持正常的生命活动。

细胞膜主要由规律排列的脂类、蛋白质和糖类等组成。那么细胞膜的分子结构模型又是怎样的呢？目前公认的是"液态镶嵌模型"。该学说的基本内容是：生物膜是以液态的脂质双分子层为基架，其中镶嵌着具有不同生理功能的蛋白质，如图2-2所示。

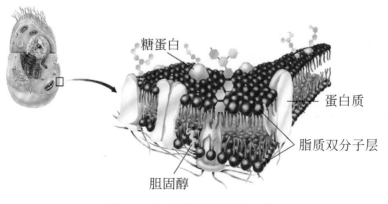

图2-2　细胞膜分子结构示意

笔记

1.膜脂　细胞膜的脂质分子中，以磷脂为主，其次是胆固醇，还有少量鞘脂类的脂质。它们一端是亲水性极性基团，另一端是疏水性非极性基团的长杠状两性分子。由于疏水性基团受到具有极性的水分子的排斥，形成脂质分子的亲水性极性基团朝向膜内、外两侧的水溶液，疏水基团则朝向膜内部的脂质双分子层结构。

脂质的熔点较低，在一般体温条件下是液态，脂质分子的这种特性是膜具有一定流动性的一个前提条件。

2.膜蛋白　根据膜蛋白与脂双层结合的方式不同，可分为内在膜蛋白、表面膜蛋白和脂锚定蛋白三类。内在膜蛋白又称整合蛋白，占膜蛋白总量的70% ~ 80%，含有亲水性和疏水性氨基酸，该类蛋白全部或部分嵌入膜内。表面膜蛋白又称外在蛋白，占膜蛋白总量的20% ~ 30%，主要分布在细胞膜的内、外表面，以非共价键与脂类分子结合。脂锚定蛋白可位于膜的两侧，以共价键与脂双层内的脂分子结合。膜蛋白在细胞间的识别、物质的跨膜转运及信号转导等方面起着重要作用。

3.膜糖类　细胞膜所含的糖类较少，它们和膜内的脂质和蛋白质结合，形成糖脂和糖蛋白。糖脂和糖蛋白的糖链部分，几乎都裸露于膜的外表面。由于组成这些糖链的单糖在排列顺序上有差异，这就成为细胞特异性的"标志"。例如在人的ABO血型系统中，红细胞膜上是A凝集原还是B凝集原，其差别仅在于膜糖脂的寡糖链中一个糖基的不同。

了解了细胞膜的结构，下面来学习一下细胞膜最主要的功能——物质转运功能。细胞在新陈代谢过程中，要从细胞外液摄取所需物质，同时又要将某些物质排出，这称为细胞膜的物质转运功能。进出细胞的物质种类繁多，理化性质各异，因此，它们进出细胞的形式也不同。常见的细胞膜转运物质的方式可归纳为单纯扩散、易化扩散、主动转运和出胞入胞四种。

扩散和渗透的原理

要掌握物质在细胞膜中扩散和渗透，首先需要了解扩散和渗透的原理。扩散是微粒自由运动的结果。把两种互溶的物质混合在一起，分子有从高浓度向低浓度运动的能力，这就是扩散，如图2-3所示。

渗透是溶剂通过选择性膜的运动。在机体中，溶剂就是水，也就是水通过浆膜由低浓度向高浓度渗透。渗透允许水通过而不允许其他物质通过。

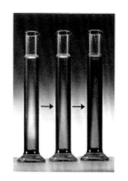

图2-3　扩散示意

1.单纯扩散

所谓单纯扩散是指物质粒子从浓度高的区域直接通过细胞膜进入浓度低的区域的现象。由于细胞膜主要由脂质构成，因此只有能溶解于脂质的物质才能由膜的高浓度一侧向低浓度一侧扩散。

笔记

　　单纯扩散量不仅决定于膜两侧该物质的浓度梯度，也决定于该物质通过膜的难易程度。能够通过细胞膜进行单纯扩散的物质并不多，主要有 O_2 和 CO_2 等气体以及脂溶性小分子物质。

2. 易化扩散

　　不溶于脂质或很难溶于脂质的某些物质，如葡萄糖、氨基酸等分子和 K^+、Na^+、Ca^{2+} 等离子，在一定情况下，也能借助细胞膜结构中特殊蛋白质的帮助而顺着浓度差通过细胞膜，称之为易化扩散。易化扩散主要分为两种类型：一种是以"载体"为中介的易化扩散，如葡萄糖、氨基酸顺浓度差通过细胞膜就属于这种类型。"载体"是细胞膜上的镶嵌蛋白质，结构上有与被运输物质结合的特异结合点，可以携带被运输物质反复运输；另一种是以所谓"通道"为中介的易化扩散。"通道"也是镶嵌在细胞膜内的一种蛋白质。

　　以"载体"为中介的易化扩散有以下特性。

　　① 特异性高　即每种载体蛋白只能转运具有某种特定结构的物质。

　　② 有饱和现象　这是由于载体蛋白的量或载体蛋白上能和物质结合位点的数目相对固定所决定的。

　　③ 可竞争性抑制　如果载体蛋白对 A 和 B 两种结构相似的物质都有转运能力，那么加入 B 物质将会减弱载体蛋白对 A 物质的转运。

　　蛋白质构型的变化导致它们处于不同的功能状态。引起构型变化的条件不同，根据这些条件将通道分为两类。

　　① 电压依从性通道　这类通道的开关决定于通道蛋白所在的膜两侧的电位差。

　　② 化学依从性通道　这类通道的开关决定于膜所在的环境中存在化学物质（如递质、激素或药物等）的情况。

　　单纯扩散和易化扩散的共同特点是：物质分子或离子都是顺浓度差和顺电位差移动；不需要细胞另外供能。这样的转运方式称为被动转运。

3. 主动转运

　　主动转运是指细胞膜将物质分子或离子从浓度低的一侧向浓度高的一侧转运的过程。在这个过程中，需要细胞代谢供给能量。因此主动转运过程与细胞代谢密切相关。通过细胞膜主动转运的物质有 Na^+、K^+、Ca^{2+}、H^+、I^-、Cl^- 等离子和葡萄糖、氨基酸等分子。其中最重要而且研究较充分的是钠-钾泵对 Na^+、K^+ 的主动转运。

　　钠-钾泵能够分解 ATP，并利用其释放的能量逆浓度差将细胞内的 Na^+ 移出膜外，同时将细胞外的 K^+ 移入膜内，以形成和保持 Na^+、K^+ 在膜两侧的不均衡分布，储备一定势能，保证神经和肌肉等组织具有兴奋性。主动转运是人体最重要的物质转运形式，除上述的钠-钾泵以外，还有钙泵、氢泵、负离子泵、碘泵等。

4. 入胞和出胞

　　一些大分子物质或物质团块进出细胞是通过细胞的入胞和出胞形式来实现的。

　　入胞是指细胞外某些物质团块进入细胞的过程。其过程首先是细胞膜"辨认"细胞外的某物质团块，继而与该物质团块相接触的细胞膜内陷，然后伪足

笔记

互相接触并发生膜融合，最后物质团块与包围它的膜一起进入细胞。如物质团块是固体，上述过程叫吞噬；如进入物质是液体，上述过程叫吞饮。出胞是指某些物质由细胞排出的过程，其分泌过程大致是：细胞内包含分泌物的囊泡向细胞膜移动，然后囊泡膜与细胞膜接触，互相融合，最后在融合处破裂，囊泡内的分泌物被吐出细胞外，这主要见于细胞的分泌活动。如内分泌腺把激素分泌到细胞外液中，神经细胞的轴突末梢把递质分泌到突触间隙中。一些未能消化的残渣也以胞吐形式排出细胞。

（二）细胞质

细胞质包括基质、细胞器和内含物，基质是一些细胞内无定形的胶状物质，内含物是一些代谢产物或储存物。细胞器是细胞质内具有一定形态和特定功能的结构，主要包括以下几种。

1.内质网

内质网是分布在细胞质中的膜性管道系统。内质网膜可与核膜、高尔基复合体膜、细胞膜等相连，将整个细胞互连成一个整体。表面附着有许多核蛋白体的内质网膜称为粗面内质网，没有核蛋白体附着的内质网膜称为滑面内质网。粗面内质网与蛋白质的合成密切相关，它既是核蛋白体附着的支架，又是运输蛋白质的通道。常见于蛋白质合成旺盛的细胞中，例如消化腺上皮细胞、肝细胞等。如图2-4所示。

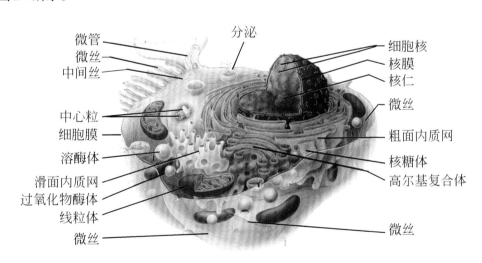

图2-4　细胞超微结构

2.高尔基复合体

高尔基复合体是由数层重叠的扁平囊泡、若干小泡及大泡组成的膜性结构。是细胞各膜性结构间物质转运的一个重要的中间环节。高尔基体通过小泡接收由内质网膜转来的蛋白质，然后与扁平囊泡融合，蛋白质在扁平囊泡内进行加工后形成大泡，与扁平囊泡脱离，形成分泌颗粒。可见高尔基复合体的功能是与细胞内一些物质的积聚、加工和分泌颗粒的形成密切相关。

笔记

3.线粒体

线粒体是由内、外两层单位膜所形成的圆形或椭圆形的囊状结构。线粒体中存在着催化物质代谢和能量转换的各种酶和辅酶，因而可以彻底氧化分解供能物质（如糖酵解产物丙酮酸）形成高能磷酸化合物ATP以备细胞其他生命活动需要。细胞生命活动中所需能量约有95%来自线粒体。因此，线粒体的主要功能是进行细胞的氧化供能，故有细胞内"动力工厂"之称。

4.溶酶体

溶酶体是细胞内一种囊状小体，里面包含约50种水解酶。在酸性条件下，对蛋白质、肽、糖、中性脂质、糖脂、糖蛋白、核酸等多种物质起水解作用。溶酶体的初级溶酶体（内溶酶体）与自体吞噬体（细胞内衰老、破损的各种细胞器或过剩的分泌颗粒，由内质网包围形成）或吞噬体（外来的细菌、病毒等，经细胞膜以内吞方式吞入细胞形成）接触，混合形成次级溶酶体，在次级溶酶体中，水解酶对原自体吞噬体和吞噬体中的物质进行分解消化。消化后的产物如氨基酸、单糖、脂肪酸等，通过溶酶体膜进入胞浆中供细胞膜利用。未能分解的物质残留其中形成残余体。有的残余体存留在细胞内，有的则以胞吐的方式排出细胞。因此，溶酶体是细胞内重要的消化器官。

5.微丝

微丝是存在于细胞质中的一种实心的丝状结构，微丝主要是由球形肌动蛋白聚合而成的一种可变的结构，与细胞器的位移、分泌颗粒的移动、微绒毛的收缩、细胞入胞和出胞动作的发生以及细胞的运动等功能都有密切关系。

6.微管

微管是存在于细胞质中的一种非膜性的管状结构，与运动、支持和运输有关。

7.中心粒

电镜观察到的中心粒是一对短筒状小体，成对存在，互相垂直。中心粒与细胞分裂似乎有关。但总的说来，对中心粒的确切功能还没有深入了解。

8.核蛋白体

核蛋白体又称核糖体，它是由核蛋白体核糖核酸（简称rRNA）和蛋白质构成的椭圆形颗粒小体，核蛋白体是细胞内蛋白质合成的主要构造，因此被喻为"装配"蛋白质的机器。有些核蛋白体附着在内质网壁外，称为附着核蛋白体，它们主要合成输送到细胞外面的分泌蛋白，如酶原、抗体、蛋白质类的激素等。有些多聚核蛋白体散在于细胞质中，称为游离核蛋白体，它们主要合成结构蛋白，或称内源性蛋白，如分布于细胞质基质或供细胞本身生长所需要的蛋白质分子等。

（三）细胞核

1.核膜

核膜是位于细胞核表面的薄膜，由两层单位膜组成。核膜上还有许多散在的

笔记

孔，称为核孔，在核孔周围，核膜的内层与外层相连。核孔是核与细胞质进行物质交换的孔道。在核内形成的各种核糖核酸（简称RNA）可以经核孔进入细胞质。

2.核仁

绝大多数真核细胞的细胞核内都有一个或一个以上的核仁，它通常只出现于间期细胞核中，在有丝分裂期则消失。核仁的化学成分主要是蛋白质和核酸。

3.染色质和染色体

间期细胞核中，能被碱性染料着色的物质即染色质。染色质的基本化学成分是脱氧核糖核酸（简称DNA）和组蛋白。二者结合形成染色质结构的基本单位——核小体。

在细胞有丝分裂时，若干核小体构成的染色质纤维反复螺旋、折叠，最后组装成中期染色体。因此，染色质和染色体实际上是同一物质在间期和分裂期的不同形态表现。

DNA分子的功能主要有两方面：① 储藏、复制和传递遗传信息。DNA链上储藏着大量的遗传信息，DNA分子能自我复制，传递储藏的遗传信息给子细胞。② 控制细胞内蛋白质的合成，即储存的各种遗传信息通过控制蛋白质的合成而表达为各种遗传性状。

基因的科学研究是从20世纪初重新发现基因的传递规律开始的。1865年，一位奥地利的神父叫孟德尔，发现并发表了有关基因传递的规律。遗憾的是，他的贡献被历史埋没了。20世纪中叶，科学家发现了基因与遗传物质的基本结构，并提出了模型，即"DNA双螺旋模型"。70年代，人类第一次真正能够拿基因来做试验，即建立了被称为"遗传工程"或"分子克隆"的技术，并第一次用拼凑基因的方法建立了人为的生物，尽管还不完全，还很简单，但确确实实用一些基因生产出了"遗传工程"的产品与基因产品。基因在人体内并不是各行其是。在人类基因组中所有基因都有一定的位置，都有各自的结构与功能，基因之间还相互影响。要揭示人类的奥秘，就要分离、克隆、研究人类所有的基因。

二、细胞的增殖

细胞产生新细胞，以代替衰老、死亡和创伤所损失的细胞，称为细胞的增殖。细胞以分裂的方式进行增殖，每次分裂后所产生的新细胞必须经过生长增大，才能再分裂。细胞从一次分裂结束开始，到下一次分裂结束所经历的过程称为细胞周期。细胞增殖周期可分为两个时期，即间期和分裂期，如图2-5所示。

（一）间期

细胞进入间期后进行结构上和生物上的复杂合成，为DNA分子复制做准备。间期又分为以下三个分期。

笔记

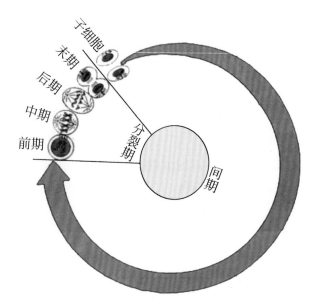

图2-5　细胞增殖周期

1. DNA合成前期（G_1期）

此期细胞内进行着一系列极为复杂的生物合成变化，如合成各种核糖核酸（RNA）及核蛋白体。此期持续时间一般较长，有的细胞历时数小时至数日，有的甚至数月。进入G_1期的细胞可有以下三种情况。

① 不再继续增殖：永远停留在G_1期直至死亡。如表皮角质化细胞、红细胞等。

② 暂时不增殖：如肝细胞、肾细胞，它们平时保持分化状态，执行相应功能，停留在G_1期，如肝、肾受到损伤，细胞大量死亡需要补充时，它们又进入增殖周期。这些细胞又可称为G_0期细胞。有人认为G_0期细胞较不活跃，对药物的反应也不敏感。

③ 继续进行增殖：例如，骨髓造血细胞、胃肠道黏膜细胞等。

2. DNA合成期（S期）

从G_1末期到S初期，细胞内迅速形成DNA聚合酶及四种脱氧核苷酸。S期主要特点是利用G_1期准备的物质条件完成DNA复制，并合成一定数量的组蛋白，供DNA形成染色体初级结构。在S期末，细胞核DNA含量增加一倍，为细胞进行分裂作了准备。DNA复制一旦受到障碍或发生错误，就会抑制细胞的分裂或引起变异，导致异常细胞或畸形的发生。S期持续时间为$7 \sim 8h$。

3. DNA合成后期（G_2期）

这一时期的主要特点是为细胞分裂准备物质条件。DNA合成终止，但RNA和蛋白质合成又复旺盛，主要是组蛋白、微管蛋白、膜蛋白等的合成，为纺锤体和新细胞膜等的形成备足原料。若阻断这些合成，细胞便不能进入有丝分裂。G_2期历时较短而恒定。

笔记

（二）分裂期

分裂期又称有丝分裂期，简称M期。这一时期是确保细胞核内染色体能精确均匀地分配给两个子细胞核，使分裂后的细胞保持遗传上的一致性。根据其主要变化特征，可将其分为前期、中期、后期和末期四个分期，如图2-6所示。

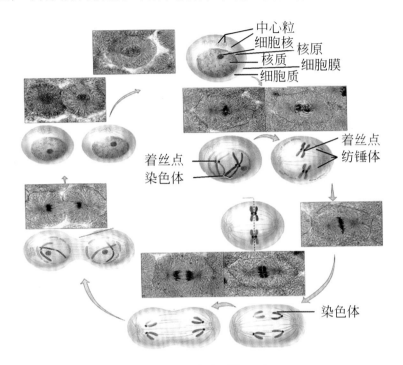

图2-6　细胞分裂期示意

1.前期

主要特征是：染色质逐渐凝集形成一定数目和形状的染色体。每条染色体进一步发展分为两条染色单体，二者仅在着丝点相连。

在这期间核膜及核仁逐渐解体消失；在间期复制的中心体分开，逐渐向细胞的两极移动；每个中心体的周围出现很多放射状的细丝，两个中心体之间的细丝连接形成纺锤体。

2.中期

染色体高度凝集，并集中排列在细胞的中部平面上，形成赤道板。

在这期两个中心体已移到细胞的两极，纺锤体更明显，纺锤丝与每个染色体的着丝点相连。

3.后期

染色体在着丝点处完全分离，各自成为染色单体。

在这一期两组染色单体受纺锤丝牵引，分别向细胞两极移动。与此同时，细胞向两极伸长，中部的细胞质缩窄，细胞膜内陷。

笔记

4.末期

两组染色单体不再向两极迁移，预示分裂活动进入末期。

染色体发生退行性变化，即染色体逐渐解螺旋恢复为染色质纤维；核仁和核膜重新出现，形成新的胞核；细胞中部继续缩窄变细，最后断裂形成两个子细胞，完成有丝分裂，子细胞即进入下一周期的间期。

从上述细胞周期可知，整个细胞周期是一个动态过程，每个分期互相联系，不可分割。如细胞周期的某个阶段受到环境因素干扰时，细胞的增殖则发生障碍。

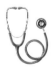

肿瘤细胞的增殖周期也可分为 G_1、S、G_2、M 四个时期。目前，人们试图在肿瘤细胞增殖周期的不同阶段，采取不同的治疗措施以达到抑止肿瘤细胞生长的目的。例如，用放射线治疗某些肿瘤，就是利用放射线破坏癌细胞DNA的结构与合成，从而抑制癌细胞的增殖过程，达到治疗效果；药物秋水仙碱等则可阻止纺锤体的形成，从而抑制癌细胞的分裂；烷化剂可以直接破坏DNA并且阻滞其复制。因此，有关细胞增殖的理论和知识，对医药临床实践具有指导意义。

第二节　组织

机体内的细胞不是独立完成任务的，而是集结成群执行共同的功能，这种结构被称为组织。组织是由具有相同起源和功能的细胞和细胞间质构成的。组织可以是固态的，也可以是液态的。根据各组织结构和功能的不同，人体可分成四种基本组织：上皮组织、结缔组织、肌组织和神经组织。

医院病理科的工作人员的任务就是从患者身上取得组织，观察组织情况来为医生的诊断和治疗提供帮助。研究组织变化的学科称为病理学。

一、上皮组织

上皮组织具有保护、分泌、吸收和排泄等功能，但不同部位的上皮，其功能各有差异。如分布在身体表面的上皮以保护功能为主；体内各管腔面的上皮，除具有保护功能外，尚有分泌、吸收等功能。有的上皮组织，从表面生长到深部结缔组织中去，分化成为具有分泌功能的腺上皮。

（一）上皮组织的一般特点

（1）上皮细胞多，排列紧密，细胞间质少。

笔记
....
....
....

（2）具有极性，一极朝向身体表面或有腔器官的腔面，称游离面。游离面分化出一些特殊结构，与不同器官的功能相适应，如气管上皮细胞的纤毛、小肠上皮细胞的微绒毛等。与游离面相对的另一极，称基底面。一般借一层很薄的基膜与深层的结缔组织相连。

（3）上皮组织内无血管，其所需营养由深层结缔组织中的血管供给；上皮组织中神经末梢丰富，对外界刺激很敏感。

（二）各类上皮组织的结构及其功能

根据上皮细胞不同的形态、结构和功能，将上皮组织分为以下三种类型。

1.被覆上皮

大部分上皮覆盖在身体表面或衬贴在有腔器官的腔面，称被覆上皮。根据上皮细胞的排列层数和形状，又将被覆上皮分为以下六种。

（1）**单层扁平上皮** 又称单层鳞状上皮，仅由一层扁平细胞组成，如图2-7所示。覆盖于心脏、血管和淋巴管腔面的单层扁平上皮，称为内皮，表面光滑，有利于血液和淋巴的流动。覆盖于胸膜腔、腹膜腔和心包腔面的单层扁平上皮，称为间皮，能分泌少量浆液，保持表面湿润光滑，便于内脏活动，减少摩擦。

（2）**单层立方上皮** 由一层形似立方状的上皮细胞组成。如分布于甲状腺、肾远端小管曲部的上皮等，具有分泌和吸收功能。

（3）**单层柱状上皮** 由一层形似柱状的上皮细胞组成，如衬贴于胃肠道、子宫腔面的上皮，具有分泌、吸收等功能。小肠柱状上皮细胞的游离面有许多细小突起，称为微绒毛。微绒毛能增加细胞的表面积，有利于小肠吸收营养物质。

（4）**假复层纤毛柱状上皮** 这种上皮的细胞高矮不等，在垂直切面上细胞核的位置也呈现高低不同，好像是复层，但每一个细胞的基部均位于基膜上，因而，实际是单层，如图2-8所示。其游离面有许多纤毛，纤毛比绒毛粗而长。纤毛能有

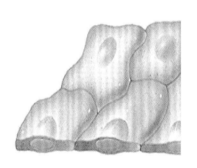

图2-7 单层扁平上皮

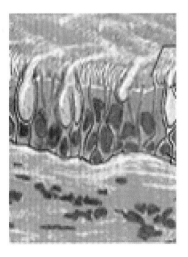

图2-8 假复层纤毛柱状上皮

笔记

节律地朝一个方向摆动，借助这种摆动，一些分泌物或附着在表面的灰尘、细菌等异物得以清除。这种上皮主要分布于呼吸道的腔面，具有保护和分泌功能。

（5）**复层扁平上皮**　又称复层鳞状上皮，由十余层或数十层细胞组成。仅靠近表面几层细胞为扁平鳞片状，基底层细胞能不断分裂增生，以补充表层衰老或损伤脱落的细胞。复层扁平上皮深层的结缔组织内有丰富的毛细血管，有利于复层扁平上皮的营养和代谢。主要分布于皮肤表皮、口腔、食管、阴道等器官的腔面，具有耐摩擦和防止异物侵入等作用，受损伤后有很强的修复能力。

（6）**变移上皮**　又名移行上皮，是一种复层上皮，衬贴在排尿管道的腔面。由于排尿管道的容积常有变化，上皮细胞的层数和形状也相应改变，从而使上皮的面积扩大和缩小。当膀胱空虚缩小时，上皮变厚，细胞层数较多；当膀胱充盈扩大时，上皮变薄，细胞层数减少，细胞形状也变多呈扁平形。

2.腺上皮

是专门行使分泌功能的上皮。以腺上皮为主要成分组成的器官称腺。如果腺有导管与表面的上皮联系，腺的分泌物经导管排到身体表面或器官的管腔内，这种腺称为外分泌腺，如汗腺、唾液腺等。如果上皮细胞不形成导管，而腺细胞呈索状、团状或滤泡状排列，其间有丰富的血管和淋巴管。腺的分泌物（称激素）进入细胞周围的血管或淋巴管，随其运送到全身。这种腺称为内分泌腺，如甲状腺、肾上腺等。

3.感觉上皮

能接受体内外刺激形成神经冲动的上皮细胞，称为感觉上皮。

二、结缔组织

（一）结缔组织的一般特点

结缔组织由大量的细胞间质和散在其中的细胞组成。细胞种类较多，数量较少，分散而无极性。细胞间质包括基质、纤维。基质是无定形的胶体样物质，纤维为细丝状，包埋在基质中。结缔组织分布广泛，形态多样。如纤维性的肌腱、韧带、筋膜；流体状的血液；固体状的软骨和骨等。在机体内，结缔组织主要起支持、连接、营养、保护等多种功能。

（二）各类结缔组织的结构及其功能

结缔组织可分为：疏松结缔组织、致密结缔组织、脂肪组织、网状组织、软骨、骨和血液。本节仅叙述前四种，即一般所谓的固有结缔组织。软骨、骨和血液在有关章节分别叙述。

1.疏松结缔组织

广泛存在于各器官之间、组织之间甚至细胞之间。其结构特点是基质多，纤维少，结构疏松，呈蜂窝状，故又称蜂窝组织。该组织有连接、支持、防御、传递营养和代谢产物等多种功能。

（1）细胞　疏松结缔组织中的细胞种类较多，呈散在分布。其中有些是经常存在的较恒定的细胞，如成纤维细胞、脂肪细胞和未分化的间质细胞。另有一些是可游走的或数量不定的细胞，如巨噬细胞、浆细胞、肥大细胞、血液渗出的白细胞等。

① 成纤维细胞具有合成和分泌蛋白质的结构特点。这种功能在机体生成、发育时期和创伤修复过程中表现得尤其明显。

② 巨噬细胞主要功能是吞噬和清除异物与衰老、伤亡的细胞，分泌多种生物活性物质，是机体防御系统的组成部分。

③ 浆细胞功能是合成和分泌抗体（免疫球蛋白），参与机体的体液免疫。

④ 肥大细胞颗粒中含有组胺、慢反应物质、嗜酸粒细胞趋化因子和肝素等多种生物活性物质。组胺和慢反应物质能使毛细血管和微静脉扩张，通透性增强，使细支气管平滑肌收缩甚至痉挛。

⑤ 嗜酸粒细胞趋化因子能吸引嗜酸粒细胞聚集到过敏反应部位。肝素有抗凝血作用。

（2）细胞间质　疏松结缔组织的细胞间质由三种纤维、基质和组织液组成，主要起支持作用。胶原纤维是结缔组织中的主要纤维成分，胶原纤维的韧性大，抗拉力强，但弹性差。网状纤维十分纤细，主要分布于网状组织以及结缔组织与其他组织的交界处，如上皮的基膜下、毛细血管周围等处。弹性纤维是由弹性蛋白和胶原纤维构成。弹性纤维的弹性大、韧性小，它和胶原纤维交织成网，使疏松结缔组织既有一定弹性又有一定韧性。基质是无定形的胶状物质，充满于纤维、细胞之间。

基质的主要化学成分是黏蛋白、水、无机盐等。黏蛋白是由蛋白质和几种多糖结合而成。多糖成分中以透明质酸最重要，它与蛋白质分子和其他多糖分子结合，分子之间有微小间隙，从而形成所谓的分子筛。小于分子间隙的物质，如电解质、气体分子、代谢产物、白蛋白等容易通过。大于分子间隙的颗粒物质，如细菌等则不易通过。因而，这种基质分子筛起着限制细菌蔓延的屏障作用。溶血性链球菌、癌细胞等能分泌透明质酸酶，分解透明质酸，破坏基质分子筛的屏障作用，以致感染和肿瘤扩散。

基质中含有的液体称组织液。细胞通过组织液与血液进行物质交换，即细胞代谢所需营养物质、氧气等从组织液中获得，细胞的代谢产物首先进入组织液，然后组织液与血液进行物质交换。如此反复进行，组织液不断更新，为细胞提供适宜的生活环境。因此，组织液是细胞与血液进行物质交换的场所。

2.致密结缔组织

致密结缔组织的组成成分与疏松结缔组织基本相同。其特点是细胞成分少，基质少，而以纤维为主，且排列紧密，故支持、连接和保护作用较强。如皮肤的真皮、肌腱、韧带等均是致密结缔组织。

笔记

3.脂肪组织

脂肪组织由大量脂肪细胞聚集而成。脂肪细胞胞质内脂肪聚成大滴，其余胞质成分和核被挤到边缘成一薄层。成群的脂肪细胞之间被疏松结缔组织分隔成许多脂肪小叶。脂肪组织主要分布于皮肤下、腹腔网膜、肠系膜及黄骨髓等处。脂肪组织具有贮存脂肪、支持、保护、参与能量代谢、维持体温等作用。

4.网状组织

网状组织由网状细胞、网状纤维和基质组成。主要分布于造血器官。网状细胞为星状多突起的细胞，相邻细胞的突起相互接触，构成细胞网架。网状纤维细而有分支，彼此结合成纤维网架。这些网架构成造血器官的支架。关于网状细胞的功能还不十分清楚，一般认为网状组织主要构成一个适宜血细胞生存和发育的微环境。

三、肌组织

肌组织是由有收缩能力的肌细胞组成。肌细胞的收缩活动构成了人体各种形式的运动。例如，四肢运动、胃肠蠕动、心脏搏动等。肌细胞细长呈纤维状，所以又称肌纤维。肌纤维的细胞膜称肌膜，细胞质称肌浆。在肌纤维间有神经、血管和少量结缔组织分布。根据肌细胞的结构和功能特点，可将肌组织分为骨骼肌、心肌和平滑肌三种。

（一）骨骼肌

骨骼肌的基本组成成分是骨骼肌纤维。骨骼肌借肌腱附着在骨骼上，如图2-9所示。一般说来，它是随意肌，接受躯体神经支配，产生收缩和舒张，完成各种躯体运动。

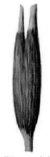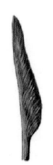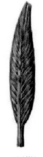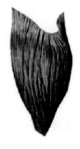

长肌(二头肌)　　半羽肌　　羽肌　　多羽肌

图2-9　骨骼肌

（二）心肌

心肌分布于心脏，属于不随意肌，如图2-10所示。在无外来刺激的情况下，心肌能自动地产生节律性收缩和舒张。心肌有以下特点：心肌纤维有分支，并互

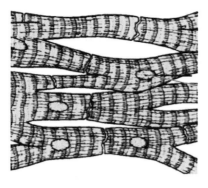

图2-10　心肌

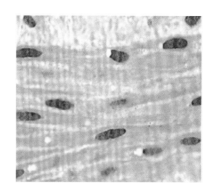

图2-11　平滑肌

相连接。其连接处称闰盘。闰盘对心肌细胞间连接的牢固性以及兴奋在心肌细胞间的迅速传导均起重要作用；心肌的储Ca^{2+}能力低；心肌肌浆丰富，线粒体特别多。

（三）平滑肌

平滑肌纤维呈梭形，无横纹，细胞核位于中央，如图2-11所示。主要分布在内脏如气管、支气管、消化管、血管等的肌层。平滑肌收缩缓慢而持久，有较大的延展性。

四、神经组织

神经组织是由神经元（即神经细胞）和神经胶质细胞组成。神经元具有接受刺激、传导神经冲动的作用。神经胶质细胞则是在神经组织内对神经元起着支持、联系、营养、保护等作用。

（一）神经元

1.神经元的结构

每个神经元包括胞体和突起两部分，突起又分为树突和轴突两种，如图2-12所示。

（1）胞体　胞体的大小不同，形态多样，中央有一个大而圆的细胞核，核仁明显。细胞质内除含有一般细胞所具有的细胞器外，还有丰富的尼氏体和神经原纤维以及发达的高尔基复合体。尼氏体是由平行排列的粗面内质网和游离的核蛋白体构成，这表明神经细胞具有合成蛋白质的旺盛功能。

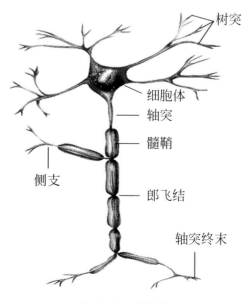

树突

细胞体

轴突

髓鞘

侧支

郎飞结

轴突终末

图2-12　神经元

笔记

神经原纤维由中间纤维和微管组成，它们交错排列成网，并伸入树突和轴突内，它们构成神经元的细胞骨架。

（2）突起

① **树突**　结构与细胞质相似，含有尼氏体、线粒体和平行排列的神经原纤维等。树突能接受刺激，将兴奋传入细胞体。

② **轴突**　一个神经元只有一个轴突，也有无轴突神经元。轴突通常较树突细而长，末端分支较多，形成轴突末梢，轴突表面的细胞膜称轴膜，里面的胞质称轴浆或轴质，轴浆内含有细长的线粒体、神经微丝、神经微管、中间纤维和微梁网格等，既构成轴突的支架，又参与轴浆内物质的运输。一个神经元通过轴突及其分支可和若干个其他细胞相联系。轴突能将神经冲动从胞体传送到末梢，引起末梢释放化学物质，进而影响与它联系的各种细胞的生理活动。

2.神经元的种类

神经系统各部分的神经元具有不同的形态和功能，根据其不同的形态和功能，可将神经元分为不同的类型。

根据胞突数目的不同，可将神经元分为以下三类。

① **假单极神经元**　由胞体发出一个突起，但在一定距离后又分为两支，一支为分布到其他组织和器官的树突，另一支为进入中枢神经的轴突，脊神经节的神经元等属此类。

② **双极神经元**　胞体发出两个突起，一个为树突，一个为轴突。如耳蜗神经节的神经元等。

③ **多极神经元**　胞体发出一个轴突和多个树突，中枢神经系统内的神经元多属此类。

根据神经元的功能不同，又可将神经元分为以下三类。

① **感觉神经元**　又称传入神经元，多为假单极神经元，主要位于脑、脊神经节内，与感受器相连，能接受刺激，将神经冲动传向中枢。

② **运动神经元**　又称传出神经元，多为多极神经元，主要位于脑、脊髓和自主神经节内，将神经冲动传给效应器（肌肉、腺体）。

③ **中间神经元**　又称联络神经元，介于前二者之间传递信息，多为多极神经元。

（二）神经胶质细胞

神经胶质细胞是神经系统的重要组成部分，广泛分布于中枢神经系统和周围神经系统。主要有以下几种。

1.星形胶质细胞

星形胶质细胞是胶质细胞中体积最大、数量最多的一种，目前认为星形胶质细胞不仅具有支持和分隔神经元的作用，而且具有转运代谢物质的作用，使神经元与毛细血管之间发生物质交换。

笔记

2.少突胶质细胞

胞体比星形胶质细胞小，胞突常呈叶片状，它是中枢神经系统的髓鞘形成细胞。

3.小胶质细胞

小胶质细胞是胶质细胞中最小的一种。中枢神经系统损伤时，小胶质细胞可转变为巨噬细胞、吞噬细胞碎片及退化变性的髓鞘。

4.室管膜细胞

室管膜细胞为脑室和脊髓中央管内表面的单层立方形或柱状上皮样细胞，参与脉络丛的构成。

（三）神经纤维

神经纤维由神经元胞体发出的轴突或长树突及包在外面的胶质细胞组成。根据胶质细胞是否形成髓鞘，可将神经纤维分为有髓神经纤维和无髓神经纤维两种。

1.有髓神经纤维

有髓神经纤维即轴突外面包有髓鞘结构的神经纤维。髓鞘分成许多节段，各节髓鞘之间的间断处称郎飞结。轴突起始段和轴突终末均无髓鞘包裹。轴突愈粗，其髓鞘愈厚，髓鞘节段也愈长。

2.无髓神经纤维

周围神经系统的无髓神经纤维由较细的轴突和包在它外面的雪旺细胞组成。雪旺细胞沿着轴突一个接一个地连接成连续的鞘，但不形成髓鞘，无郎飞结，而且一个雪旺细胞可包裹许多条轴突。中枢神经系统的无髓神经纤维的轴突外面没有任何鞘膜，而是裸露的轴突。

第三节　器官和系统

各种组织又结合成具有一定形态特点和生理功能的器官，如皮肤、肌肉、心、肝、脑等。而为能够完成一种或几种生理功能而组成的多个器官的总和叫系统。如口腔、咽、食管、胃、肠、消化腺等组成消化系统，鼻、咽、喉、气管、支气管、肺组成呼吸系统。整个人体可分为9大系统：运动系统、循环系统、呼吸系统、消化系统、泌尿系统、生殖系统、神经系统、内分泌系统和感官系统，如图2-13所示。人体就是这样由许多器官和系统共同组成的完整的统一体，任何一个器官都不能脱离整体而生存。

呼吸系统是由传送气体的呼吸道和进行气体交换的肺两部分组成。呼吸道包括鼻腔、咽、喉、气管和各级支气管。呼吸系统的功能主要是与外界进行气体交换，呼出二氧化碳，吸进新鲜氧气，完成气体吐故纳新。

笔记

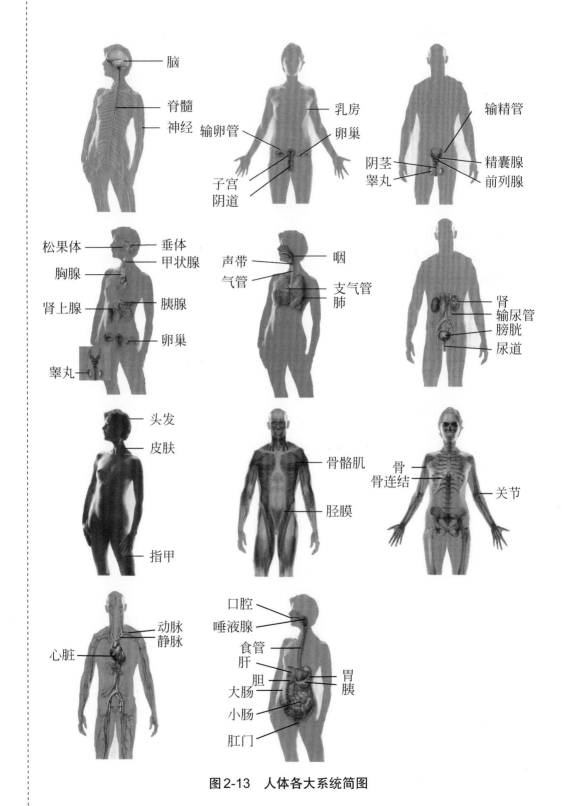

图2-13　人体各大系统简图

循环系统是封闭的管道系统，包括心血管系统和淋巴管系统两部分。淋巴循环是血液循环的辅助部分。循环系统的主要功能是把机体从外界摄取的氧气和营养物质送到全身各部，把全身各部组织的代谢产物运送到肺、肾和皮肤等处排出体外，维持人体内环境的稳定；同时把与生命活动调节有关的物质（如激素）运送到相应的器官，以调节各器官的活动。

运动系统由骨、骨连结和骨骼肌组成。骨和骨连结连接在一起，构成骨骼，形成了人体体形的基础，并为肌肉提供了附着点。肌肉是主动动力装置。在神经支配下，肌肉收缩，牵拉其所附着的骨，产生运动。运动系统顾名思义其首要的功能是运动，其次是支持和保护。

消化系统由消化管和消化腺组成，其功能是消化食物，吸收营养，排出消化吸收后的食物残渣。咽与口腔还参与呼吸和语言活动。

泌尿系统包括肾、输尿管、膀胱和尿道。其功能是将人体代谢过程中产生的废物和毒物通过尿的形式排出体外以维持机体内环境的相对稳定。

生殖系统是产生生殖细胞，繁殖后代，分泌性激素维持副性征的器官的总称。

神经系统是人体的重要调节机构，它与内分泌系统、感觉器官一起，完成对人体各系统、器官功能的调节和控制，从而使人体成为完整的统一体并保持内外环境的平衡。神经系统可分为中枢神经系统和周围神经系统两大部分。神经系统的功能可以概括为适应、协调和思维。

内分泌系统由体内一些无输出导管的腺体组成。它的分泌物称激素，对整个机体的生长、发育、代谢和生殖起着调节作用。

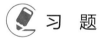 习　题

第二章
习题答案

一、单选题

1.以下物质跨膜转运过程中，不需要细胞提供能量支持的是（　　　　）。

A. CO_2 　　　　　B.葡萄糖 　　　　　C.氨基酸 　　　　　D.钠离子

2.为细胞提供能量的细胞器是（　　　　）。

A.线粒体 　　　　　B.核蛋白体 　　　　　C.内质网 　　　　　D.高尔基体

3.细胞进行蛋白质合成的主要细胞器是（　　　　）。

A.线粒体 　　　　　B.核蛋白体 　　　　　C.内质网 　　　　　D.高尔基体

4.在合成分泌蛋白质旺盛的细胞中，常含有（　　　　）。

A.丰富的微管 　　　　　　　　　　B.丰富的粗面内质网

C.丰富的滑面内质网 　　　　　　　　D.丰富的溶酶体

5.葡萄糖顺差通过一般细胞膜，属于（　　　　）。

A.单纯扩散 　　　　　　　　　　B.以"载体"为中介的易化扩散

笔记

C.以"通道"为中介的易化扩散　　　　D.主动转运

6.关于细胞膜的转运功能，哪种说法是错误的（　　　）。

A.所有脂溶性物质和水溶性小分子可以单纯扩散方式通过细胞膜

B.主动转运是细胞膜最重要的物质转运形式

C.单纯扩散和易化扩散都是被动转运

D.大分子或物质团块、珠滴通过入胞、出胞的形式进出细胞

7.关于神经元结构的描述，哪一项是错误的（　　　）。

A.细胞均呈星形　　　　　　　　　B.胞质内含有尼氏体和神经原纤维

C.突起可分为轴突和树突两类　　　　D.轴浆是构成轴突的支架

8.分布在膀胱、输尿管等部位腔面的上皮是（　　　）。

A.单层扁平上皮　　　　B.复层扁平上皮　　　C.单层立方上皮　　　D.变移上皮

9.疏松结缔组织中，能合成和分泌抗体的细胞是（　　　）。

A.浆细胞　　　　　　B.成纤维细胞　　　　C.肥大细胞　　　　D.巨噬细胞

10.分布于肌腱的组织是（　　　）。

A.致密结缔组织　　　B.肌肉组织　　　　C.网状组织　　　　D.疏松结缔组织

11.具有收缩功能的基本组织是（　　　）。

A.上皮组织　　　　　B.结缔组织　　　　C.肌组织　　　　　D.神经组织

12.不属于结缔组织的作用的是（　　　）。

A.支持　　　　　　　B.防御　　　　　　C.营养　　　　　　D.运动

二、名词解释

1.单纯扩散

2.主动转运

3.系统

三、简答题

1.在光学显微镜下，细胞由哪三部分组成？

2.简述大分子或物质团块到达细胞内的方式。

3.细胞膜转运物质的形式有几种？ K^+、Na^+、O_2、细菌是如何进出细胞的？

4.四大组织是指什么？八大系统的功能是什么？

笔记

数字资源3-1
数字资源3-2

第三章　运动系统

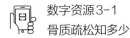 数字资源3-1
骨质疏松知多少

数字资源3-2
肌肉的分类

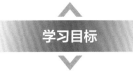 **学习目标**

知识目标

1. 掌握　人体骨的名称、形态和结构。
   四肢肌、头颈肌、躯干肌的形态、结构。
2. 熟悉　骨连结的类型，关节的结构和运动方式。
3. 了解　骨盆的构成。

能力目标

1. 知道椎间盘的构成及临床意义。
2. 熟知三角肌、肱二头肌、臀肌、股四头肌的位置、名称。
3. 清楚四肢骨常用骨性标志及易于骨折的部位。

素质目标

1. 培养具备创新、合作意识的专业人才。
2. 培养大无畏和乐于助人的精神。
3. 培养认真细致的工作作风。

　　运动系统由骨和骨连结以及骨骼肌组成，执行着运动、支持、保护、造血等多种功能。骨通过骨连结互相连接在一起构成了人体的支架，称为骨骼。骨骼具有支持和保护功能，如坚硬的颅骨支持和保护着柔软的脑，胸廓支持和保护心、肺、肝等器官。骨骼形成了人体体形的基础，并为肌肉提供了广阔的附着点。肌肉附着于骨，收缩时牵动骨骼，引起机体的各种运动，从而执行运动功能。骨组织中储存着钙和磷等多种无机物，在人体需要的时候可以释放这些无机物，以维持稳态。此外在某些骨中还存在具有造血功能的红骨髓。

第一节　骨

骨是以骨组织为主体构成的一个器官，具有一定的形态和功能，是在结缔组织或软骨基础上经过较长时间的发育过程（骨化）形成的。骨不但能够进行新陈代谢，而且具有生长、发育、再生和修复的能力，如图3-1所示。

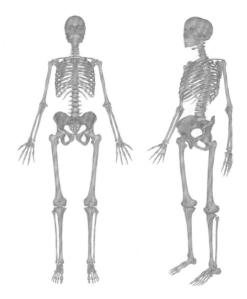

图3-1　人体骨骼结构

一、骨的形态

骨的形态不一，一般可分为长骨、短骨、扁骨及不规则骨四类，如图3-2所示。

（一）长骨

长骨呈中空管状，主要分布在四肢，如肱骨、股骨等。长骨中部细长称骨干，两端膨大称骺，骨干和骨骺的交界处有一层软骨板称骺软骨。幼年时骺软骨不断生长、骨化，使骨不断增长，到成人骺软骨骨化、消失，骺软骨处遗留一条骺线，骨则不再长长。骨干内中空，称骨髓腔，其中充满了骨髓。

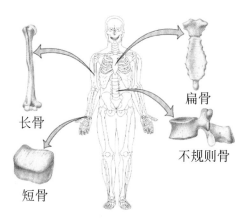

图3-2　骨骼的不同形态

（二）短骨

短骨呈立方形，位于连接牢固、运动较复杂的部位，能承受较大的压力，如腕部的腕骨和足后部的跗骨等。

（三）扁骨

扁骨呈板状，它主要构成容纳重要器官的腔壁，对器官起保护和支持作用，如头颅的顶骨和骨盆的髋骨等。

（四）不规则骨

形状不规则且功能多样，有些骨内还有含气的腔洞，叫做含气骨，如构成鼻旁窦的上颌骨和蝶骨等。

笔记

二、骨的构造

骨由骨质、骨膜、骨髓和血管等构成。骨以骨质为基础，表面附以骨膜，内部充以骨髓，分布于骨的血管、神经，先进入骨膜，然后穿入骨质再进入骨髓，如图3-3所示。

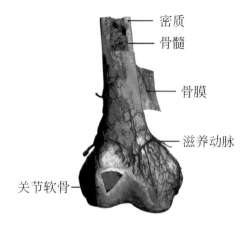

图3-3　骨的构造

密质
骨髓
骨膜
滋养动脉
关节软骨

（一）骨质

是骨的主要成分，分为骨密质和骨松质两种形式。骨密质坚硬，抗压，抗扭曲力强，构成长骨干和其他类型骨及长骨骺的外层；骨松质由许多片状的骨小梁交织排列而成，呈蜂窝状。骨松质分布于骨骺端、短骨、扁骨和不规则骨的内部，骨小梁的排列与骨所承受力的方向是一致的，也具有抗压、抗扭曲作用，同时减轻了骨的重量。骨质在生活过程中，由于劳动、训练、疾病等各种因素的影响，表现出很大的可塑性，如芭蕾舞演员的足跖骨骨干增粗，骨密质变厚；卡车司机的掌骨和指骨骨干增粗；长期卧床的患者，其下肢骨小梁压力曲线系统变得不明显等。

（二）骨髓

是柔软的富于血管的造血组织。存在于长骨骨髓腔及各种骨骨松质的网眼中，分红骨髓和黄骨髓。在胚胎时期和婴幼儿，所有骨髓均有造血功能，内含大量不同发育阶段的血细胞，肉眼观察呈红色，故名红骨髓。约从5岁起，长骨骨髓腔内的红骨髓逐渐为脂肪组织所代替，变为黄色且失去了造血功能，叫做黄骨髓。所以成人的红骨髓仅存于骨松质的网眼内，成为血细胞的来源。临床上常在髂骨处作骨髓穿刺，进行骨髓检查。

（三）骨膜

是一层纤维结缔组织膜，紧贴于关节面以外的骨面和骨髓腔壁的内面。骨膜不仅含有丰富的血管、神经，而且有分化成骨细胞和破骨细胞的能力，以形成新骨质和破坏、改造已生成的骨质，所以对骨的发生、生长、修复等具有重要意义。老年人骨膜变薄，成骨细胞和破骨细胞的分化能力减弱，因而骨的修复功能减退。如果剥离骨膜，骨就易于坏死并不能修复。

三、骨的化学成分和物理特性

成年人的骨由1/3的有机质（主要是骨胶原纤维和黏多糖蛋白）和2/3的无机质（主要是磷酸钙等）组成。有机质与无机质的结合使骨既坚硬又有一定弹性。

笔记

幼儿的骨有机质相对多些，故较柔韧，不易骨折而易变形，从而较易导致畸形。老年人骨无机质相对较多些，骨的脆性较大，稍受暴力即易骨折。此外当机体内外环境发生变化时，骨的形态、结构也可引起一定改变，例如，经常体力劳动和体育锻炼，能使骨变得粗壮；长期卧床和瘫痪的患者，骨质变得疏松；不正确的坐立姿势，都可引起脊柱和胸廓的畸形。

骨质疏松症

骨质疏松症是一种系统性骨病，其特征是骨量下降和骨的微细结构破坏，表现为骨的脆性增加，因而骨折的危险性大为增加，即使是轻微的创伤或无外伤的情况下也容易发生骨折。骨质疏松症是一种多因素所致的慢性疾病。在骨折发生之前，通常无特殊临床表现。该病女性多于男性，常见于绝经后妇女和老年人，随着我国老年人口的增加，骨质疏松症发病率处于上升趋势，在我国乃至全球都是一个值得关注的问题。

四、骨的生长和发育

人体骨的发生有两种形式。一种是先产生软骨雏形，再在软骨逐渐被破坏的基础上由骨组织代替，如颅底、脊柱、肋骨等。另一种不经过软骨阶段，直接从胚胎间质膜的基础上形成骨组织，如颅盖骨和面颅骨等。以长骨的发育为例，骨干和骨骺的交界处有一层软骨板称骺软骨。骺软骨不断生长、骨化，使骨不断增长，到成人骺软骨才完全骨化、消失，遗留一条骺线。在骨干周围的骨膜下，也不断生成骨，使骨增粗。

骨延长术：一般情况下人到了 17～20 岁由于生长线的钙化，骨停止了生长。肢体延长术是根据细胞在应力刺激下再生的原理，应用截骨术在股骨或胫骨形成"第二次生长线"然后通过固定在体外的延长器的逐步牵伸，将下肢延长达到增加身高的目的。目前这是唯一有效的成年人增高方法。

第二节　骨连结的结构与功能

骨与骨之间借纤维结缔组织、软骨或骨组织相连，构成骨连结。骨连结分为直接连结和间接连结两大类。直接连结是骨与骨之间由结缔组织膜（如颅顶骨之间的缝）或软骨（如椎体之间的椎间盘）直接连结，其间无间隙，不活动或仅有

笔记

少许活动。间接连结又称关节，在结构上的特点是骨与骨之间有空隙及滑液，相对的骨面以外有纤维结缔组织膜相连，因而能做较广泛程度的活动，如图3-4所示。关节是人体骨连结的主要形式，在运动中，骨骼以关节为轴心，在肌肉牵动下产生运动。

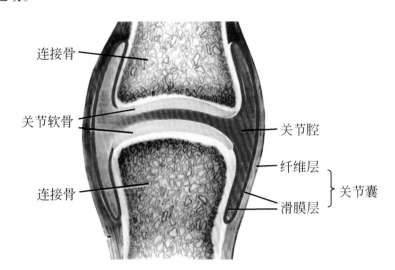

图3-4　关节结构示意

一、关节的结构

（一）关节面

关节面是相邻两骨互相接触的面，一般多为一凸一凹，即所谓关节头和关节窝，关节面上覆盖有一薄层光滑的关节软骨。关节软骨可以减少运动时的摩擦、震荡和冲击。

（二）关节囊

关节囊是由结缔组织构成的膜性囊，其两端附于关节面周缘以及附近的骨面。关节囊分内、外两层：① 外层为纤维层，厚而坚韧；② 内层为滑膜层，薄而柔润。滑膜层能分泌滑液，可以滑润并减少关节在运动时的摩擦。

（三）关节腔

关节腔即关节囊内两关节面之间密封的腔隙，内含有少量的滑液。

关节除具有以上三个基本结构外，具有不同功能的关节还有不同形态的辅助结构，以适应关节的灵活性和稳定性。

（1）韧带　由呈带状或索状的致密结缔组织束构成。分布在关节囊内或囊外，加强连接，增加关节的稳固性。

（2）关节盘　位于两骨关节面之间的关节盘由纤维软骨构成，能缓和外力对关节的冲击，使两骨关节面接触更为适合。

笔记

半月板损伤

膝关节半月板为圆弧形关节盘，嵌于股骨两髁与胫骨髁之间。内侧半月板呈"C"形，较大；外侧半月板小而厚，近似"O"形。外侧半月板活动度较内侧大，故外侧半月板损伤较常见，在膝关节半屈、内收或外展、挤压和旋转的体位，易发生内侧或外侧半月板损伤，好发于青壮年。受伤后膝关节疼痛、肿胀、功能障碍，膝关节间隙有压痛。肿胀消退后，疼痛不能完全缓解。有时有关节"交锁"现象，日久有股四头肌萎缩。关节造影、MRI及关节镜等检查可明显诊断。半月板由于无血液循环，损伤后不能愈合，非手术治疗效果差。非手术疗法主要适用于损伤急性期，包括卧床休息、抽吸关节内积液、弹性绷带加压包扎。手术治疗包括开放关节腔入关节镜下行半月板切除，半月板全部或部分切除术，术后早期行股四头肌功能锻炼。

二、关节的运动形式

关节在肌肉的牵引下可作多种多样运动，归纳起来有下面几种运动形式。

（一）屈和伸

运动时两骨腹侧面互相靠拢，夹角变小称屈；相反，角度增大为伸。如指关节的屈、伸动作。

（二）内收和外展

运动时骨向躯干正中线靠拢为内收，离外正中线为外展。如肩关节能使上肢外展或内收。

（三）旋转

围绕垂直轴或本身的纵轴转动称旋转，如头可以左右旋转。

（四）环转

运动时骨的近端在原地转动，而远端可做圆周动作。

第三节　骨骼

笔记

成人共有骨206块，各骨以骨连结互相结合构成骨骼，按部位不同，可分为躯干骨、四肢骨和颅骨三部分。如图3-5所示。

一、颅骨

颅骨位于脊柱的上方，由23块大小、形状不同的骨组成（3对听小骨未计在内）。颅可分为脑颅和面颅两部分。脑颅形成颅腔，位于颅的后上方，容纳和保护脑。除下颌骨及舌骨外，其余各骨借缝或软骨牢固相连，起着保护、支持和容纳脑、感觉器官以及消化系统和呼吸系统的起始部分的作用。脑颅主要由额骨、顶骨、枕骨、颞骨、蝶骨、筛骨构成。

面颅位于前下方，由成对的上颌骨、腭骨、颧骨、鼻骨、泪骨、下鼻甲和不成对的犁骨、下颌骨、舌骨构成，形成面部的轮廓，并分别形成眼眶、鼻腔和口腔的骨性支架。

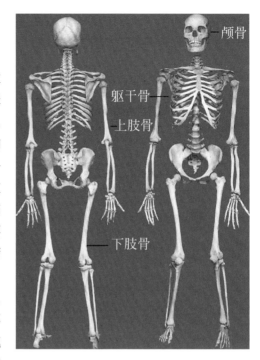

图3-5 骨骼示意

除了形成大的颅腔外，颅骨内还有一些小的腔，包括鼻腔、眼眶等，此外颅底内、外有许多孔、裂，其中有神经、血管出入。

二、躯干骨

躯干骨由脊柱、12对肋和胸骨组成。这些骨互相连接构成了脊柱和胸廓两个部分。脊柱是人体躯干的支柱，具有支持头部，支持和保护胸、腹、盆部器官，完成各种运动的功能。胸廓除支持、保护胸部内脏外，还有完成呼吸运动的功能。

（一）脊柱

脊柱是躯干背部中央的长形骨柱。它由24个椎骨（颈椎7个，胸椎12个，腰椎5个）、骶骨1块（由5个骶椎融合而成）与尾骨1块（由4个尾椎融合而成）所组成。每个椎骨由椎体和椎弓两部分构成，两者间有椎孔。椎弓与椎体相接处较细，称椎弓根，两个相邻椎骨的椎弓根之间围成椎间孔，有脊神经通过。相邻两个椎体以椎间盘相连，椎间盘由外部环形的纤维环及内部的髓核组成。纤维环牢固地连接椎体并与富有弹性的髓核承受压力缓冲震荡，还允许脊柱做各种方向的运动，故在运动范围较大的腰部最厚。脊柱上的椎体前面、后面都有韧带加强。脊柱是人体躯干的支架，上承头颅，下部与下肢带骨——髋骨相连，构成骨盆，将人体重力传给下肢，故椎体由上向下逐渐增大。从侧面观，可见脊柱呈颈曲、胸曲、腰曲、骶曲4个生理弯曲，使脊柱形似弹簧，可减少运动时对脑的振荡。

笔记

如因外力致使纤维环后部破裂，髓核易从后外侧突入椎管或椎间孔，可产生压迫脊神经的症状，称椎间盘突出。

腰椎间盘突出症

腰椎间盘突出症是较为常见的疾病之一，主要是因为腰椎间盘各部分（髓核、纤维环及软骨板），尤其是髓核，有不同程度的退行性改变后，在外力因素的作用下，椎间盘的纤维环破裂，髓核组织从破裂处突出（或脱出）于后方或椎管内，导致相邻脊神经根遭受刺激或压迫，从而产生腰部疼痛，一侧下肢或双下肢麻木、疼痛等临床症状。腰椎间盘突出症以腰4～5、腰5～骶1发病率最高，约占95%。

（二）胸廓

成人胸廓近似圆锥形，上小下大，横径大于前后径。胸廓由脊柱胸部、12对肋骨和一块胸骨构成，有上、下两口。1～7对肋的前端以肋软骨与胸骨相连，8～10对肋软骨依次连于上位肋软骨，形成左、右两肋弓，第11、12对肋骨前端游离称浮肋，相邻两肋骨之间的间隙称肋间隙。胸廓保护和支持心、肺、肝和脾等重要器官，并参与呼吸运动。

肋间隙序数及活体判定具有重要的临床意义，心、肺及膈各部的高度常以此为标准进行描述和记载，如心尖的位置一般在第5肋间隙中线左侧7～9cm处。肋间隙的序数与其上方肋骨的序数一致，即第5肋间隙位于第5肋骨下方。由于第1肋骨部分被锁骨遮盖，故肋骨序数一般从第2肋开始触摸计算，在背部，常用胸椎棘突或肩胛骨内上角和下角做参考，通常肩胛骨内上角平第2肋，下角平第7肋。

三、四肢骨及其连结

上、下肢骨的组成基本相同，分为肢带部和游离部，在形态上不同，运动功能上各有分工。上肢骨骼形体轻巧，关节松弛，附属结构少，运动灵活，能做精细的灵活运动，有利于生产劳动。下肢骨骼主要功能是支撑体重，便于行走，因而其骨骼形态坚实粗壮，关节结构稳定性强，连接紧密。

（一）上肢骨

上肢的骨骼较轻小，其关节囊松弛而薄，关节腔大，韧带少而弱。可以做多种形式运动，如旋后、旋前、内收、外展、屈伸等动作。手的骨骼形体较小而数量多，结构复杂，有利于手的精细动作，拇指又能与其他四指做对掌运动，掌握工具。

笔记

肩关节脱位

　　肩关节活动范围大但是稳定性较差，故较易脱位。肩关节脱位占全身关节脱位的40%以上，且多发生于青壮年，有明显的外伤史。伤后肩关节主动活动丧失，被动活动受限，且伴有剧烈疼痛。肩部呈"方肩"畸形，搭肩试验阳性（当将伤肢肘部贴紧胸壁时，伤侧的手不能摸到对侧肩峰或在摸到对侧肩峰时，而伤侧肘部不能贴近胸壁），X线摄片检查可进一步明确脱位的情况及有无合并骨折。治疗一般采用局麻下手法复位为主，必要时需手术复位。固定复位后需要将肩关节固定3周。固定解除后，需要主动锻炼肩关节。可配合热水浴、理疗等，促进关节功能尽早恢复。

（二）下肢骨

　　下肢适应于支持体重、行走和跳跃的功能，故骨骼较粗大，其关节常由坚强的韧带加强，稳固性大于灵活性。足底形成上凸的足弓，具有弹性，减少因跳跃时对头脑的冲击力。对保护大脑、脊椎、胸腹器官具有重要作用。

扁平足

　　人类是唯一具有足弓的动物。足弓支撑起全身的重量，减少运动对大脑的震荡，使大脑发达，有"天然减震器"之称。扁平足又称足弓塌陷，指足内侧纵弓平坦，是一种较常见的姿势缺陷。扁平足者幼年时一般无明显不适。随着年龄的增长，往往双脚站立和行走时易于感到疼痛、疲劳、小腿酸胀，尤其是负重或活动过多时更是如此，严重时膝关节和腰部也会有不适感。扁平足会使劳动能力受到一定程度的影响，当兵和报考大学时，一些兵种和专业不录取有扁平足的人。

　　引起扁平足的原因很多，除先天性发育因素外，多数少儿扁平足是由于脚底软组织劳损或双脚缺乏锻炼，以致肌肉和韧带力量发育不足所造成。

　　扁平足是可以预防和纠正的。首先婴儿的营养需合理，避免过于肥胖。在足弓尚未较好形成的情况下，不要勉强练习走路，以防止全身重量压在足部，易致扁平足。上学的孩子要加强体育锻炼，使全身肌肉发达。青春期加强足部肌肉锻炼，如用足跟、足尖、足的外缘走路，或练习跳绳、跳橡皮筋、做体操等。

　　青少年活动时要尽量穿软底鞋或运动鞋，女孩子不宜穿高跟鞋。如果已患有较明显的扁平足，可在医生的指导下，用特制的鞋垫或矫正鞋进行矫正。

笔记

第四节　肌肉

　　运动系统中叙述的肌肉均属横纹肌，又称骨骼肌，是运动系统的动力部分。分布在人体内的每块肌肉都具有一定的形态、结构、位置和辅助装置，并附有血管和淋巴管。肌肉在神经系统支配下牵引附着的骨，使关节产生运动。

一、肌肉的一般形态与功能

（一）肌肉的形态与构造

　　根据肌肉形状大致上分为长肌、短肌、阔肌、轮匝肌四种。如图3-6所示。长肌多分布在四肢，收缩时可引起大幅度运动。短肌多分布在躯干深部，具有明显的节段性，收缩时只能产生小幅度运动。阔肌扁而薄，多分布在胸壁、腹壁，除运动外，对内脏器官起保护和支持作用。轮匝肌主要由环形的肌纤维构成，位于裂、孔的周围。

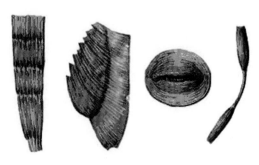

图3-6　肌肉的不同形态

　　每块骨骼肌分为肌腹和肌腱两部分。肌腹外包有结缔组织外膜。肌腹主要由横纹肌纤维组成，色红，柔软，有收缩能力。肌腱位于肌腹两端，主要由平行的胶原纤维囊构成，色白，坚韧，无收缩能力，肌肉一般以肌腱附着在骨骼上，是力的传递结构。

　　此外，在肌肉周围有许多辅助结构，协助肌肉进行活动，包括筋膜和腱鞘等。筋膜分浅筋膜与深筋膜。浅筋膜位于真皮之下，由疏松结缔组织构成，包被全身各部。深筋膜由致密结缔组织构成，位于浅筋膜深面，包裹肌肉并深入肌群之间附着于骨上，构成肌间隔，减少摩擦，同时使肌肉能单独进行活动。在病理情况下，筋膜对于限制炎症的扩散、推测脓液的潴留及蔓延方向都有密切关系。

　　腱鞘是套在某些手指、足趾等处长肌腱表面的鞘管，这些肌腱活动幅度较大，且又与坚硬的骨面相邻近，双层的腱鞘使肌腱固定于一定位置并减少肌腱与骨面的摩擦。

笔记

腱鞘囊肿

　　腱鞘囊肿是发生在腱鞘或关节囊附近的囊性肿物。本病的发生原因尚未完全明确，但常与外伤或某种经常的动作有关。好发于青壮年，女性多见。以腕关节背面、足背等部位居多，囊肿呈圆形或椭圆形的光滑肿块，生长缓慢，开始时囊肿质地柔软，按之有轻度波动感，日久后运动时稍有不适。腱鞘囊肿一般无须治疗，能够自行消失。有些患者可作囊肿穿刺，大部分患者经治疗可治愈。如囊肿较大或经上述治疗后无效或反复发作者，则可用手术摘除。

（二）肌肉的起止点、分布和作用

肌肉分布在关节的周围，通常以两端附着于两块或两块以上的骨面，中间跨过一个或多个关节。肌肉收缩时，使两骨彼此靠近而产生运动。例如，胸大肌起点在胸廓，止于肱骨，肌肉收缩时，使上肢向胸部靠拢。

肌肉分布的特点与人体直立姿势、行走、劳动及身体重心位置有关，一切复杂运动都是由作用不同的肌群在神经系统的统一支配下实现的。

二、人体肌肉的分部

人体肌肉分为躯干肌、头肌、上肢肌和下肢肌四部，如图3-7所示。

（一）躯干肌

躯干肌可分为背肌、颈肌、胸肌、膈肌、腹肌及会阴肌。

1.背肌

背肌位于躯干后面的肌群，它们的作用可使脊柱后伸、仰头和维持人体于直立姿势。

2.颈肌

颈部浅层肌的胸锁乳突肌是颈部重要体表标志，单侧收缩时使头向同侧倾斜，脸转向对侧。颈深层肌肉是脊柱的屈肌或侧屈肌，有弯曲脊柱的作用。

3.胸肌

胸肌收缩时主要是促使上臂前屈和上举，同时升降肋骨，以帮助呼气、吸气。

4.膈肌

膈肌为向上膨隆呈穹隆形的扁肌，是胸腔与腹腔的分界线，上有三个裂孔，分别为食管、主动脉和下腔静脉等器官通过。膈肌收缩和松弛可以改变胸腔容积。与腹肌同时

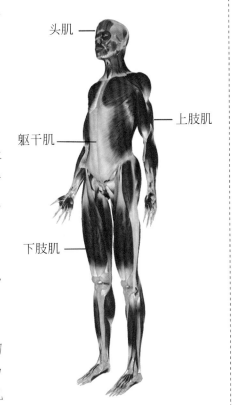

图3-7 人体肌肉的分部

笔记

收缩，能增加腹压，协助排便、呕吐及分娩等活动。

5.腹肌

腹前壁、侧壁和后壁的大部分均为腹肌所封闭。腹前外侧壁的下部有一个斜行的肌和腱之间的裂隙，称为腹股沟管，此管在男性有精索通过；女性有子宫圆韧带通过。在病理情况下，该肌间裂隙薄弱，腹腔内容物可进入腹股沟管，还可经腹腔沟管下降入阴囊，形成疝气。

6.会阴肌

骨盆的下口被软组织所封闭。会阴肌承托盆腔脏器，同时对尿道、阴道和肛门有括约作用。

（二）头肌

头肌可分为面肌和咀嚼肌两部分。面肌分布于头面部皮下。表示喜、怒、哀、乐各种表情。咀嚼肌是作用于下颌关节的肌肉，能有力地上提下颌骨。

（三）四肢肌

1.上肢肌

上肢肌可分为上肢带肌、臂肌、前臂肌和手肌四部分。

上肢带肌可使肩关节运动，并能增强关节的稳定性。臂肌使上臂屈伸、旋前和旋后。前臂肌可使前臂旋前、屈肘、屈腕等。手肌能使拇指做屈、收、展和对掌等动作。

2.下肢肌

下肢肌可分为髋肌、大腿肌、小腿肌和足肌。髋肌、大腿肌主要使大腿屈伸、内收。小腿肌主要作足背屈、提起足跟、屈小腿和足外翻动作。足肌作用是伸足趾、维持足弓。

坚定信念，挺起脊梁

健康的骨骼有助于维持人体的形态，坚定的信念方能挺起精神的脊梁。习近平总书记说过"……一切民族英雄，都是中华民族的脊梁，他们的事迹和精神都是激励我们前行的强大力量"。在中国共产党带领中国人民奋斗的百余年中，涌现了无数的英模人物。这些光辉精神和英雄事迹的缔造者很多是青年。他们挺起了中国脊梁，彰显了中国骨气。新时代青年要有志气、骨气和底气，练就本领，成为担当重任的后浪。

不同形态的骨、骨连结和肌肉组成了人体的运动系统，即使很小的骨或其他结构被破坏，也会影响人体正常的生理功能。如同我们每个人，哪怕在极其平凡的岗位上，也应该以严谨细致、专注负责的态度做好本职工作，发挥"工匠精神"，精益求精，为实现中华民族的伟大复兴贡献力量。

笔记

习 题

第三章
习题答案

一、单选题

1.具有造血功能的骨的结构是（　　　　）。

A.骨质 　　　　　　　B.红骨髓 　　　　　　C.黄骨髓 　　　　　　D.骨膜

2.颅骨由（　　　　）块骨组成。

A.21块 　　　　　　　B.22块 　　　　　　　C.23块 　　　　　　　D.24块

3.骨连结中没有的结构是（　　　　）。

A.软骨 　　　　　　　B.血管 　　　　　　　C.结缔组织 　　　　　　D.骨组织

4.不属于躯干骨的骨是（　　　　）。

A.椎骨 　　　　　　　B.胸骨 　　　　　　　C.肋骨 　　　　　　　D.枕骨

5.下面关于骨髓的描述，正确的是（　　　　）。

A.只在长骨的骨髓腔内存在

B.成人的骨髓都是黄骨髓

C.黄骨髓具有造血功能

D.红骨髓中有不同发育阶段的血细胞

6.属于成对的面颅骨是（　　　　）。

A.上颌骨 　　　　　　B.顶骨 　　　　　　　C.下颌骨 　　　　　　D.舌骨

7.多分布于胸壁、腹壁的肌肉是（　　　　）。

A.阔肌 　　　　　　　B.长肌 　　　　　　　C.短肌 　　　　　　　D.轮匝肌

二、名词解释

1.骨骼

2.骨连结

三、简答题

1.骨主要由什么构成？

2.简述关节的基本结构和运动形式。

3.简述肌的分类和功能。

笔记

第四章　呼吸系统

数字资源4-1
呼吸系统——吸新吐故

数字资源4-2
上呼吸道感染

学习目标

知识目标

1. 掌握　肺换气、组织换气以及气体在血液中运输的过程。
2. 熟悉　呼吸系统的组成和结构。
　　　　肺通气的原理及肺通气功能的评价。
3. 了解　呼吸运动的调节。

能力目标

1. 明确呼吸系统的组成。
2. 熟知肺通气的原理。
3. 熟知呼吸的三个环节。

素质目标

1. 树立医者仁心、珍爱生命的职业操守。
2. 提高科学素养，增强团队合作意识。

　　细胞的氧化为机体生命活动提供了必要的能量。细胞在氧化过程中需要不断消耗O_2，同时产生CO_2。体内的CO_2过高对细胞有毒性作用，因此，机体必须不断从外界环境中摄取O_2，并将CO_2及时排出体外，以确保机体正常新陈代谢，并维持内、外环境的相对稳定。呼吸系统提供气体交换，吸入O_2，排出CO_2，循环系统把含O_2的血液运送到全身各处。除此之外，呼吸系统还具有闻气味、发声和参与血液pH调节等功能。

第一节　呼吸系统解剖结构

　　呼吸系统由呼吸道和肺两部分组成。呼吸道是气体进出肺的通道，由鼻、咽、喉、气管、支气管及其分支所组成，如图4-1所示。临床通常把鼻、咽、喉统称为上呼吸道，把气管、支气管及其在肺内的分支统称为下呼吸道。气体通过呼吸道处理后，变得干净、温暖且湿润，从而减少对肺部的刺激。肺是体内外气体交换的主要场所。

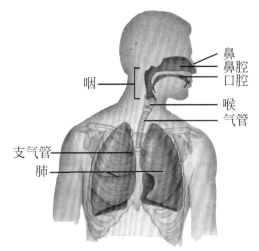

图4-1　呼吸系统概观

众所周知，呼吸是人类赖以生存的首要条件。但因空气污染等原因，人们长期吸入大量细微粉尘而引起肺组织纤维化，造成"尘肺病"。为了进一步让社会大众关注健康呼吸的重要性，中华社会救助基金会大爱清尘基金作为致力于专项救治中国尘肺病农民工的公益基金，发起了"世界呼吸日"这项公益活动。世界呼吸日定于每年6月15日，当天呼吁人们屏气30秒，以体验呼吸健康之于生命的重要性。

一、呼吸道

（一）鼻

鼻是呼吸道的起始部分，也是直接与外界相通的器官。包括外鼻、鼻腔及鼻旁窦三部分。

1.外鼻

外鼻以骨与软骨为基础，覆以鼻翼肌及皮肤。

2.鼻腔

鼻腔是由骨和软骨覆以黏膜而成。鼻腔被鼻中隔分为左、右两腔，通过鼻前孔通向外界。鼻腔分为鼻前庭和固有鼻腔。鼻前庭里面衬以皮肤，生有鼻毛，可以过滤较大颗粒的尘埃，起到净化空气的作用。固有鼻腔内有丰富的血管和腺体，既可以调节吸入气体的温度和湿度，又可以分泌黏液附着吸入体内的小颗粒灰尘。鼻腔外侧壁有三个卷曲的鼻甲突入鼻腔，自上而下分别称为上鼻甲、中鼻甲和下鼻甲。各鼻甲外下方被遮蔽的裂隙自上而下被称为上鼻道、中鼻道和下鼻道。下鼻道前部有鼻泪管的开口。鼻腔的上方黏膜为嗅部，含有嗅细胞。如图4-2所示。

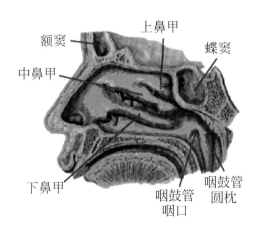

图4-2　鼻腔外侧壁

笔记

3.鼻旁窦

鼻旁窦是鼻腔周围颅骨内的含气空腔，内衬黏膜，外通鼻腔。共四对，分别是上颌窦、额窦、蝶窦和筛窦。鼻旁窦参与湿润和加温空气的工作，并对发音起共鸣作用。

鼻窦炎

鼻窦炎是指鼻窦黏膜的炎症，多由于鼻窦黏膜绒毛清除分泌物的功能被破坏所造成，鼻窦开口阻塞则是此病理变化中关键的一环。鼻窦炎大多在鼻炎基础上形成，不正确的擤鼻涕方式会使鼻腔压力增加，使鼻涕回流到鼻窦而引起鼻窦炎。游泳、跳水时，水被吸入鼻窦也会引起炎症。临床上以流脓鼻涕、头痛为主要症状，脓液常倒流刺激咽喉，引发咽炎、喉炎、中耳炎等疾病。治疗时除滴用鼻黏膜收缩药外，还要使用抗生素以消除鼻窦内的细菌感染，必要时要进行鼻窦根治手术。此外，中医中药也有很好的治疗效果。预防鼻窦炎，首先须保护鼻腔和鼻腔黏膜，冬天要备口罩，以避沙挡风、阻挡细菌。冬季室内应保持一定湿度和空气流通，预防感冒发生。最积极的办法是加强体育锻炼，增强体质，增强鼻腔御寒抗病能力。

（二）咽

咽是一个垂直的肌性管道，是食物和空气的共同通道。位于鼻腔、口腔和喉的后方。其上方的顶接颅底，下方与食管相连。咽自上而下分别与鼻腔、口腔、喉相通，故而可分鼻咽部、口咽部和喉咽部。鼻咽正对鼻后孔，其侧壁上有咽鼓管的开口，鼻咽由此通过咽鼓管和中耳鼓室相通。咽部有感染时，也可以通过此通路波及中耳引发中耳炎。咽鼓管开口的后方有一深窝，称为咽隐窝，是鼻咽癌的好发部位。

鼻咽癌

鼻咽癌是指发生于鼻咽顶部和侧壁的恶性肿瘤。主要侵犯颅底，入颅或者侵犯邻近腔窦如鼻咽、口咽、咽旁组织等。普通发现的早期鼻咽癌患者，除极少数偶尔有耳鸣、涕血外，一般无症状。鼻咽癌患者有鼻塞、涕血、中耳炎、耳鸣等症状。鼻咽癌的病因主要与EB病毒感染、家庭聚集性、遗传因素等有关。鼻咽癌发病具有明显的地域和种族区别，多见于黄种人，我国广东、广西、湖南、福建等省是鼻咽癌高发地区，广东省又以广州、佛山、肇庆等地区的发病率最高。鼻咽癌主要以放射治疗为主，预后差异很大。

（三）喉

笔记

喉不仅是呼吸道，也是发音器官，位于颈前区的中部，上开于咽，下接气管。

喉是由软骨作支架，通过关节、韧带和肌肉连接。喉的软骨主要有甲状软骨、会厌软骨、环状软骨和杓状软骨。甲状软骨最大，中间向前方突出形成喉结，成年男性喉结特别显著。会厌软骨位于甲状软骨的后上方，形似树叶。吞咽时喉上提，会厌软骨盖住喉入口处，防止食物进入气管。喉黏膜在喉腔形成两对皱襞，位于上方的一对称室襞，位于下方的一对称声襞。声襞、声韧带和声带肌共同构成声带。两侧声带之间的裂隙叫声门裂，气流振动声带和喉肌的收缩就发出声音。如图4-3所示。

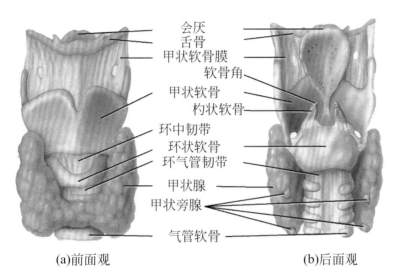

会厌
舌骨
甲状软骨膜
软骨角
甲状软骨
杓状软骨
环中韧带
环状软骨
环气管韧带
甲状腺
甲状旁腺
气管软骨

(a)前面观　　　　　　　(b)后面观

图4-3　喉的前面观、后面观

声音

声音是由肺部的气流冲击发音器官——喉部的声带，引起声带振动后发出原始声音，再经过咽腔、口腔、鼻腔和鼻窦的共鸣而形成。一般，男性声音低沉，女性声音尖细。

（四）气管和支气管

气管和支气管是连接喉与肺之间的管道部分，由软骨、黏膜等构成，均以软骨为支架，以保持其持续张开状态。想想我们生活中用的吸管，就不难理解"C"形气管的妙处了！"C"形软骨的缺口朝向后方的食管，由平滑肌纤维和结缔组织的膜壁所封闭。气管上端起自喉的下缘，向下至胸骨角平面分为左、右主支气管为止。左支气管细长而走向倾斜，右主支气管短粗而走向陡直，所以误吸入气管的异物多坠入右主支气管。两主支气管再分支为若干肺叶支气管。气管和支气管的黏膜上皮均为假复层纤毛柱状上皮，夹有可分泌蛋白质的杯状细胞，这是痰液的主要来源。纤毛细胞顶部上的纤毛平时向咽部颤动，以清除尘埃和异物，使吸入的空气保持整洁。

笔记

哮　喘

哮喘是一种慢性的气道炎症性疾病，以呼吸困难为特征。哮喘的两个主要病因为炎症反应和支气管收缩。哮喘的症状包括呼吸急促、喘鸣、胸闷和咳嗽。炎症反应使得气道组织受到刺激，充血、水肿、持续性的气道炎症造成支气管收缩反应，导致气道狭窄。可能即使在没有症状时，也会在一定程度上存在气道炎症。哮喘发作时，气道内表面肿胀，被黏液栓塞，并且环绕气道的肌组织紧张，从而导致呼吸困难。

钟南山院士是我国著名的呼吸病学专家，致力于重大呼吸道传染病和哮喘、慢阻肺疾病等呼吸系统慢性疾病的规范化诊疗及疑难病、少见病和呼吸危重症监护与救治等方面的研究。钟南山院士团队首次证实了隐匿型哮喘的存在，避免了隐匿性哮喘患者病情延误，使患者病情得到及时、有效的诊疗。

二、肺

肺是气体交换的器官，位于胸腔内，纵隔的两侧，左右各一，各自独立存在，这种结构保证一侧肺损伤后不会影响另一侧的功能。左肺有两叶，右肺有三叶。肺呈海绵状，富有弹性，表面覆有浆膜。肺的形状呈圆锥形，上部为肺尖，下部为肺底，面向纵隔的面为纵隔面，其中间有一凹陷，为肺门，是支气管、血管、淋巴管和神经出入肺之处。

肺由肺内导管部和无数肺泡所组成。

（一）肺的导管部

支气管进入肺内后反复分支，越分越细，越分越薄，形成支气管树，包括小支气管、细支气管和终末细支气管。每一支气管及其所分布的肺组织形成一个肺小叶。从细支气管远端到终末细支气管的管腔大小，直接影响进入肺泡内的气体流量。而管腔的大小又受管壁平滑肌舒张、收缩的影响。这些平滑肌受迷走神经和交感神经双重支配。迷走神经兴奋时，平滑肌收缩，管腔变小；交感神经兴奋时，平滑肌舒张，管腔变大。此外，体液因素对支气管平滑肌也起着调节作用，如肾上腺素可以使支气管平滑肌舒张；乙酰胆碱、组胺、缓激肽等则使之收缩。

（二）肺泡

终末细支气管的分支为呼吸性细支气管，呼吸性细支气管进一步再分支为肺泡管、肺泡囊。肺泡是完成气体交换的场所。呼吸性细支气管、肺泡管及肺泡囊各段均附有肺泡，所以也被称为肺的呼吸部分。成人肺泡为3亿～4亿个，总面积可达90m^2。

笔记

　　肺泡上皮及其基膜、组织间隙、毛细血管内皮细胞构成的膜称为呼吸膜，是外界和血液进行气体交换的场所。呼吸膜非常薄，总厚度不到$1.0\mu m$，通透性好，非常利于气体扩散。如图4-4所示。

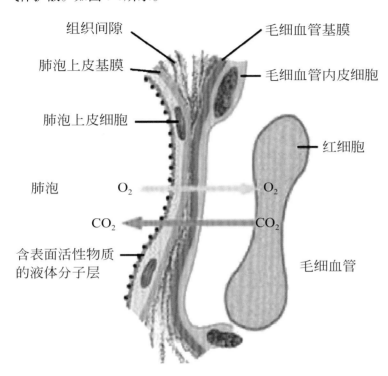

图4-4　呼吸膜结构示意

　　肺泡上皮细胞有两种，分别是Ⅰ型和Ⅱ型，其中Ⅰ型占大多数。Ⅰ型细胞又称扁平上皮细胞，肺泡表面大部分是此种上皮细胞，很薄。

　　肺泡壁上的Ⅱ型细胞又称分泌上皮细胞，它分泌一种表面活性物质，其主要成分为二软脂酰卵磷脂，这种表面活性物质可以疏松肺泡层液体的分子结构，减少肺泡液、气层间所造成的表面张力（这种表面张力使肺泡趋向萎缩，是肺泡缩小的一个重要因素）。相邻肺泡之间的组织称为肺泡隔，其中含有极丰富的毛细血管、弹性纤维、网状纤维等结缔组织。毛细血管保证了外界气体与血液间的交换；弹性纤维包绕肺泡，使肺泡具有较好的扩展性和弹性回缩力。

三、胸膜和胸膜腔

　　覆盖在肺表面、胸廓内面及膈上面的浆膜称为胸膜。胸膜分为两层，覆盖在肺表面的叫胸膜脏层，覆盖在胸廓内面及膈上面的叫胸膜壁层。脏、壁两层胸膜在肺根部互相反折延续，围成完全封闭的两个胸膜腔。腔内含有少量浆液，起润滑作用，可减少呼吸时两层胸膜间的摩擦。腔内压一般低于大气压，称为胸腔负压。少量浆液和负压状态可使两层胸膜紧密相贴，不易分开，保证肺可以随胸腔的运动而运动。

笔记

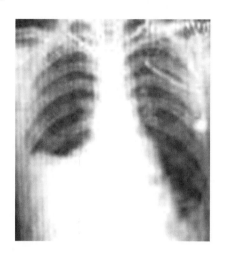

胸腔积液

正常人胸腔内有 3 ～ 15mL 液体，在呼吸运动时起润滑作用，但胸膜腔中的积液量并非固定不变。即使是正常人，每24小时亦有500 ～ 1000mL 的液体形成与吸收。胸膜腔内液体自毛细血管的静脉端再吸收，其余的液体由淋巴系统回收至血液，滤过与吸收处于动态平衡。若由于全身或局部病变破坏了此种动态平衡，致使胸膜腔内液体形成过快或吸收过缓，临床上称为胸腔积液（图4-5）。

图4-5　胸腔积液

四、纵隔

纵隔是左、右纵隔胸膜间的全部器官的总称。纵隔位于胸腔内，它的前界为胸骨，后界为脊柱胸段，上达胸廓上口，下至膈肌。主要含有胸腺、上腔静脉、主动脉弓及其分支、气管、食管、胸导管、迷走神经、心包、心脏等器官。

五、肺的两套血液循环

肺有两套血液循环。一套是肺循环血管系统，它由肺动脉、毛细血管网和肺静脉组成，起到气体交换作用，为肺的功能性血管。如图4-6所示。

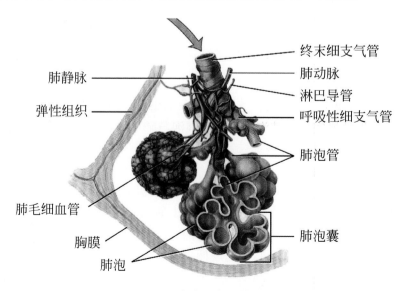

图4-6　肺的两套血管示意

　　肺动脉内为右心室射出的血液，内含CO_2较多，含O_2较少为静脉性血，经肺动脉进入肺门以后，其分支与支气管树伴行，然后形成毛细血管网包绕肺泡。其中静脉血与肺泡内空气进行交换，摄入O_2，排出CO_2，成为含O_2较多而CO_2较少的动脉性血，完成肺换气。毛细血管网静脉端再逐渐汇合成小静脉，最后汇合成肺静脉，血液流经它们进入左心房。

　　肺动脉平均血压只有1.7kPa左右，肺静脉的终点平均压为0.25kPa。因此，肺循环是一种低压力、低阻力、大流量的血管系统。这有利于肺泡和血液之间的气体交换，同时还有利于肺泡内液体的吸收，使肺泡内没有液体积聚。

　　肺的另一套血液循环是体循环中的支气管循环分支，它供给气管、支气管以及肺营养，是肺的营养血管。

六、肺和支气管的神经支配

　　肺由迷走神经和交感神经支配。

　　肺泡的牵张感受器和其他一些感受器通过肺丛经迷走神经传入中枢。而迷走神经和交感神经的传出纤维分布到支气管树的平滑肌、腺体和血管。

　　迷走神经兴奋时，平滑肌收缩，管腔变小，对气流阻力加大；交感神经兴奋时，平滑肌舒张，管腔变大，对气流阻力减小。另外乙酰胆碱、组胺、缓激肽等体液因素或药物均可以使平滑肌收缩，而肾上腺素特别是异丙肾上腺素则使平滑肌舒张，为临床解除支气管痉挛常用药物。例如，哮喘患者的呼吸困难就是由细支气管平滑肌的痉挛性收缩及黏膜水肿引起。

第二节　气体交换

　　机体与外界环境之间的气体交换过程为呼吸。呼吸是保证机体新陈代谢正常进行和内环境稳态所必需的，呼吸停止，生命也终止。人体的呼吸过程是通过下列三个环节来完成的：外呼吸、气体在血液内的运输、内呼吸。

　　外呼吸是指外界空气与肺泡之间以及肺泡与肺毛细血液之间的气体交换。气体在血液内的运输，通过血液循环把O_2及时地由肺运送到组织细胞，又把组织细胞产生的CO_2运送到肺以排出体外。组织换气又称内呼吸，指血液或内环境与组织细胞之间的气体交换过程。如图4-7所示。

一、外呼吸

　　外呼吸又称肺呼吸，包括肺通气和肺换气，是指外界空气与肺泡之间（肺通气）以及肺泡与肺毛细血管血液之间的气体交换（肺换气）。

笔记

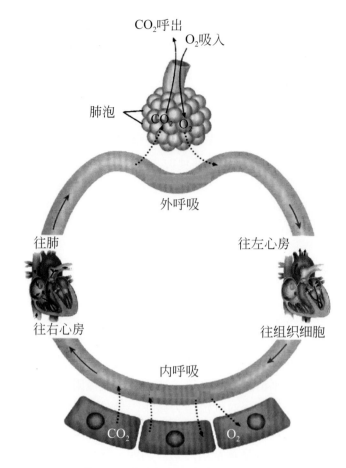

CO$_2$呼出
O$_2$吸入

肺泡　　CO$_2$　O$_2$

外呼吸

往肺　　　　　　　往左心房

往右心房　　　　　往组织细胞

内呼吸

CO$_2$　　　　O$_2$

图4-7　肺泡与组织气体交换示意

（一）肺通气

1.肺通气原理

肺是利用肺内外的压力差实现肺通气。呼吸肌的舒缩运动所造成的胸廓的扩大和缩小是实现肺通气的原动力。

吸气时肺扩张，肺内压低于大气压，空气顺着压力差被吸入肺内；呼气时肺缩小，肺内压高于大气压，体内气体顺着压力差被呼出体外，完成呼吸动作。所以实现呼吸的直接动力是压力差。但是肺本身不能主动地扩张和缩小，它的张缩是靠胸廓运动。所以呼吸肌的舒缩运动是其原动力。

呼吸运动就是肋间肌和隔等呼吸肌群的收缩和舒张，使胸廓扩大和缩小的运动。呼吸肌群收缩和舒张时，胸廓的变化如下：收缩时，其穹窿圆顶下降，使胸廓上下直径增大，同时使腹腔脏器下移，腹内压升高，腹壁向外凸出。肋间外肌受肋间神经支配，收缩时使肋骨上抬并外展，胸骨亦随之上移，使胸廓前后、左右直径增大。胸廓扩大肺容积随之扩大，肺内压下降，低于大气压，空气吸入肺内，为吸气动作。当膈肌和肋间外肌舒张时，膈和肋骨回位，腹腔脏器也上移回位，腹壁收敛，胸廓缩小，肺容积缩小，肺内压增加，高于大气

笔记

压，肺内气体呼出，为呼气动作。这种呼气是一种被动呼气。机体安静时的平静呼吸，吸气动作是主动的，而呼气动作则是被动的。当机体活动或有些情况时，呼吸运动加深加快，这种呼吸称为深呼吸或用力呼吸。用力吸气时，除膈和肋间外肌的收缩加强外，其他辅助吸气肌如胸锁乳突肌、胸肌和背肌等也参加收缩，使胸廓更大的扩张。用力呼气时则除吸气肌舒张外，还有腹壁肌、肋间内肌等辅助呼气肌主动收缩，使胸廓进一步缩小，此时呼气动作也是主动过程。

人工呼吸

当机体因某种原因如溺水、电击等不能进行呼吸运动时，应及时采用人工呼吸以维持呼吸，人工呼吸的基本原理是采用手操作造成胸廓的被动扩大和回流而维持肺通气，或用人工呼吸仪将外界空气进入肺内再流出以进行通气维持生命。也常采用口对口的人工呼吸。

2.肺通气的阻力

呼吸肌活动产生的动力必须克服两类阻力才可以改变肺的容积。这包括弹性阻力和非弹性阻力。弹性阻力是指肺和胸廓弹性物体的阻力，而非弹性阻力指呼吸过程中气管对气流的阻力和惯性阻力等。平静呼吸时，弹性阻力为呼吸运动的主要阻力。

（1）弹性阻力 弹性阻力是胸廓和肺对抗自身发生变形的回缩力。

弹性阻力主要来自肺和胸廓的弹性纤维和肺泡内层液泡的表面张力。肺泡内层液泡的表面张力促使液泡趋向缩小，是肺泡缩小的一个重要因素，它与肺泡自身的弹性回缩共同构成肺泡回缩的力量。

临床中用肺的顺应性来表示弹性阻力的大小。顺应性是指单位压力变化所引起肺或胸廓容积的变化，与弹性阻力成反比。顺应性小者表示弹性阻力大；而顺应性大者弹性阻力小。

在某些病理情况下，如肺充血或者肺纤维化等时，弹性阻力增加，肺顺应性减小，可导致吸气困难；而肺气肿时，因弹性组织破坏，肺顺应性增大，肺容易充气而不容易回缩，多伴有呼气困难。肺实质病变时，弹性阻力主要反映肺顺应性，在呼吸衰竭等患者的临床监护中起到非常重要的作用。

（2）非弹性阻力 气体在气道中流动还必须克服气道阻力和组织黏滞阻力，二者被称为非弹性阻力。在一般情况下以气道阻力为主，后者可忽略不计。气道口径和气流速度对气道阻力的影响甚大。所以支气管哮喘患者，由于支气管平滑肌痉挛，管道直径变小，使呼吸道阻力明显增加而造成了呼吸困难。

呼吸运动主要由于膈肌的活动，则腹壁的起落动作比较明显，称为腹式呼吸。如果呼吸运动主要由于肋间外肌的活动，则胸壁的起落动作比较明显，称为胸式呼吸。一般情况多为混合型。

笔记

3.肺容量和肺通气量

（1）肺容量　肺容量是指肺能容纳的气体量。在呼吸运动中，肺容量随呼吸运动而变化。其变化主要与呼吸深度有关。主要由以下几个部分组成。

① 潮气量　每次吸入或呼出的气体量称为潮气量。正常成人平静呼吸时400～500mL，深呼吸时潮气量增大。

② 补吸气量　平静吸气末再尽力吸入的气体量称为补吸气量。正常成人1500～1800mL。补吸气量为吸气量的最大储备量。

③ 补呼气量　平静呼气末再用全力呼出的气体量称为补呼气量。正常成人1000～1500mL。补呼气量为呼气量的最大储备量。

④ 余气量　用全力呼气后肺内所留的气体量称为余气量。正常人为1000～1500mL。

补吸气量、潮气量和补呼气量三者之和称为肺活量。正常成年男子约为3500mL，女子约为2500mL。肺活量的大小反映了肺每次通气的最大能力，在一定程度上可作为肺通气功能的指标。

⑤ 时间肺活量　为了反映肺呼吸的动态功能，又提出了时间肺活量的概念。即受试者做一次深吸气后以最快的速度呼出气体，同时分别记录第1、2、3秒末呼出的气量。时间肺活量不仅反映受试者的肺活量容量，还反映了通气的速度。

（2）肺通气量

① 每分通气量　肺每分通气量等于潮气量乘以呼吸频率，即每分钟进肺或出肺的气体总量。平静呼吸时，呼吸频率可因年龄和性别而不同。新生儿每分钟可达60～70次，以后随着年龄增加而逐渐减慢；正常成年人平均每分钟在12～18次，女子比男子每分钟快2～3次。正常成年人平静呼吸时的每分通气量为6～8L。随着呼吸频率的变化或呼吸深度即潮气量的变化，每分通气量也相应增加或减少。

② 肺泡通气量　每次呼吸吸入的气体总有一部分留在鼻、咽、喉、气管、支气管等呼吸道内，这部分呼吸道无气体交换功能，故这部分空腔称为解剖无效腔。成人解剖无效腔的容积约为150mL。因此每次吸气时真正达到肺泡的新鲜气体量为潮气量减去此无效腔容量，它是真正有效的通气量，称肺泡通气量。

每分肺泡通气量=（潮气量−解剖无效腔容量）×呼吸频率。如潮气量为500mL，解剖无效腔为150mL，呼吸频率为12次/分，则每分肺泡通气量为4200mL/min。由此可知，肺泡通气量和肺通气量是不等的，而且当潮气量和呼吸频率发生改变时，对两者的影响也不相同。当潮气量减半呼吸频率加倍或当潮气量加倍呼吸频率减半，每分通气量都相等，然而肺泡每分通气量则不同，前者要比后者少。故从气体交换的效果来比较，深而慢的呼吸比浅而快的呼吸效率高。

此外，进入肺泡的气体，还可因血液在肺内分布不均匀等原因，不能都与血液进行气体交换。这部分不能与血液进行气体交换的肺泡腔，称为肺泡无效

笔记

腔。解剖无效腔加肺泡无效腔称为生理无效腔。正常人解剖无效腔与生理无效腔几乎相等。在某些病理状态，如肺内血液分布不均匀，肺泡无效腔增大，生理无效腔也增大，就要影响气体交换的效率。

（二）肺换气和组织换气

空气进入肺泡后，空气中的O_2由肺泡进入血液，而静脉血中的CO_2从血液进入肺泡，即肺换气。这样交换后，动脉血中的O_2运到身体各部组织，在组织与血液之间再进行一次交换，O_2最后进入组织细胞，组织细胞代谢产生的CO_2扩散入血液，称为组织换气。两种换气地点不一样，但是原理基本相同。

1.气体交换原理

O_2和CO_2的交换都是以扩散方式进行。气体总是沿着分压差由高压处向低压处扩散，所以气体交换的动力是气体的分压差，分压差越大则气体扩散的速度越快。

2.气体交换的过程

肺泡、血液组织液的动脉、静脉血中O_2和CO_2的分压各不相同。肺泡O_2分压高于静脉血的O_2分压；其CO_2分压则低于静脉血的CO_2分压。因此，O_2由肺泡呼吸膜向静脉血扩散；而CO_2由肺动脉毛细管中的静脉血向肺泡扩散。这样，静脉血变成了动脉血。当动脉血经毛细血管流向组织时，组织内O_2分压低于动脉血的O_2分压；而其CO_2分压则高于动脉血的CO_2分压，这里又进行了一次气体交换。动脉血经过这次气体交换后变成静脉血，组织由此而获得O_2、排出CO_2。

气体扩散速度影响气体交换速度。如果某一气体扩散速度快，则其交换也快；另一气体扩散速度慢，则其交换也慢。同时气体分子的扩散速度与其溶解度成正比。呼吸膜的通透性、厚度以及面积都会影响气体交换的效率。在某些病理情况下，如肺纤维化、肺炎，呼吸膜厚度增加，气体交换效率降低。

二、气体在血液中的运输

O_2和CO_2在血液中的存在形式有两种，即物理溶解和化学结合，以化学结合形式为主。虽然物理溶解的量较少，例如在静脉血中CO_2分压为5.9kPa时，CO_2含量在每100mL血液中为$50 \sim 60$mL，其中以物理溶解形式存在的约3mL。但是必须先有物理溶解才能进行化学结合，同时结合状态的气体也必须解离为溶解状态后才可以逸出血液。

氧的化学结合：O_2主要与血红蛋白（Hb）结合成氧合血红蛋白（HbO_2），这是一种可逆性过程，即在O_2分压高时合成HbO_2，而在O_2分压降低时释放O_2。

在动脉血O_2分压保持在13.3kPa时，血红蛋白与氧的结合几乎完全饱和。每克血红蛋白完全饱和时，能结合1.43mL O_2。健康成人的每升血液中平均含血红蛋白量如为150g，则100mL血液中O_2分压为13.3kPa时结合O_2的最大量约为20mL，此为血氧容量。血红蛋白实际结合的O_2量称为血氧含量。血氧含量所

笔记

占血氧容量的百分比称为血氧饱和度。血中O_2分压将影响血氧结合量和血红蛋白的血氧饱和度。如果血红蛋白量减少则与氧结合的量也减少。

CO与血红蛋白有很高亲和力（比O_2大200多倍），当吸入CO后，它就迅速与血红蛋白结合成HbCO，使之失去与O_2结合的能力，造成机体缺O_2，这就是CO中毒致死的原因。此时应让患者立即撤离该环境，并给予充分的O_2，改善缺氧状态，抢救生命。

CO_2的化学结合有两种形式：结合成碳酸氢盐和氨基甲酸血红蛋白的形式进行运输。

第三节　呼吸运动的调节

在安静状态下，全身细胞每分钟的耗氧量为200mL，而在高强度运动时，一个健康成年人的耗氧量会增加15～20倍，而一个耐力好的优秀运动员的耗氧量甚至可以增加30倍。呼吸系统满足这种新陈代谢的需求适应性变化主要是通过神经调节和体液调节来调控。

一、呼吸中枢与呼吸节律

在中枢神经系统，产生和调节呼吸运动的神经细胞群称为呼吸中枢，它们分布在大脑皮质、间脑、脑桥、延髓、脊髓等部位。其中延髓是基本的呼吸中枢，脑桥存在着能完善正常呼吸节律的呼吸调整中枢。其他高位中枢如下丘脑、大脑皮质等脑组织对呼吸运动均有调节作用，例如体温升高时的呼吸加快就是由于刺激了下丘脑的体温调节中枢。大脑皮质对呼吸运动有调节作用，人可以有意识地控制呼吸深度和频率，当然这种控制是有限度的。此外，如讲话、读书、唱歌等都要依靠呼吸运动的配合，这些也都是由大脑皮质调节的。

二、呼吸的反射性调节

机体的多种感受器的传入冲动可以通过反射影响呼吸运动；血液中CO_2以及O_2的分压，$[H^+]$浓度也能影响呼吸运动，以供应机体的需要。

（一）肺牵张反射

由肺扩张或缩小所引起的反射性呼吸变化，称为肺牵张反射。

吸气时肺扩张，达到一定程度时，分布在支气管和细支气管的平滑肌层中的肺牵张感受器随即兴奋，发放冲动，经迷走神经传入延髓，使吸气切断机制兴奋，从而抑制吸气肌的收缩而发生呼气。呼气时，肺缩小，对肺牵张感受器的刺激减弱，传入冲动减少，解除了抑制吸气中枢的活动，吸气中枢再次兴奋，通过吸气

笔记

肌的收缩又产生吸气。这个反射属于负反馈调节，使吸气不至于过长。

正常人体平静呼吸时，这种反射不明显。要在潮气量增加至800mL以上时，才能引起肺牵张反射，在病理情况时，也可以引起该反射，使呼吸变浅变快。

（二）化学性调节

化学性调节在呼吸调节中较为重要。

1.动脉血液中CO_2分压及［H^+］对呼吸的影响

动脉血液中一定的CO_2分压能够保证呼吸中枢正常的兴奋性。当血液中的CO_2的浓度增高时，可引起呼吸加快、加深，扩大肺通气量。当血液中CO_2的浓度降低时，呼吸减弱。但是当CO_2过高，加到40%时，则引起呼吸中枢麻痹，抑制呼吸。

血液中CO_2分压升高时，CO_2分子易透过血-脑屏障进入脑脊液，形成H_2CO_3，解离出H^+，使脑脊液［H^+］升高，刺激中枢化学感受器，H^+是化学感受器的刺激物。再通过神经联系到达呼吸中枢，使呼吸加强加快。

2.血液中［H^+］增加促使呼吸加强加快的作用

当动脉血中［H^+］增加时，可使呼吸加深加快。［H^+］增加，刺激呼吸的途径与CO_2相似主要是通过外周化学感受器，因为H^+不能通过血-脑屏障。

3.缺（低）O_2对呼吸的影响

当吸入气中O_2的含量下降到10%左右，使动脉血O_2分压下降到8kPa以下时，可以通过外周化学感受器反射性地加强呼吸运动。而缺O_2对中枢的直接作用是抑制呼吸，甚至可以使呼吸停止。轻度缺氧时，来自外周化学感受器的传入冲动掩盖了缺O_2对中枢的抑制，但是严重缺O_2，对中枢的抑制效果占上风，表现为呼吸抑制。

总之，动脉血CO_2分压和［H^+］的升高以及O_2分压降低，均能刺激呼吸。要注意的是它们之间存在着相互影响，因此必须全面分析，综合考虑。如突然的寒冷刺激可以使呼吸暂停；疼痛刺激有时可以使呼吸加强。年龄也是影响呼吸的另一因素，例如新生儿的呼吸频率比成年人要快得多。

（三）其他调节

咳嗽是一种消除气道阻塞或异物的反射。咳嗽时，先深吸气，关闭声门，再作强而有力的吸气，使肺内压急剧上升，然后突然开放声门，呼出气在强大压力下急速冲出，呼吸道中的异物或分泌物也随之而排出。故咳嗽可起到清洁呼吸道的作用。

另外，发热后，体温下降过程中也可出现气促，快而浅的呼吸有利于散热。呼吸暂停/呼吸运动出现短暂的停止，一般在数秒至数十秒内，可自动恢复节律呼吸活动。应用吸入性麻醉药时，有时会出现呼吸暂停，是传入刺激减弱和中枢反应性减弱的共同结果，及时采用人工呼吸法，可以促使节律性呼吸恢复，并防止由呼吸暂停引起的循环衰竭。

笔记

第四章
习题答案

习　题

一、单选题

1.鼻黏膜易出血部位是（　　　）。

A.下鼻甲　　　　　　B.中鼻甲　　　　　　C.固有鼻腔　　　　D.上鼻甲

2.衡量肺通气效率的最佳指标是（　　　）。

A.潮气量　　　　　　B.肺通气量　　　　　C.肺泡通气量　　　D.呼吸频率

3.在血液中O_2运输的主要形式是（　　　）。

A.物理溶解　　　　　　　　　　　　B.形成氨基甲酸血红蛋白

C.碳酸氢盐　　　　　　　　　　　　D.HbO_2

4.呼吸肌收缩舒张引起的胸廓扩大和缩小称为（　　　）。

A.呼吸　　　　　　　B.呼吸运动　　　　　C.吸气　　　　　　D.换气

5.平静呼气末，再用全力呼出的气体量，称为（　　　）。

A.补吸气量　　　　　B.补呼气量　　　　　C.呼气储备量　　　D.潮气量

6.CO_2对呼吸运动的调节作用，最主要是通过刺激（　　　）。

A.主动脉体和颈动脉体化学感受器

B.中枢化学感受器

C.延髓呼吸中枢

D.脑桥呼吸调整中枢

7.中枢化学感受器的生理刺激物是（　　　）。

A.脑脊液中CO_2本身的刺激　　　　B.脑脊液中H^+的刺激

C.血液中H^+增加　　　　　　　　　D.血液中Cl^-的变化

8.肺通气是指（　　　）。

A.肺与血液的气体交换

B.外界环境与气道间的气体交换

C.肺与外界环境间的气体交换

D.外界氧气入肺的过程

9.肺的弹性阻力用（　　　）表示。

A.肺的顺应性　　　　　　　　　　　B.呼吸肌的运动

C.肺泡的表面张力　　　　　　　　　D.膈肌的活动

10.决定气体在肺部交换方向的关键因素是（　　　）。

A.气体在血中的溶解度　　　　　　　B.气体的分压差

C.气体的分子量　　　　　　　　　　D.呼吸肌的运动

二、填空题

1.呼吸系统由_____和_____两部分组成。

2.呼吸道包括_____、_____、_____、_____和_____。

笔记

3.肺分为左右两叶，左肺有_____叶，右肺有_____叶。

4.人体的呼吸过程是通过下列三个环节：_____、_____和_____。

5.呼吸运动的原动力是_____。

6.呼吸运动的主要调节方式是_____。

7.肺牵张反射包括肺_____和_____。

三、名词解释

1.呼吸运动

2.肺容量

3.肺泡无效腔

4.呼吸中枢

四、综合题

1.简述呼吸系统的组成。

2.肺通气的动力和阻力及其相互关系如何？

3.气体是怎样进行交换和运输的？

4.说明血液中 $[CO_2]$、$[H^+]$ 发生变化时对呼吸的调节作用。

笔记

第五章　消化系统

📱 数字资源 5-1
食物历险记　　📱 数字资源 5-2
认识幽门螺杆菌

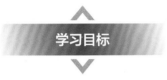

学习目标

知识目标

1. 掌握　胃液、胰液、胆汁的性质、成分和作用。
　　　　营养物质在消化道内消化和吸收的过程。
2. 熟悉　消化系统的组成。
3. 了解　消化器官活动的调节。

能力目标

1. 能够说出消化系统的组成。
2. 能够说出胃液、胰液、胆汁的作用。

素质目标

1. 培养互相团结协作精神。
2. 树立积极健康的生活态度，养成良好习惯。

　　消化系统由消化管和消化腺两部分组成（图5-1）。消化管包括口腔、咽、食管、胃、小肠、大肠和肛门。消化腺包括三大唾液腺（腮腺、下颌下腺、舌下腺）、肝、胰及消化管壁内的小腺体，如胃腺、肠腺等，它们均借助管道将分泌物排入消化管腔内，对食物进行化学性消化。

第一节　消化系统解剖知识

一、消化管

（一）消化管的一般组织结构

　　消化管（除口腔以外）各段的结构基本相同，由内向外一般可分为黏膜层、黏膜下层、肌层、外膜四层（图5-2）。

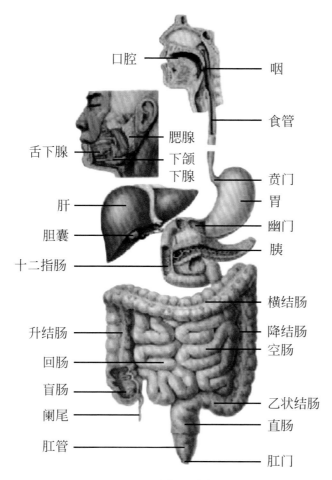

图5-1 消化系统全貌

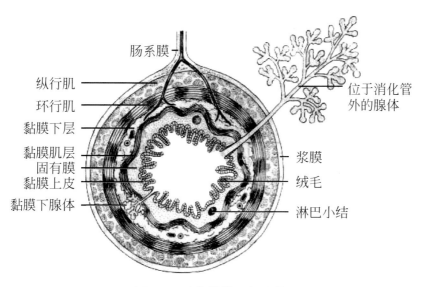

图5-2 消化管的一般结构

1.黏膜层

黏膜层由上皮、固有层和黏膜肌层组成，具有保护、吸收和分泌功能。上皮衬于消化管壁内表面，其类型因各段功能不同而异。口腔、食管和肛门等处为复层扁平上皮，胃肠等处则为单层柱状上皮。上皮深层为结缔组织构成的固有层，内含腺体、腺体导管、血管、神经和淋巴组织等。黏膜肌层为平滑肌，收缩时可改变黏膜的形态，有利于吸收、血液运行和腺体分泌。

2.黏膜下层

黏膜下层由疏松结缔组织构成，含有较大血管、淋巴管、神经丛及小消化腺。

3.肌层

除在口腔、咽、食管上段与肛门周围的肌层为骨骼肌外，其余部分的肌层均为平滑肌。平滑肌的排列一般分为内环行肌、外纵行肌两层，环行肌和纵行肌彼此协调活动，产生运动以改变器官的形态，推动腔内内容物的运转。在肌层内有肌间神经丛支配。其中交感神经使消化管平滑肌紧张性降低，一般产生舒张，而副交感神经使消化管平滑肌紧张性增强，一般产生收缩。

4.外膜

外膜位于消化管最外层。咽和食管的外膜为纤维膜，仅由结缔组织构成。胃肠的外膜为浆膜，其表面系单层扁平上皮（又称间皮），其表面光滑并能分泌少量浆液，有利于胃、肠蠕动及减少胃肠运动时的相互摩擦。

（二）消化管各段的解剖

1.口腔

口腔是消化管的起始部（图5-3）。其前壁为唇，两侧壁为颊，下壁（底）为软组织和舌，上壁（顶）为腭，前2/3为硬腭，后1/3为软腭。软腭后缘正中有乳头状突起称腭垂，其两侧各有两条弓形黏膜皱襞，前者称为腭舌弓，后者称为腭咽弓。前后两皱襞间的凹陷内有卵圆形的腭扁桃体，属淋巴组织。软腭后缘、两侧腭舌弓及舌根共同围成咽峡，此为口腔和咽连通处。整个口腔内表面由黏膜覆盖。口腔内还有牙，牙是人体最硬的器官，嵌于上、下颌骨的牙槽内。牙分为牙冠、牙颈、牙根三部分，由牙质、釉质、牙骨质

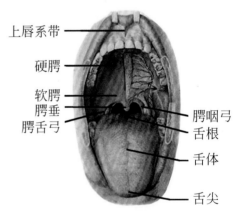

图5-3　口腔

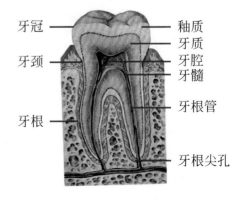

图5-4　牙的结构

笔记

和牙髓构成。牙质构成牙的主体，牙冠的表面包有釉质，牙颈、牙根的表面包有牙骨质。牙中央的腔为牙腔，腔内有由结缔组织、神经、血管和淋巴构成的牙髓（图5-4）。人的一生中，先后有两组牙发生，第一组称为乳牙，一般在生后6个月开始萌出，约3岁出全，共20个。6岁乳牙开始先后自然脱落，并逐渐长出第二组牙为恒牙，恒牙共32个（图5-5）。牙是对食物进行机械加工的器官，对语言、发音亦有辅助的作用。舌位于口腔底，它是被覆黏膜的肌性器官，具有协助咀嚼、吞咽、辅助发音和感受味觉功能。在舌背面及侧缘有不同形状的黏膜突起称舌乳头。较大的轮廓乳头和呈红色钝圆形的菌状乳头上的黏膜上皮中含有味蕾，是味觉感受器，有感受各种味觉的功能。

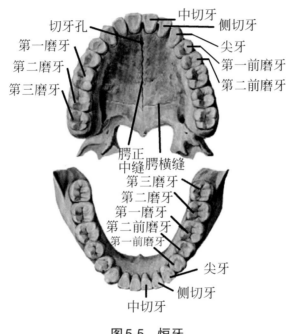

图5-5　恒牙

口腔溃疡

口腔溃疡又称为"口疮"，该病多数发生在20～50岁，发病时多伴有便秘、口臭等现象。该病多见于纯内侧、舌头、软腭等部位。口腔溃疡的发生是多种因素综合作用的结果，其包括局部创伤、精神紧张、食物、药物等因素。该病为病毒感染所致。当人们被感染后，病毒仍在体内，藏于表皮下的血管，并在细胞核中繁殖，当身体免疫系统异常时，这些病毒会特别活跃，病情也会明显恶化，有许多患者是在过度疲劳后发病的。此外，口腔溃疡也被认为与遗传、激素等因素有关，如女性月经前口腔溃疡会有恶化情形，更年期妇女病例有增多现象，但妊娠期妇女则发病率较低，这些现象都显示溃疡的发生受激素变化影响。

笔记

2. 咽

咽是消化管和呼吸道的共同通道（详见呼吸系统）。

3. 食管

食管是一前后扁窄的肌性长管，是消化管最狭窄的部分。上端在第6颈椎下缘平面处接咽，向下穿过膈肌的食管裂空进入腹腔并与胃的贲门连接，全长25～30cm。食管后贴脊柱，前与气管、支气管、心脏等器官相邻（图5-6）。

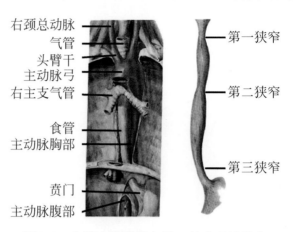

右颈总动脉　　　　　　　　　　　　第一狭窄
气管
头臂干
主动脉弓
右主支气管　　　　　　　　　　　　第二狭窄

食管
主动脉胸部
　　　　　　　　　　　　　　　　　第三狭窄

贲门
主动脉腹部

图5-6　食管（正面观）及三处生理性狭窄

食管在形态上最重要的特点是有三处生理性狭窄。第一个狭窄为食管的起始处，相当于第6颈椎体下缘水平；第二个狭窄为食管在左主支气管的后方与其交叉处，相当于第4、5胸椎体之间水平；第三个狭窄为食管通过膈的食管裂孔处，相当于第10胸椎水平。三个狭窄是食管内异物容易滞留及食管癌的好发部位。

4. 胃

胃是消化管最膨大的部分（图5-7），具有受纳及贮存食物、分泌胃液、磨碎食物并将食物调合成食糜的作用。胃的上端与食管连接处的入口称贲门，下端与十二指肠连接处的出口称幽门。胃有前、后两壁与大、小两弯，胃的上缘较短，凹向缘右上方称胃小弯，下缘较长，凸向左下方称胃大弯。胃可分为四部：近贲门的部分称为贲门部，自贲门向左上方突出的部分称为胃底部，近幽门的狭窄部分称为幽门部（幽门部以中间沟为界分为左侧的幽门窦和右侧更为狭窄的幽门管），胃的中间部分称为胃体部。

胃壁的结构也分四层，其主要特点是黏膜层和肌层。胃黏膜表面分布许多小凹陷称胃小凹。胃黏膜为单层柱状上皮，可分泌黏液，保护胃黏膜免受胃酸的侵袭。胃小凹的底部的单层柱状上皮向固有层凹陷，形成许多管状腺称胃腺，胃腺开口于胃小凹。根据胃腺所在部位和结构不同，可分为贲门腺、胃底腺和幽门腺。胃底腺是分泌胃液的主要腺体，主要由三种细胞构成：壁细胞（盐酸细胞），主要分泌盐酸，还能产生"内因子"——一种与维生素B_{12}吸收有关的物质；主细胞（胃酶细胞），分泌胃蛋白酶原；黏液颈细胞，分泌黏液。贲门腺和幽门腺主要分泌碱性黏液。

笔记

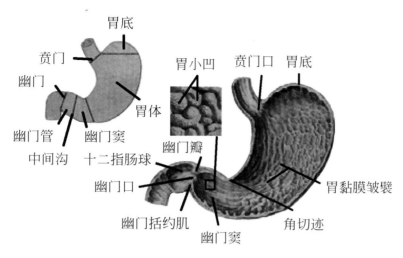

图5-7　胃的分部及胃黏膜

胃的肌肉比较发达，分内斜行、中环行和外纵行三层，在幽门处的环形肌特别发达，形成幽门括约肌，有控制和调节食糜通过的作用。

胃　癌

胃癌是胃黏膜上皮细胞的恶性肿瘤，是消化道恶性肿瘤中最多见的癌症，在我国发病率很高，发病年龄高峰为50～60岁，男女比例约为3∶1。根据流行病学及病因学的调查研究认为胃癌与下列因素有关：①环境因素，其中包括食物、土壤、水源等。②胃癌患者家族中的发病率较高。③癌前疾病，指能演变为胃癌的良性胃部疾病如胃溃疡、慢性胃炎、胃息肉等。起病多隐匿，常误诊为慢性胃炎，发现时往往已发展至中晚期。

幽门螺杆菌被认为是引发胃癌的因素之一，预防胃部幽门螺杆菌感染是预防胃癌发生的主要措施之一。幽门螺杆菌其传播途径有"粪-口"传播、"口-口"传播、"胃-口"传播，使用公筷能最大限度降低幽门螺杆菌传播。

5.小肠

小肠是消化管最长的一段，上端起自胃的幽门，下端与盲肠相连（图5-1）。成人的小肠全长5～7m，分为十二指肠、空肠和回肠三部分。十二指肠位于上腹部，紧贴腹后壁，长20～25cm，呈"C"形包绕胰头（图5-8）。十二指肠分为上部、降部、水平部和升部，其中降部的后内侧壁上有一突起，称十二指肠乳头，是胆总管和胰总管的共同开口处。空肠和回肠迂曲盘旋于腹腔中下部，借肠系膜固定于腹后壁。

小肠壁的结构特点主要表现在小肠黏膜。小肠黏膜层和黏膜下层向肠腔突起形成许多环行皱襞，皱襞上有许多绒毛，绒毛表面是一层柱状上皮细胞，柱状上

笔记

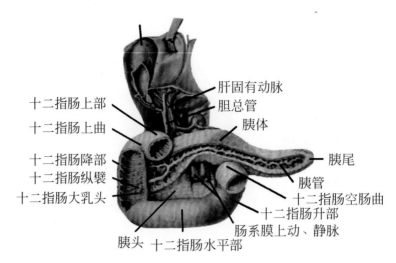

十二指肠上部
十二指肠上曲
十二指肠降部
十二指肠纵襞
十二指肠大乳头
胰头　十二指肠水平部
肝固有动脉
胆总管
胰体
胰尾
胰管
十二指肠空肠曲
十二指肠升部
肠系膜上动、静脉

图5-8　胆道、十二指肠和肠

皮细胞顶端的细胞膜又形成许多细小的突起，称微绒毛。环状皱襞、绒毛和微绒毛等结构的存在，使小肠黏膜的表面积约增加600倍，吸收面积达到200m²左右。绒毛内部有丰富的毛细血管网、毛细淋巴管、平滑肌纤维和神经网等组织。平滑肌纤维的舒张和收缩可使绒毛做伸缩运动和摆动，绒毛的运动可加速血液和淋巴的流动，有助于营养物质的吸收和输送。

小肠黏膜上皮细胞向黏膜内凹陷形成小肠腺，能分泌呈碱性的小肠液。

6.大肠

大肠是消化管的末段，长约1.5m，起自右髂窝回肠末端，止于肛门。包括盲肠、阑尾、升结肠、横结肠、降结肠、乙状结肠和直肠（图5-1）。大肠在腹腔内围成一个半封闭的方框，空肠、回肠盘踞在框内。

盲肠是大肠的起始部，一般位于右髂窝内，上通升结肠，左接回肠，回肠末端突入盲肠处环形肌增厚，并覆有黏膜，一般形成上、下两个半月形皱襞，叫回盲瓣（图5-9）。此瓣具有括约肌的作用，既可控制回肠内容物进入盲肠的速度，又可防止盲肠内容物的返流，在回盲瓣的下方约2cm处，有阑尾腔的开口。

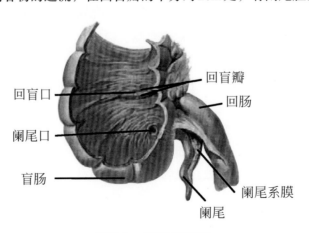

回盲口
阑尾口
盲肠
回盲瓣
回肠
阑尾系膜
阑尾

图5-9　阑尾与盲肠

笔记

阑尾炎

阑尾炎是一种常见病。临床上常有右下腹部疼痛、体温升高、呕吐和中性粒细胞增多等表现。细菌感染和阑尾腔的阻塞是阑尾炎发病的两个主要因素。阑尾根部有类似括约肌的结构，受刺激时收缩而使管腔更为狭窄。阑尾动脉为回结肠动脉的终末分支，是一条终动脉，故因刺激发生痉挛或有阻塞时，常招致阑尾缺血甚至坏死。阑尾炎因细菌感染引起，但无特定的病原菌，阑尾是一条细长的盲管，管腔狭小，易潴留来自肠腔的粪便及细菌，通常在阑尾腔内能找到大肠埃希菌、肠球菌及链球菌等。但必须在阑尾黏膜发生损害之后，这些细菌才能侵入引起阑尾炎。阑尾腔可因粪石、寄生虫等造成机械性阻塞，也可因各种刺激引起阑尾痉挛，阑尾壁血液循环障碍造成黏膜损害，易发生细菌感染而引起阑尾炎。

直肠是大肠的末段，位于盆腔内，长15～16cm，由第3骶椎前方起下行穿过盆腔终于肛门。临床上可通过肛门灌肠给药，由直肠黏膜吸收进入血液。

一般说来，大肠口径较粗，肠壁较薄。除直肠与阑尾外，结肠和盲肠表面有沿肠纵轴排列的三条彼此平行的结肠带，它是由纵行肌增厚形成的。由于结肠带较肠管短，因而使带间肠壁形成多数横沟隔开的囊状突起，称为结肠袋，在结肠袋附近，由于浆膜下脂肪聚集，形成许多大小不一、形状不同的突起，叫肠脂垂。这三个形态特点是辨别大肠和小肠的重要标志。

二、消化腺

消化腺是分泌消化液的器官，属外分泌腺，主要有唾液腺、胃腺、胰、肝和肠腺等。胃腺和肠腺存在于消化管的管壁内，属管内腺，而唾液腺、肝和胰则位于消化管之外，属管外腺，它们分泌的消化液均进入消化管。

（一）唾液腺

唾液腺有三对，分别为腮腺、下颌下腺、舌下腺（图5-10）。唾液腺分泌的唾液进入口腔。唾液具有清洁口腔、湿润食物、促进食物消化的作用。

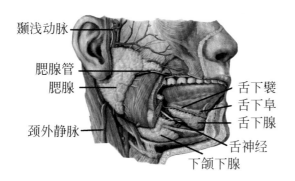

颞浅动脉
腮腺管
腮腺
颈外静脉
下颌下腺
舌下襞
舌下阜
舌下腺
舌神经

图5-10　腮腺、下颌下腺和舌下腺

笔记

（二）肝

肝是人体最大的腺体，成人的肝重量约为1500g，主要位于右季肋区和腹上部，大部为肋弓所覆蔽。肝上面隆凸，与膈肌毗邻，称膈面（图5-11）。可由韧带分为左、右两叶。肝下面凹凸不平，与许多腹腔脏器相邻，称脏面（图5-12）。脏面中间的横沟是肝门，肝管、肝动脉、门静脉、神经、淋巴管等由此出入。肝门的右前方有胆囊，右后方有下腔静脉。肝的表面包有一层浆膜，通常称为被膜，被膜的疏松结缔组织深入肝的实质，将整个肝脏分隔成几十万个结构基本相同的肝小叶。肝小叶是肝的基本结构和功能单位。

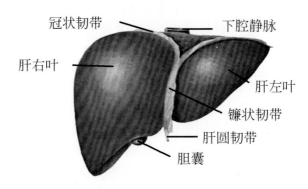

图5-11　肝的膈面

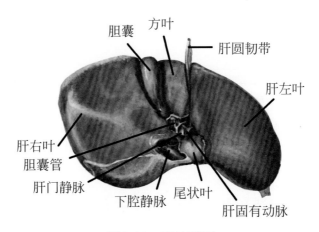

图5-12　肝的脏面

一个肝小叶大约有小米粒大，在肝小叶中央贯穿着一条小静脉称为中央静脉，肝细胞以中央静脉为中心，向四周呈放射状排列成一行行的肝细胞索，肝细胞索之间的空隙是肝血窦，即扩大的毛细血管，窦壁有库普弗细胞，能吞噬异物。肝血窦互相吻合，并与中央静脉相通。肝细胞体积较大，代谢旺盛，有合成血浆蛋白、分泌胆汁、解毒等功能。相邻两肝细胞之间形成的小管道称胆小管，与小叶间胆管相通，接受肝细胞分泌的胆汁，并将胆汁输入小叶间胆管相通。几个肝小叶相邻的区域，内含少量结缔组织，门静脉、肝动脉和肝管三者由肝门入肝后均分支伴行在肝小叶之间，分别称为小叶间静脉、小叶间动脉、小叶间胆管，它们

笔记

所在的这个区域称汇管区。通过肝动脉流入肝脏的动脉血（富含氧气）以及通过门静脉流入肝脏的静脉血（富含营养物质），分别经小叶间动脉和小叶间静脉流入肝血窦，这两种血液在此与肝细胞进行物质交换，然后汇入中央静脉，若干中央静脉汇成小叶下静脉，最后汇集成肝静脉，出肝后即入下腔静脉，肝的血液流向可归纳如下。

肝固有动脉 ⟶ 小叶间动脉
门静脉 ⟶ 小叶间静脉 ⟶ 肝血窦 ⟶ 中央静脉 ⟶ 小叶下静脉 ⟶ 肝静脉 ⟶ 下腔静脉

肝门静脉是介于胃、肠、胰、脾的毛细血管和肝血窦之间的静脉干。肝细胞不断分泌胆汁进入胆小管，经小叶间胆管流到左、右肝管，出肝后的左、右肝管合成一条肝总管，肝总管与胆囊管合成胆总管，最后经十二指肠乳头开口流入十二指肠；或由肝总管转经胆囊管入胆囊贮存。胆囊可吸收水分使胆汁浓缩。进食时，胆囊收缩，胆胰壶腹括约肌舒张，贮存于胆囊的浓缩胆汁则排入十二指肠以助食物的消化。胆汁的流向可归纳如下。

肝细胞 ⟶ 胆小管 ⟶ 小叶间胆管 ⟶ 左、右肝管 ⟶ 肝总管 ⟶ 胆总管 ⟶ 十二指肠乳头
胆囊管
胆囊

有些药物（如红霉素）经肝作用后由胆汁排泄，临床上利用这一特点来治疗肝胆系统感染。

乙型肝炎

乙型肝炎由乙型肝炎病毒引起的慢性肝炎，急性期乙肝患者体内病毒复制旺盛，传染性强，必须住院隔离治疗，防止传播感染他人。其隔离时间长短视病情而定。慢性乙肝患者是否隔离治疗，要看乙肝患者血中乙肝病毒复制指标而定。少数乙型肝炎患者长期不愈，渐渐发展成为肝硬化，最终部分肝硬化病例发展为肝癌。

中国肝疫苗之母

1922年，卫生部调查数据显示，中国乙肝病毒携带者高达1.2亿人，占全球携带者总人数的1/3。陶其敏教授在1975年研制了中国第一支血源性乙肝疫苗，亲身试验验证效果并在全国推广，此举填补了中国乙肝疫苗的空白且为中国摘掉"乙肝大国"作出巨大贡献，被称为"中国乙肝疫苗之母"。

笔记

肝硬化

　　肝硬化是由于多种损害肝脏的因素如慢性活动性肝炎、长期酗酒等长期或反复损害肝脏，导致广泛的肝实质损害，肝细胞变性和坏死，纤维组织弥漫性增生，肝正常结构紊乱，进而导致肝脏逐渐发生变形，质地变硬，临床上称这一生理病理改变为肝硬化。肝硬化可并发脾大、腹水、浮肿、黄疸、食管静脉曲张、出血、肝昏迷等，为慢性进行性肝病。晚期常出现消化道出血、肝昏迷、继发感染等严重并发症。肝硬化患者是肝癌的高危对象，应注意定期检查。

（三）胰

　　胰是人体的第二大腺体，呈长菱形，质地柔软，呈灰红色，位于胃的后方，横卧于腹后壁，分头、体、尾三部（图5-8）。胰腺兼有内分泌和外分泌功能，外分泌部由腺泡和导管组成。腺泡分泌胰液，由腺泡分泌的胰液汇入一条横贯全腺体的胰管，胰管经胰头穿出，与胆总管汇合，共同开口于十二指肠乳头顶端。十二指肠乳头处有平滑肌环绕，形成肝胰壶腹括约肌，平时此括约肌保持收缩状态。内分泌部位于腺泡之间，由大小不等的腺细胞团组成，称胰岛。胰岛分泌胰岛素与胰高血糖素等激素，参与调节糖代谢。

三、腹膜

　　腹膜是一层薄而光滑的浆膜，由单层扁平上皮和结缔组织构成。衬覆于腹壁、盆壁内表面的腹膜，叫腹膜壁层；覆盖在脏器表面的部分，叫腹膜脏层。壁层和脏层互相延续移行，形成一个浆膜间隙，称为腹膜腔。在正常情况下，腹膜分泌少量浆液，可润湿脏器表面，保护脏器和减少脏器之间的摩擦。此外，腹膜还有吸收功能和对脏器的支持固定作用。

第二节　消化系统的功能

　　消化系统的基本功能是消化从外界摄取的食物和吸收各种营养物质，供机体新陈代谢所需的物质和能量，并将未被消化和吸收的食物残渣经肛门送出体外。食物中的营养物质包括蛋白质、脂肪、糖类、维生素、水和无机盐等。除维生素、水和无机盐可以被直接吸收利用外，蛋白质、脂肪和糖类等物质需在消化管内被分解为小分子物质，才能被吸收利用。食物在消化管内被分解为可被吸收的小分子物质的过程称为消化。这种小分子物质透过消化管黏膜上皮细胞进入血液和淋巴液的过程称为吸收。消化和吸收是两个紧密联系的过程。

笔记

食物在消化管内被消化的方式有两种：一是通过消化管肌肉的运动来完成的机械性消化，其作用是磨碎食物，使食物与消化液充分混合，以及推送食物到消化管的远端；二是通过消化腺细胞分泌的消化液来完成的化学性消化。这两种消化方式是同时进行，互相配合的。

一、机械消化——消化管的运动

（一）消化管平滑肌的一般生理特性

消化管平滑肌具有肌组织的共同特性，如兴奋性、自律性、传导性、收缩性和伸展性，但这些特性的表现又有自己的特点。

1.兴奋性较低，收缩缓慢

消化管平滑肌的电兴奋性较骨骼肌低，收缩潜伏期、收缩期和舒张期都比骨骼肌长，且变异较大。

2.自律性

将离体的消化管置于适宜的环境中，其平滑肌能呈现节律性收缩，但其节律不如心肌那样规则，且收缩缓慢。

3.紧张性

消化管平滑肌在静息时仍保持在一种轻度的持续收缩状态，即紧张性。这种紧张性可使消化管腔内经常保持着一定的基础压力，并使胃肠保持一定的形状和位置。紧张性是消化管平滑肌产生各种收缩活动的基础。

4.富有伸展性

在外力作用下，消化管平滑肌能适应实际的需要而作很大的伸展。例如胃可以容纳好几倍于自己原来体积的食物而不发生明显的压力变化或运动障碍。

5.对某些理化刺激较敏感

消化管平滑肌对化学、温度和牵张等刺激特别敏感。消化管内的食物和消化液是经常作用于平滑肌的机械性和化学性的自然刺激物。例如，微量的乙酰胆碱可使消化管平滑肌收缩，而肾上腺素则使其舒张。消化管内容物的机械牵张、温度改变都可引起较强的反应。

（二）消化管的运动

1.咀嚼和吞咽

咀嚼是咀嚼肌群依次收缩所组成的复杂的反射性活动。咀嚼肌是骨骼肌，可作随意运动。咀嚼运动可将大块食物磨碎成小块，加上舌的搅拌，使食物与唾液充分混合形成食团，便于吞咽。在正常情况下，咀嚼运动不仅能完成口腔内食物的机械性消化和化学性加工过程，还能反射性地引起消化管下段的运动和消化腺的分泌，为食物的进一步消化准备有利条件。

吞咽是口腔内食团通过咽部和食管送入胃内的动作。吞咽也是一种复杂的反

笔记

射动作。

蠕动是食管肌肉的顺序舒张和收缩形成的一种向前推进的波形运动。食团进入食管后，食团上端平滑肌收缩形成一收缩波，食团下端平滑肌舒张形成一舒张波，蠕动波不断向下移动，食团也逐渐被推送入胃。

2.胃的运动

（1）胃的运动形式

① 容受性舒张　当咀嚼和吞咽食物时，食物刺激咽、食管等处感受器，反射性地引起胃底和胃体部肌肉舒张，胃内压降低，便于大量食物的涌入，而胃内压上升不多，以完成贮存食物的功能，故称容受性舒张。

② 紧张性收缩　胃壁平滑肌经常保持着一定程度的收缩状态，称紧张性收缩，紧张性收缩维持胃的形状、位置。当胃内充满食物时，紧张性收缩加强，胃内压升高，有助于胃内消化和促进食糜向十二指肠移行。

③ 蠕动　食物进入胃后约5min，胃即开始蠕动，蠕动波从胃体中部开始，逐渐推向幽门。蠕动波的频率约3次/分，反复蠕动可使胃液与食物充分混合，将食糜分批排入十二指肠。

（2）胃排空　胃排空是指胃的内容物被排入十二指肠的过程，一般在食物入胃后5min就开始有部分排入十二指肠。胃对不同食物的排空速度是不同的，这与食物的物理状态和化学组成有关。流体食物比固体食物排空快，颗粒小的食物比颗粒大的食物排空快。在三种主要食物成分中，糖类较蛋白质的排空快，蛋白质又比脂肪类排空快。人们日常的食物都是混合性的，一次用餐的食物由胃完全排空一般需4～6h。

（3）呕吐　呕吐是指胃肠内容物逆行通过食管从口腔强力驱出的动作。呕吐动作是复杂的反射活动。机械或化学刺激作用于舌根、咽、胃肠道、胆总管等处的感受器是引起呕吐最常见的原因。胃肠道以外的器官，如泌尿生殖器官、视觉、味觉、嗅觉和内耳前庭器官等处的感受器受到异常刺激时也可引起呕吐。颅内压升高可刺激延髓呕吐中枢引起呕吐；某些药物可刺激催吐化学感受区引起呕吐。

呕吐可将胃内有害的物质排出，因此，它是一种具有保护意义的防御反射，临床上常用催吐的方法抢救药物或食物中毒的患者。但呕吐对人体也有不利的一面，若长期剧烈的呕吐，不仅影响正常进食和消化活动，而且使大量消化液丢失，造成体内水、电解质和酸碱平衡的紊乱。

3.小肠的运动

（1）紧张性收缩　紧张性收缩是消化管平滑肌普遍存在的一种运动形式。小肠平滑肌也经常处于一种轻微、持续的收缩状态，这也是小肠进行其他运动形式的基础。当小肠紧张性降低时，肠壁给予小肠内容物的压力小，食糜与消化液混合不充分，食糜的推进也慢。反之，当小肠紧张性升高时，食糜与消化液混合充分而加快，食糜的推进也快。

（2）分节运动　分节运动是一种以环行肌为主的节律性收缩和舒张的运动，

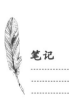

笔记

主要发生在食糜所在的一段肠管上。进食后，有食糜的肠管上若干处的环行肌同时收缩，将肠管内的食糜分割成若干节段。随后，原来收缩处舒张，原来舒张处收缩，使原来每个节段的食糜分为两半，相邻的两半又各自合拢来形成若干新的节段，如此反复进行（图5-13）。分节运动的意义在于使食糜与消化液充分混合，并增加食糜与肠壁的接触，为消化和吸收创造有利条件。此外，分节运动还能挤压肠壁，有助于血液和淋巴的回流。

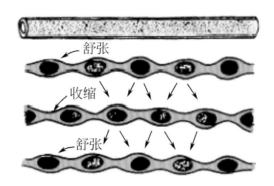

图5-13　小肠的分节运动示意

（3）蠕动　小肠的蠕动通常重叠在节律性分节运动之上，两者经常并存。蠕动的意义在于使分节运动作用后的食糜向前推进，到达一个新肠段，再开始分节运动。小肠蠕动传播的速度很慢，1～2cm/s，推进的距离也较短，每个蠕动波只把食糜推进一段短距离（约数厘米）后即消失。蠕动的方向是从小肠的上段向下段移行，所以通过蠕动，食糜从小肠上段向下段移行，最后通过回肠末端进入结肠。

蠕动时肠内容物震动产生一种声音，用听诊器可在肠壁听到，称肠鸣音。肠蠕动亢进时肠鸣音增强，肠麻痹时肠鸣音消失。

4.大肠的运动和排便

结肠具有类似小肠的分节运动和蠕动，但其频率较慢，这与大肠吸收水分和暂时贮存粪便的功能相适应。

排便是一种反射活动。粪便入直肠时，刺激直肠壁内的感受器，冲动沿盆神经和腹下神经传至脊髓腰骶部的初级排便中枢，同时传至大脑皮质，引起便意。如条件许可，冲动通过盆神经传出，引起降结肠、乙状结肠和直肠收缩，肛门内括约肌舒张。与此同时，阴部神经的传出冲动减少，肛门外括约肌舒张，粪便则排出体外。另外，膈肌和腹肌收缩可协助排便。

如果排便反射经常被抑制，就逐渐使直肠对粪便的压力刺激失去正常的敏感性。粪便在大肠中停留过久，会因过多的水分被吸收而变得干硬，结果不易排出而产生便秘。经常便秘又可引起痔疮。排便的另一种异常现象是当直肠黏膜由于炎症而敏感性增高时，肠内只有少量粪便、黏液就可以引起便意和排便反射，在排便后总有未尽的感觉，临床上称这种现象为"里急后重"，常见于痢疾或肠炎。

笔记

便　秘

便秘多见于老年人，可分结肠便秘和直肠便秘。老年人牙齿多不健全，喜吃低渣精细饮食，因而缺少纤维素对肠壁的刺激使结肠运转粪便的时间延长；加之老年人运动少，肠肌收缩力普遍下降，均易促成结肠便秘。老年人提肛肌和肛门括约肌松弛无力，造成粪便嵌塞在直肠窝内而形成直肠便秘。便秘也可由肛周疾病如痔、瘘、结肠癌、直疝等引起。某些铁、铝、钙制剂也可引起便秘。习惯性便秘患者长期服用泻药，可导致肠功能紊乱。

痔　疮

痔疮是肛肠痔瘘病俗称，包括内痔、外痔、混合痔，是肛门直肠底部及肛门黏膜的静脉丛发生曲张而形成的一个或多个柔软的静脉团的一种慢性疾病。任何年龄都可发病，其中20～40岁的人较为多见，并可随着年龄的增加而逐渐加重，通常当排便时持续用力，造成此处静脉内压力反复升高，静脉就会肿大。外痔有时会脱出或突现于肛管口外，内痔早期的症状主要是大便时出血，中期到晚期的痔一般因痔表面逐渐纤维化，出血量减少，而以脱出为主。内痔发展到晚期，大便后痔核脱出不能回到肛门内，需要用手推回，或经过休息后才能回纳。日久可以引起贫血，感到头昏、气短、乏力。无论内痔还是外痔，都可能发生血栓。在发生血栓时，痔中的血液凝结成块，从而引起疼痛。

二、化学消化——消化液的作用

（一）唾液

唾液是由唾液腺分泌的混合液体，无色、无味，近于中性（pH 6.6～7.1），正常成人每日分泌唾液1～1.5L，其中水分占99%，其他有黏蛋白、唾液淀粉酶、溶菌酶、Na^+、K^+、Cl^-等。

唾液的主要作用：① 湿润和溶解食物，以引起味觉，并使食物易于被吞咽。② 清洁和保护口腔，唾液可清除口腔中的残余食物，冲淡、中和进入口腔的有害物质，唾液中的溶菌酶还有杀菌作用。③ 唾液淀粉酶可使淀粉分解为麦芽糖，唾液淀粉酶发挥作用的最适pH值是在中性范围内。食物在口腔内停留的时间较短，食物进入胃后，唾液淀粉酶还可继续作用直到胃内容物的pH变为4.5使唾液淀粉酶失去活性为止。

笔记

（二）胃液

纯净的胃液是一种无色透明的酸性液体，pH值为0.9～1.5。正常成人每日胃液分泌量为1.5～2.5L。胃液所含的固体物中的重要成分有盐酸、胃蛋白酶原、黏液和内因子等。

1.盐酸

盐酸由胃腺壁细胞分泌的，又称胃酸。胃酸存在着两种形式：一种为游离酸；另一种为与蛋白质结合的结合酸。二者的浓度合称为总酸度，其中游离酸占绝大部分。

盐酸的作用：① 能激活胃蛋白酶原，并提供胃蛋白酶发挥作用所需的酸性环境。② 可抑制和杀死随食物进入胃内的细菌。③ 进入小肠后能促进胰液、胆汁和小肠液的分泌。④ 盐酸所造成的酸性环境有助于小肠对铁和钙的吸收。⑤ 盐酸可使食物中的蛋白质变性，易于消化。若盐酸分泌过少，会引起消化不良。若盐酸分泌过多，对胃和十二指肠黏膜有损害，是引起胃肠溃疡的原因之一。

2.胃蛋白酶原

胃腺主细胞分泌入胃腔的胃蛋白酶原是无活性的，在胃酸作用下，转变为具有活性的胃蛋白酶。已激活的胃蛋白酶对胃蛋白酶原也有激活作用。胃蛋白酶的最适pH值为2.0，能将蛋白质水解成（胨）和胨，以及少量多肽和氨基酸。随着pH值的增高，胃蛋白酶的活性逐渐降低，当pH值升至6以上，胃蛋白酶即发生不可逆变性而失活。

3.黏液

胃内的黏液是由黏膜表面的上皮细胞、胃底的黏液颈细胞以及贲门腺和幽门腺共同分泌的，其主要成分为糖蛋白，具有较高的黏滞性和形成凝胶的特点。黏液覆盖于胃黏膜的表面，具有润滑作用，可减少粗糙的食物对胃黏膜的机械损伤，并与胃黏膜表面的上皮细胞分泌的HCO_3^-结合在一起形成一道抵抗胃酸侵袭的屏障，称"黏液-碳酸氢盐"屏障，此屏障可保护黏膜免受胃酸、胃蛋白酶及其他物质损伤。但如果饮酒过多或服用乙酰水杨酸一类药物过多时，就可能破坏这种保护因素。

消化性溃疡

消化性溃疡主要指胃溃疡和十二指肠溃疡，十二指肠溃疡以十二指肠球部溃疡最多见。消化性溃疡产生的原因，一方面是由于胃和十二指肠黏膜的自我保护能力被破坏，如经常进食粗糙、刺激性食物和服用阿司匹林、泼尼松、饮酒过多以及十二指肠液反流等。另一方面是各种原因引起胃酸和胃蛋白酶分泌增加，如遗传因素或胃泌素瘤或过度的精神紧张和不良情绪等。近年来发现，幽门螺杆菌感染是导致消化性溃疡发生和反复发作的又一个重要因素。

笔记

4.内因子

内因子是壁细胞分泌的一种糖蛋白。内因子与食入的维生素B_{12}结合形成复合物，一方面可保护维生素B_{12}不被小肠内水解酶破坏，另一方面，当复合物移行至回肠，与回肠黏膜的特殊受体结合，从而促进回肠上皮对维生素B_{12}的吸收。若机体缺乏内因子，维生素B_{12}吸收不良，影响红细胞的成长发育，造成巨幼细胞贫血。另外，维生素B_{12}缺乏，影响神经髓鞘的脂质合成，导致大脑、脊髓及周围神经发生病变。

（三）胰液

1.胰液的性质

胰液是由胰腺的腺泡细胞及小导管管壁细胞所分泌的无色、无臭的碱性液体，pH值为7.8～8.4，成人每日分泌1～2L。

2.胰液的主要成分及作用

胰液由无机物和有机物组成。无机成分中最重要的是碳酸氢盐，此外还有Cl^-、Na^+、K^+、少量的Ca^{2+}和微量的Mg^{2+}、Zn^{2+}等。有机物主要是多种消化酶及胰蛋白酶抑制因子。消化酶主要有胰淀粉酶、胰脂肪酶、胰蛋白酶原和糜蛋白酶原。

① 碳酸氢盐　碳酸氢盐的主要作用是中和进入十二指肠的胃酸，使肠黏膜免受胃酸的侵蚀，并为小肠内多种消化酶的活动提供最适宜的pH环境（pH 7～8）。

② 胰淀粉酶　胰淀粉酶可将淀粉水解为麦芽糖及葡萄糖。胰淀粉酶的最适宜的pH值为6.7～7.0。

③ 胰脂肪酶　胰脂肪酶可分解甘油三酯为脂肪酸、甘油一酯和甘油。胰脂肪酶最适宜的pH值为7.5～8.5。

④ 胰蛋白酶原和糜蛋白酶原　胰蛋白酶原和糜蛋白酶原均不具活性。当胰液进入十二指肠后，胰蛋白酶原被肠液中的肠致活酶激活成为具有活性的胰蛋白酶。此外，酸和胰蛋白酶也能使胰蛋白酶原活化。胰蛋白酶又可使糜蛋白酶原激活为糜蛋白酶。胰蛋白酶和糜蛋白酶都能分解蛋白质为胨和胨，二者共同作用时，可使蛋白质分解为小分子的多肽和氨基酸。

⑤ 胰蛋白酶抑制因子　在正常情况下，胰液内的胰蛋白酶原无活性，并不消化胰腺本身，这除了其以酶原形式分泌外，还因为胰液中含有胰蛋白酶抑制因子。胰蛋白酶抑制因子的作用是使胰蛋白酶失活，并能部分抑制糜蛋白酶的活性。但因含量较少，所以作用有限。当暴饮暴食引起胰液分泌增多时，胰管内压力升高，导致胰小管和胰腺腺泡破裂，胰蛋白酶原大量溢入胰腺间质并被组织液激活，这就大大超过胰蛋白酶抑制因子的抑制能力，于是引起胰腺自身消化而发生极性胰腺炎。

胰液含有消化酶的种类最多，是消化能力最强的消化液，是消化脂肪和蛋白质的主力。当胰液分泌障碍时，即使其他消化液分泌正常，食物中的脂肪和蛋白质仍不能完全消化，从而影响它们的吸收，但糖的消化和吸收一般不受影响。

笔记

胰腺炎

胰腺炎是胰腺因胰蛋白酶的自身消化作用而引起的疾病。可分为急性及慢性两种。在正常情况下，胰液内的胰蛋白酶原无活性，流入十二指肠后，受胆汁和肠液中的肠激酶的激活作用后才变为有活性的胰蛋白酶，方具有消化蛋白质的作用。胰腺炎的因素有：① 胆道疾病如胆囊炎、胆石症等；② 酗酒和暴饮暴食；③ 十二指肠乳头部病变如十二指肠溃疡或炎症；④ 其他因素如流行性腮腺炎、病毒性肝炎、腹腔手术、腹部外伤或某些药物等。近年又注意到受细菌感染的胆汁可破坏胰管表面被覆的黏液屏障，强调了胆道感染在胰腺炎发生的重要性。急性胰腺炎主要表现为胰腺呈炎性水肿、出血及坏死，故又称急性出血性胰腺坏死，好发于中年男性。发作前多有暴饮暴食或胆道疾病史，临床表现为突然发作的上腹部剧烈疼痛，呈刀割样或绞痛、持续性疼痛，阵发性加重并可出现休克。慢性胰腺炎是由于急性胰腺炎反复发作造成的一种胰腺慢性进行性破坏的疾病，有的病例急性期不明显，症状隐匿，发现时即属慢性。临床上常伴有胆道系统疾病，患者有上腹痛、脂肪泻，有时并发糖尿病。慢性酒精中毒时也常引起此病。

（四）胆汁

1.胆汁的性质和成分

胆汁是由肝细胞不断生成的具有苦味的有色液汁。成人每日分泌量为 $800 \sim 1000\text{mL}$。胆汁的颜色由所含胆色素的种类和浓度决定。由肝脏直接分泌的胆汁呈金黄色，称肝胆汁；而在胆囊贮存过的胆汁则因水分和碳酸氢盐被吸收而浓缩，成为深绿色黏稠液体，称胆囊胆汁。肝胆汁呈弱碱性（pH 7.4），胆囊胆汁因碳酸氢盐被吸收而呈弱酸性（pH 6.8）。

胆汁中没有消化酶，但对脂肪的消化和吸收具有重要作用。胆汁除水分、钠、钾、钙、碳酸氢盐等无机成分外，还有胆盐、胆色素、胆固醇、卵磷脂、脂肪酸等有机成分。胆汁中的胆色素是血红蛋白的分解产物，主要为胆红素，其氧化物为胆绿素。胆汁中的胆盐为肝脏所分泌的胆汁酸与甘氨酸或牛磺酸结合的钠盐或钾盐。胆汁的消化作用是通过其中的胆盐来实现的。

2.胆盐的作用

① 促进脂肪乳化，降低脂肪的表面张力，使脂肪乳化成许多微滴，从而增加胰脂肪酶的作用面积，有利于脂肪的消化；② 可与脂肪酸、甘油一酯等结合，形成水溶性复合物，促进脂肪消化产物的吸收，同时能促进脂溶性维生素（维生素A、维生素D、维生素E、维生素K）的吸收；③ 排入小肠后的胆汁，大部分被吸收返回肝，其中的胆盐能促进胆汁的自身分泌。

肝细胞是不断地分泌胆汁，但在非消化期间，肝细胞所分泌的胆汁贮存于胆

笔记

囊中。在消化期间，胆汁则直接由肝脏分泌以及由胆囊大量排至十二指肠内，尤以食物进入小肠后为最明显。

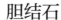

胆结石

胆结石病即胆道内胆汁的某些成分（胆色素、胆固醇、黏液物质及钙等）在各种因素的作用下，析出、凝集而形成石头导致的疾病。结石可以发生在胆道的任何部位。胆结石的发生与饮食、感染、胆汁停滞等因素有关，胆结石的形成是一个慢性复杂过程，合理的饮食结构和良好的卫生习惯可预防本病的发生。

（五）小肠液

1.小肠液的性质和成分

小肠液是由小肠黏膜中的小肠腺所分泌，呈弱碱性，pH值约为7.6。成人每日分泌量为1～3L。

小肠液中除肠激酶外，还含有水、电解质、黏液、免疫蛋白。

2.小肠液的作用

小肠液的主要作用：① 消化食物，即肠激酶可激活胰蛋白酶原，使之变为有活性的胰蛋白酶，促进蛋白质的消化。② 保护作用，即弱碱性的黏液能保护肠黏膜免受机械性损伤和胃酸的侵蚀，以及免疫蛋白能抵抗进入肠腔的有害抗原。③ 其他消化酶如麦芽糖酶、蔗糖酶、肽酶等均存在于小肠黏膜上皮细胞内，当营养物质被吸收入上皮细胞内以后，这些消化酶继续对营养物质进行消化。随着绒毛顶端的上皮细胞脱落，这些消化酶则进入小肠液中。

（六）大肠液

大肠液是由大肠黏膜表面的柱状上皮和大肠腺的杯状细胞分泌的，富含黏液和碳酸氢盐，呈碱性，pH值8.3～8.4。黏液具有重要作用，能保护肠黏膜和润滑粪便。

大肠液的分泌主要是由食物残渣刺激肠壁引起的，可能通过局部反射完成。副交感神经兴奋可使分泌增加，交感神经兴奋则使正在进行着的分泌减少。

三、吸收

（一）吸收的部位

消化管不同部位的吸收能力有很大差异，这主要与消化管各部位的组织结构、食物在该部位停留时间的长短和食物被分解的程度等因素有关。在正常情况下，食物在口腔和食管内停留时间短，未被充分消化，所以基本上没有被吸收。但口

笔记

腔黏膜可以吸收某些药物如硝酸甘油等。胃仅能吸收少量水分和酒精。大肠主要吸收水分和盐类。小肠是吸收的主要部位。钙、镁、铁主要在十二指肠被吸收，糖类、蛋白质和脂肪的消化产物主要在十二指肠和空肠被吸收；回肠有独特的吸收功能，可主动重吸收胆盐和维生素B_{12}；对于大部分营养物质，它们到达回肠时通常已被吸收完毕，故回肠主要是吸收功能的贮备。绝大多数药物的吸收部位也在小肠。

小肠之所以成为营养物质吸收的主要部位，主要因为它具备了许多有利条件：① 食物在小肠内已被分解成可被吸收的小分子物质，利于吸收。② 食物在小肠内停留的时间较长，一般是 3 ～ 8h，这提供了充分吸收时间。③ 小肠是消化管中最长的部分，人的小肠长 5 ～ 7m，小肠黏膜形成许多环形皱襞和大量绒毛突入肠腔，每条绒毛的表面是一层柱状上皮细胞，柱状上皮细胞顶端的细胞膜又形成许多细小的突起，称微绒毛。环状皱襞、绒毛和微绒毛的存在，使小肠黏膜的表面积增加600倍，达到$200m^2$左右。这就使小肠具有广大的吸收面积。④ 绒毛内部有毛细血管网、毛细淋巴管、平滑肌纤维和神经网等组织。平滑肌纤维的舒张和收缩可使绒毛作伸缩运动和摆动，绒毛的运动可加速血液和淋巴的流动，有助于吸收。

（二）小肠对几种营养物质的吸收

小肠内的各种营养物质通过肠黏膜上皮细胞或细胞间质进入血液和淋巴液。糖和蛋白质的分解产物以及水和电解质直接进入血液。脂肪的分解产物经淋巴和血液两条途径吸收。通过肠黏膜上皮细胞膜的转运机制，包括简单扩散、易化扩散、主动转运、入胞和出胞转运等。

1.单糖的吸收

糖类在小肠内已被消化成单糖，由小肠上皮细胞吸收直接进入血液。按照吸收的速率可将单糖分为两类：半乳糖和葡萄糖属于吸收快的一类；果糖是属于吸收慢的一类。

葡萄糖（或半乳糖）的吸收是与Na^+耦联的，二者共同使用位于肠黏膜上皮纹状缘上的一种载体蛋白。由于肠腔中Na^+的浓度高于细胞内的浓度，Na^+可与载体蛋白结合顺浓度差进入细胞，只要肠腔中保持着高浓度的Na^+，就可带着葡萄糖主动地转运入细胞，直到肠腔中的葡萄糖全部运完。当Na^+和葡萄糖进入细胞后，就与载体脱离，Na^+可借细胞侧膜上的钠泵主动转运于细胞间隙。葡萄糖分子则以扩散方式转运出细胞。肠腔中的果糖可能是通过易化扩散转运入绒毛上皮。

2.肽和氨基酸的吸收

目前认为，氨基酸以及各种氨基酸组成的二肽和三肽的吸收与单糖相似，是主动转运，且都是同Na^+转运耦联的。当肽进入肠黏膜上皮细胞后，立即被存在于细胞内的肽酶水解为氨基酸。因此，吸收入门静脉血中的几乎全部是氨基酸。

笔记

3.脂类水解产物的吸收

中链、短链脂肪酸和甘油一酯是水溶性的，可直接进入血液。长链脂肪酸、甘油一酯和胆固醇等，都不溶解于水，它们必须与胆盐结合成水溶性微胶粒后，才能通过小肠黏膜表面的静水层而到达微绒毛上。在这里，脂肪酸、甘油一酯等从微胶粒中释出，通过脂质膜进入肠上皮细胞内，胆盐则回到肠腔。进入上皮细胞内的长链脂肪酸和甘油一酯，大部分重新合成甘油三酯，并与细胞中的载脂蛋白合成乳糜微粒，若干乳糜微粒包裹在一个囊泡内。当囊泡移行到细胞侧膜时，便以出胞方式离开上皮细胞进入淋巴，然后归入血液。食物中动物油、植物油含长链脂肪酸多，所以脂肪的吸收途径以淋巴为主。

高脂血症

高脂血症是指各种原因导致的血浆中胆固醇和（或）甘油三酯水平升高的一类疾病。从临床上，可以简单地分为以下四类：① 高胆固醇血症；② 混合型高脂血症；③ 高甘油三酯血症；④ 低高密度脂蛋白血症。高脂血症的主要危害是导致动脉粥样硬化，进而导致众多的相关疾病，其中最常见的一种致命性疾病就是冠心病。严重乳糜微粒血症可导致急性胰腺炎，这是另一种致命性疾病。该病对身体的损害是隐匿、逐渐、进行性和全身性的。它的直接损害是加速全身动脉粥样硬化，动脉硬化会引起肾功能衰竭等。大量研究资料表明，高脂血症是脑卒中、冠心病、心肌梗死、心脏猝死的独立而重要的危险因素。此外，高脂血症也是促进高血压、脂肪肝、肝硬化、胆石症、糖耐量异常、糖尿病的一个重要危险因素。

脂肪肝

脂肪肝是指由于各种原因引起的肝细胞内脂肪堆积过多的病变。正常肝内脂肪占肝重3%～4%，如果脂肪含量超过肝重的5%即为脂肪肝，严重者脂肪量可达40%～50%，脂肪肝的脂类主要是甘油三酯。

4.水、无机盐和维生素的吸收

成人每日摄取水分约1.5L，分泌各种消化液约6.5L，即每日经过消化道的液体总量有8L之多。其中绝大部分在小肠内吸收，最后随粪便排出的约150mL。

肠道内的水分都是被动吸收的。各种溶质，尤其是NaCl的主动吸收所产生的渗透压梯度是水吸收的主要动力。若发生频繁呕吐、腹泻，将引起严重脱水。

小肠对无机盐的吸收速度不同。一价的碱性盐如钠、钾、铵盐的吸收很快；多价的镁、铁、钙的吸收则很慢。钙盐只有在溶解状态下才能被吸收。此外，维生素D可促进钙的吸收。

笔记

水溶性维生素以扩散的方式在小肠上段被吸收，而脂溶性维生素必须与胆盐结合形成水溶性复合物经扩散而被吸收。

第三节　消化器官活动的调节

消化系统各器官的活动在神经和体液两方面的共同调节下，互相配合，成为一个完整的统一体，使消化器官的活动适应人体的需要。

一、神经调节

（一）消化器官的神经支配及其作用

消化器官除口腔、咽、食管上段及肛门外括约肌为骨骼肌，受躯体神经支配外，其余均受自主神经系统支配，包括交感神经和副交感神经。另外，食管中段至结肠的绝大部分管壁内，还有壁内神经丛分布。

1.交感神经

支配胃肠道的交感神经节前纤维从胸腰段脊髓侧角发出，经过交感神经节更换神经元，节后纤维分布到胃肠壁内神经丛、平滑肌、血管和外分泌细胞。节后纤维末梢释放去甲肾上腺素，属肾上腺素能纤维，对效应器官起抑制作用。

2.副交感神经

支配胃肠道的副交感神经，主要来自脑干发出的迷走神经，其节前纤维进入胃肠壁后，在壁内神经丛更换神经元，换元后的节后纤维分布到除远端结肠外的胃肠壁平滑肌和腺细胞。支配远端结肠的副交感神经则来自脊髓骶部发出的盆神经。面神经和舌咽神经支配唾液腺。在节后纤维中，多数是兴奋性胆碱能纤维，即纤维末梢释放乙酰胆碱，对效应器官起兴奋作用。

3.壁内神经丛

壁内神经丛包括分布于胃肠壁内的两组神经丛：① 位于纵行肌和环行肌之间的肌间神经丛；② 位于黏膜下层的黏膜下神经丛。

这些神经丛包括许多神经节细胞、感觉细胞和神经纤维，它们连接在一起，形成一个完整的胃肠局部反射系统。其感觉纤维分布于胃肠壁内和黏膜上的感受器，兴奋它们的有效刺激是牵拉或充胀胃肠、pH变化或食物的特殊化学成分，感觉细胞的传出纤维与神经丛内的其他细胞发生突触联系，其效应细胞有平滑肌细胞、外分泌细胞和内分泌细胞。这样一个局部反射系统调节着胃肠活动。例如，胃肠蠕动就是通过肌间神经丛的局部反射而产生的。在切断胃肠道外来的迷走神经和交感神经后，蠕动仍然可以产生；但局部神经丛被麻痹后，蠕动就消失。

笔记

4.胃肠道神经对胃肠活动的作用

一般说来，副交感神经兴奋时，可引起胃肠运动加强，腺细胞分泌增加。交感神经兴奋时，则上述活动抑制。在正常情况下，消化器官受交感神经和副交感神经的双重支配，它们的作用互相拮抗、互相协调，使消化器官的活动适应机体的需要。在特殊情况下，如肠肌的紧张性高，则无论交感神经或副交感神经兴奋，均抑制肠运动；反之，如肠肌紧张性低，则两种神经兴奋时均增强肠运动。

（二）消化器官活动的反射性调节

调节消化器官的中枢在延髓、下丘脑、大脑皮质等处。消化活动的反射性调节包括非条件反射和条件反射。

1.非条件反射

食物在口腔内被咀嚼和吞咽时，刺激口腔和咽部等处的感受器，反射性地引起唾液分泌、胃肠道运动增强和各种消化液分泌，为食物进一步消化作好准备。

食物入胃后，刺激胃内的机械和化学感受器，使胃肠运动增强、胆汁排放、各种消化液分泌增多。

食物进入小肠后刺激小肠壁内的感受器，引起胃肠运动增强，胰液、胆汁和小肠液的分泌增加。

2.条件反射

在非条件反射基础上，与食物有关的形状、颜色、气味、声音、进食环境、语言、文字等刺激，都能反射地引起胃肠运动和消化液分泌的改变。"望梅止渴""画饼充饥"就是较典型的例子。通过有条件反射的调节，使消化器官的功能活动更加协调与完整。

二、体液调节

（一）胃肠激素

消化器官的体液调节主要是指胃肠道激素的作用。胃肠内分泌细胞分泌的激素，统称为胃肠激素，它们的化学结构属于肽类。胃肠激素的生理作用主要是：① 调节消化腺的分泌和消化管的运动。② 调节其他激素的释放。③ 促进消化管组织代谢和营养作用。四种主要胃肠激素的分泌部位及主要生理作用见表5-1。

（二）其他体液因素

1.组胺

组胺是哺乳动物组织的正常成分之一，人体胃黏膜中的组胺主要贮存于肥大细胞中。释放到达壁细胞后，与H_2受体结合，促进胃酸分泌。另外，组胺还能提高壁细胞对胃泌素和乙酰胆碱的敏感性。因此，H_2受体拮抗剂可用于治疗消化性溃疡。

笔记

表5-1　胃肠激素的产生部位及主要生理作用

激素名称	分泌细胞	产生部位	主要生理作用
胃泌素	G细胞	胃窦和十二指肠	促进胃液分泌和胃运动；刺激消化管黏膜的生长
胆囊收缩素	I细胞	十二指肠、空肠	引起胆囊收缩、肝胰壶腹括约肌舒张；促进胰酶的分泌
促胰液素	S细胞	十二指肠、空肠	促进胰液和胆汁的分泌；加强胆囊收缩素引起的胰酶分泌
抑胃肽	K细胞	胃、十二指肠、胰	抑制胃液分泌和胃运动；引起胰岛素释放

2.盐酸

当胃窦部或十二指肠内盐酸增多时，可抑制G细胞使胃泌素分泌减少，从而抑制胃酸的分泌。盐酸对胃液分泌的负反馈作用对调节胃液包括胃酸水平有重要意义。

习　题

第五章
习题答案

一、单选题

1.维生素B_{12}在（　　　）被吸收。

A.十二指肠　　　　　B.胃　　　　　　　C.回肠　　　　　　　D.结肠

2.食物主要的吸收部位在（　　　）。

A.小肠　　　　　　　B.空肠　　　　　　C.回肠　　　　　　　D.胃

3.食物排空的动力是（　　　）。

A.胃的蠕动　　　　　　　　　　　　　B.幽门括约肌的活动

C.胃酸的作用　　　　　　　　　　　　D.胃内容物的压力

4.（　　　）是人体最大，血管极为丰富的器官。

A.肝　　　　　　　　　B.胰　　　　　　　C.胃　　　　　　　　D.肾

5.胃蛋白酶原转变为胃蛋白酶的激活物是（　　　）。

A. Cl^-　　　　　　　B. Na^+　　　　　　C. K^+　　　　　　　D. HCl

6.胆汁中参与消化作用的主要成分是（　　　）。

A.胆色素　　　　　　　B.胆盐　　　　　　C.胆固醇　　　　　　D.胆汁酸

7.分泌盐酸的是（　　　）。

A.主细胞　　　　　　　B.壁细胞　　　　　C.黏液细胞　　　　　D.黏液颈细胞

8.关于消化道运动作用的描述，哪项是错误的？（　　　）

A.磨碎食物　　　　　　　　　　　　　B.使食物与消化液充分混合

笔记

C.使食物大分子水解成小分子　　　　　　D.向消化道远端推送食物

9.所有消化液中最重要的是（　　）。

A.唾液　　　　　　　B.胃酸　　　　　　C.胰液　　　　　　D.小肠液

10.内因子与（　　）的吸收有关

A.维生素B_1　　　　B.维生素B_{12}　　　C.维生素B_6　　　D.维生素C

二、填空题

1.消化系统包括_____和_____两大部分。

2.唾液腺分为_____、_____和_____三对。

3.小肠分为_____、_____和_____三部分。

4.胃可分为_____、_____、_____和_____等部分。

5.小肠运动的主要形式有_____、_____和_____。

6._____是肝的基本结构和功能单位。

三、名词解释

1.消化

2.吸收

3.胃排空

4.黏液-碳酸氢盐屏障

四、综合题

1.胃运动的形式及其生理意义。

2.为什么说小肠是吸收的最主要部位？

3.胃液有哪些主要成分？各有何作用？

笔记

第六章　泌尿系统

数字资源6-1
数字资源6-2
数字资源6-3

数字资源6-1
肾脏的结构和功能　　数字资源6-2
尿的生成过程　　数字资源6-3
肾小球滤过的动力——有效滤过压

学习目标

知识目标

1. 掌握　尿生成的基本过程。
2. 熟悉　肾单位的结构及肾血液循环的特点。
3. 了解　肾的大体构造。
　　　　尿的浓缩和稀释以及排尿的过程。

能力目标

1. 能熟知泌尿系统的组成和功能。
2. 能说出肾的微细结构。
3. 知道尿液浓缩与稀释的生理意义。

素质目标

1. 关注生命质量，树立肾脏保护的健康意识。
2. 增强理论联系实际能力，不断探索新的医药知识。

　　泌尿系统包括肾、输尿管、膀胱和尿道四部分，是人体代谢产物的主要排泄器官，其主要的功能是将体内代谢过程中所产生的废物（如尿酸、尿素、无机盐等）排出体外。

第一节　肾的解剖

一、肾的形态、位置和构造

　　肾是实质性器官，左右各一，呈蚕豆型，重120～150g。肾的内侧缘中部凹陷，称肾门。肾门向肾内部凹陷成一个较大的腔隙，称肾窦，由肾实质围成。窦内含有肾动脉、肾静脉的主要分支和属支、肾小盏、肾大盏、肾盂以及淋巴管和神经等结构。肾的表面自内向外有三层被膜包绕，即纤维膜、脂肪囊和肾筋膜。

肾位于腹后壁，脊柱两侧，相当于第11胸椎下缘至第3腰椎之间。右肾因受肝的影响比左肾略低。肾的正常位置依靠肾被膜、肾血管、肾的邻近器官、腹内压等维持。

肾的额状切面上，可见肾分为外围呈红褐色的肾皮质及中央色较淡的肾髓质。肾皮质富有血管，呈红褐色，可见密布的细小颗粒。皮质伸入髓质的部分称为肾柱。肾髓质位于皮质深层，色淡。它由15～20个肾锥体所组成，每个肾椎体基底朝向皮质，尖端圆钝伸向肾门，称肾乳头。肾乳头顶端有许多乳头孔为肾集合管的开口，肾形成的尿液由此孔流入肾小盏内。肾小盏是漏斗状的膜性小管，2～3个肾小盏合成一个肾大盏。所有肾大盏再集合成一个前后扁平、漏斗状的肾盂。肾盂出肾门后，向下弯行，逐渐变细移行为输尿管（图6-1）。

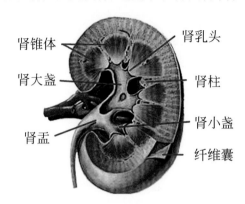

图6-1　右肾冠状切面（后面观）

肾盂肾炎

肾盂肾炎是一种由细菌引起的肾盂和肾实质炎症。很多细菌可以导致本病，其中最常见的为大肠埃希菌，其次为副大肠埃希菌、变形杆菌等。大多数细菌是从尿道经膀胱、输尿管上行到肾脏的。肾盂肾炎可分为急性肾盂肾炎和慢性肾盂肾炎两种。急性肾盂肾炎起病急，表现为畏寒、发热、头痛、全身酸痛、恶心、呕吐等。约有半数患者有尿频、尿急、尿痛等膀胱刺激症状（为膀胱同时有炎症的表现）。部分患者的尿色混浊，或如米汤样（脓尿），或有肉眼可见的血尿。发病时常有腰痛，肾区有压痛和叩痛。尿常规检查有较多的脓细胞；尿培养可发现致病菌。慢性肾盂肾炎多数是因急性肾盂肾炎治疗不彻底迁延（6个月以上）而来。也有部分患者无急性病史。一般症状轻微，可有不规则低热、乏力、腰酸、腰痛，而泌尿系症状不明显。本病可以损害肾脏，严重患者可引起高血压、贫血、氮质血症等肾功能衰竭症状。尿细菌培养是诊断肾盂肾炎的重要依据。

肾小球肾炎

急性肾小球肾炎是一种由于感染后变态反应引起的两侧肾脏弥漫性肾小球损害为主的急性疾病，本病的特点是起病较急，在感染后1～3周出现血尿、蛋白尿、管型尿、水肿、少尿、高血压等系列临床表现。慢性肾小球肾炎简称为慢性肾炎，是各种原发性肾小球疾病导致的一种长病程的（甚至数十年）以蛋白尿、血尿、水肿、高血压为临床表现的疾病。此病常见，尤以青壮年男性发病率高。本病治疗困难，大多渐进为慢性肾功能衰竭，预后较差。

肾结石

　　肾结石是泌尿外科常见病之一，多发生在中壮年，男性多于女性。肾结石可能长期存在而无症状，特别是较大的结石。较小的结石活动范围大，当小结石进入肾盂输尿管连接部或输尿管时，引起输尿管剧烈蠕动，以促使结石排出，于是出现绞痛和血尿。疼痛常位于腰部和腹部，多数呈阵发性，亦可为持续疼痛。肾结石绞痛呈严重刀割样痛，常突然发作，疼痛常放射至下腹部、腹股沟或股内侧，女性则放射至阴唇。血尿是肾结石另一主要症状。疼痛时，往往伴发肉眼血尿或镜下血尿，体力活动后血尿可加重。肾结石患者尿中可排出沙石，特别在疼痛和血尿发作时，尿内混有沙粒或小结石。结石通过尿道时，发生阻塞或刺痛。肾结石的常见并发症是梗阻和感染，不少病例因尿路感染症状就医。梗阻则可引起肾积水，出现上腹部或腰部肿块。肾结石的诊断一般不难，通过病史、体格检查和X线、实验室检查，多数病例可以确诊。但不能满足于诊断肾结石，同时应了解结石大小、数目、形态、部位、有无梗阻或感染、肾功能情况、结石成分及潜在病因等。如不进行结石分析或放弃结石病因检查，往往会使本来可以预防的结石复发，造成更不利的后果。肾结石治疗的目的不仅是解除病痛，保护肾脏功能，而且应尽可能找到并解除病因，防止结石复发。治疗应包括一般治疗、病因治疗、体外冲击波碎石、腔内取石、溶石治疗、外科手术治疗、中药治疗及食饵疗法等综合措施。近十年来肾结石的治疗有了突破性进展，现在常用的治疗方法以体外冲击波碎石（ESWL）及腔内泌尿外科为主，只有少数病例采用手术治疗。

体外冲击波碎石术

　　提到体外冲击波碎石术（ESWL），不得不说起我国的一位医生，他师从吴阶平院士，毕生都致力于我国泌尿外科学的发展，他就是郭应禄。1981年，他参加了一场美国泌尿外科年会，对一篇体外碎石的摘要内容非常感兴趣。回国后，他很快开始研究体外冲击波碎石技术，在北京大学泌尿外科研究所、中国科学院声学所的配合下，1984年，他主持研制成功我国第一台体外冲击波碎石样机，并用于临床治疗肾结石，收获了满意的治疗效果。1987年3月，他首先提出采用俯卧位ESWL治疗输尿管中下段结石及膀胱结石，得到了世界泌

笔记

尿外科界的认可。

经过几十年的治疗经验积累，证实了ESWL结石定位系统准确性高，呈现出安全可靠、减轻患者治疗痛苦、碎石效果显著的优点。

二、肾的微细结构

肾实质由泌尿小管和肾间质组成。泌尿小管是生成尿液的上皮性管道，包括肾单位和集合管。在肾单位旁，还有一种具有内分泌功能的结构，称为球旁器（近球小体）。

（一）肾单位

肾单位是肾的结构和功能单位。每侧肾约有100万个以上的肾单位。肾单位起始部为肾小体，与其相连的是一条长而弯曲的肾小管（图6-2）。

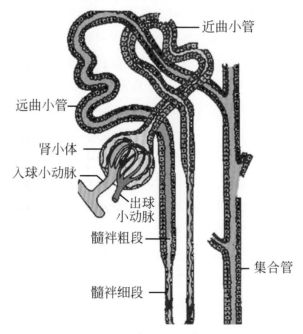

近曲小管

远曲小管

肾小体

入球小动脉

出球小动脉

髓袢粗段

集合管

髓袢细段

图6-2　肾单位示意图

1.肾小体

肾小体为圆球形，由肾小球（由入球小动脉与出球小动脉之间的毛细血管弯曲盘绕而成）和肾小囊（肾小管起始部膨大凹陷而成的杯状双层囊）组成。肾小体的一侧为肾小球与小动脉相连处，称血管极，与其相对的一侧是肾小囊与近端小管连通处，称尿极。

2.肾小管

肾小管由单层上皮细胞围成的小管，各段形态特点与其功能相适应。肾小管全长分为三段：第一段为近端小管，包括近曲小管和髓袢降支粗段；第二段为髓袢细段，包括髓样降支细段和髓样升支细段；第三段为远端小管，包括髓袢升支

笔记

粗段和远曲小管。

（二）集合管

与肾单位远曲小管末端相连，管腔较大。集合管具有重吸收和分泌的功能。

（三）球旁器

主要由球旁细胞（其功能为分泌肾素以调节血压）、致密斑（其功能为感受远曲小管内钠离子浓度，以调节肾素分泌）和间质细胞组成（图6-3）。

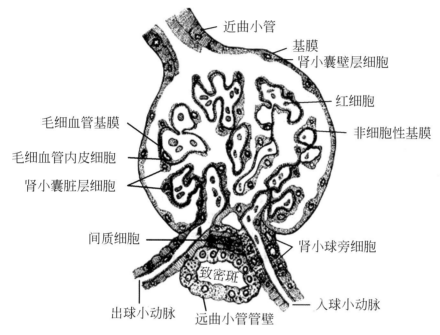

图6-3　球旁器示意图

三、肾的血液循环

（一）肾血液供应的特点

肾的血液循环与尿的生成过程密切相关，其主要特点是：① 肾动脉直接来自腹主动脉，故肾血流量大，大部分流入肾皮质，流经血管球生成滤液。② 肾动脉在肾内形成两次毛细血管网，即肾小球毛细血管网和球后毛细血管网。肾脏的血液先经过肾小球滤过，然后再流经肾小管周围的球后毛细血管网。肾小管周围毛细血管内的血液胶体渗透压较高，使肾小管重吸收的水分和其他物质易迅速渗入毛细血管，返回血液循环。

（二）肾血流量的自身调节

当动脉血压在10.64 ～ 23.94kPa（80 ～ 180mmHg）范围内变动时，肾血流量保持不变，在去神经支配的肾脏或在离体灌注的肾脏中，这种现象依然存在，称为肾血流量的自身调节。

笔记

第二节　尿的生成过程

正常人每昼夜排出的尿量在 1000 ～ 2000mL，一般为 1500mL 左右。在异常情况下，每昼夜的尿量可显著增多或减少甚至无尿。每昼夜尿量长期保持在 2500mL 以上时，称为多尿。每昼夜尿量在 100 ～ 500mL 范围则称为少尿。如果每天尿量不到 100mL 称为无尿。

正常尿液为淡黄色，相对密度一般为 1.015 ～ 1.025，pH 值 5.0 ～ 7.0。尿的化学成分主要来源于血浆，其中 95% ～ 97% 是水，3% ～ 5% 是溶质。溶质中的有机物主要是尿素、尿酸、肌酐、氨、胆色素等，无机物主要有 NaCl，还有磷酸盐、钾盐、钙盐等。

尿是在肾脏中生成的，它包括三个过程：肾小球滤过；肾小管和集合管的重吸收；肾小管和集合管的排泌。

一、肾小球的滤过功能

当血液流经肾小球的毛细血管时，血浆除大分子蛋白质外，其他成分均可经滤过膜滤入肾小囊腔，形成原尿。此过程称为肾小球的滤过作用。

（一）肾小球滤过的动力——有效滤过压

根据肾单位的结构和血液供应特点，以及肾小球血管内血压较高，故肾小球血管内与肾小球囊腔之间，有足够的压差，这种压差是血液的液体部分通过肾小球膜滤至肾小球囊腔的动力。

肾小球毛细血管血压是滤过的动力，但是在肾滤过膜两侧不仅存在着滤过的动力，还存在着滤过的阻力，动力减去阻力才是有效滤过压。

滤过的动力＝肾小球毛细血管血压

滤过的阻力＝血浆胶体渗透压＋囊内压

有效滤过压＝肾小球毛细血管血压－（血浆胶体渗透压＋囊内压）

经测定，肾小球毛细血管血压平均值为 6.0kPa，入球小动脉端和出球小动脉端血压几乎相等。肾小囊内压为 1.3kPa，血浆胶体渗透压在入球小动脉端为 2.7kPa，出球小动脉端为 4.7kPa。因此，有效滤过压可计算如下。

入球小动脉端有效滤过压 =6.0-（2.7+1.3）=2.0kPa

出球小动脉端有效滤过压 =6.0-（4.7+1.3）=0kPa

从以上结果可以看出，入球小动脉端有滤液生成，而出球小动脉端不能生成滤液。所以从入球小动脉端到出球小动脉端滤液生成的量是逐渐减少的。

笔记

（二）肾小球滤过率和滤过分数的概念

肾小球滤过率（GFR）是指一分钟内经两肾所生成的原尿量，每分钟约为125mL。肾小球滤过率和肾血浆流量（RPF）比值的百分数叫做滤过分数（FF）。如肾小球滤过率为125mL/min，肾血浆流量为660mL/min，那么滤过分数=125/660×100%=19%。这也就是说，流经肾脏的血浆中约五分之一成为原尿。

肾　衰

肾功能衰竭简称肾衰。临床分为慢性和急性两种。轻度反复发作的炎症，使肾脏受损，出现瘢痕，造成慢性肾衰竭，使肾脏功能降低。炎症可能是慢性肾盂肾炎及肾小球肾炎等，肾结石、高血压以及极为罕见的止痛药性肾病等慢性疾病也会造成慢性肾炎。慢性肾衰竭使废物及化学物质逐渐在血液中蓄积，肾脏会愈来愈无法限制尿液中的水分，此时可能会发生高血压。因此，高血压既是慢性肾衰竭的肇因，也是它的结果。慢性肾衰的症状是逐渐出现的，排尿次数增多、觉得愈来愈疲乏无力。如果慢性肾衰竭病情继续恶化，会出现末期肾衰竭的症状。

急性肾功能衰竭主要原因有三种：有毒物质、对药物的免疫反应以及急性肾小球肾炎等感染或疾病，均能够严重损害肾脏使它发生衰竭；严重灼烧伤时血压突然降低、严重出血（例如受到压榨性外伤）或是心脏病大发作，都会导致供血失常，因而损害了肾脏；最后一个原因是泌尿道某处发生阻塞，使尿流突然并完全受阻。此病造成的功能障碍会使肾脏无法产生尿液，因而造成废物在血液中蓄积。体内的水分也无法有效排出，于是产生积水现象。最后，在正常情况下，由肾脏随时加以调整的体内化学物浓度也发生危险的平衡失调。急性肾衰竭轻度发作的情形很常见，较严重的急性肾衰竭（例如由肾小球肾炎引发的急性肾衰竭）则极为少见。最明显的症状就是排尿量比平常少，每天排尿可能还不到0.5L。在很短的时间内会丧失食欲，恶心感愈来愈严重，并且开始呕吐。如果未能及时加以治疗，嗜睡、精神错乱、痉挛及昏迷等症状都会出现。在大多数情形下，造成急性肾衰竭的症状在最初时会较肾衰竭本身症状更为明显。

二、肾小管及集合管的重吸收功能

肾小管及集合管的重吸收系指管腔液中的水及溶质经小管上皮细胞吸收到管周毛细血管中，重新转运回到血液的过程。

经肾小球滤过所生成的滤液，每天约为180L，但是排出体外的终尿不过1.5L，这必然是由于滤液经过肾小管及集合管时，被大量重吸收所造成的，也就是说在滤液经过肾小管和集合管时，约有99%的滤液被重新吸收回血液。

笔记

此外，比较原尿和终尿的形成可发现各种物质在终尿中浓度与原尿不同。有些降低或消失；有些浓缩了，但浓缩倍数又不同。因此，原尿在流经肾小管和集合管时，肾小管和集合管对某些物质具有重吸收、分泌和排泄的功能（图6-4），而且肾小管和集合管对不同物质重吸收的百分率也不同。

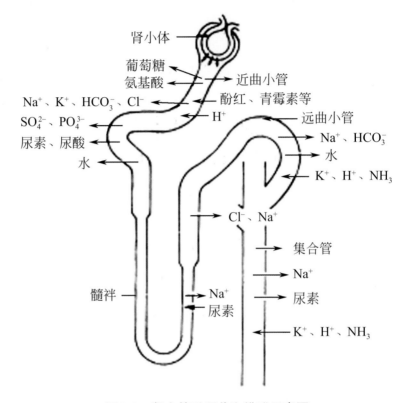

图6-4　肾小管重吸收和排泄示意图

（一）Na⁺、Cl⁻、葡萄糖和氨基酸的重吸收

每天从肾小球滤过的钠可达500g以上，但每日由尿排出的钠仅为3～5g，说明滤液中Na^+有99%以上被肾小管和集合管重吸收。其中，在近曲小管吸收70%，在肾小管髓袢升支吸收20%，在远曲小管吸收8%～9%，排泄到尿中的钠量仅约为肾小球滤过量的1%。

在肾小管髓袢升支细段中Na^+的重吸收是一个被动重吸收过程。在其余各段的管腔膜和管周膜上都分布有钠泵，依靠管腔膜钠泵将Na^+主动重吸收到细胞内，再靠管周膜钠泵重吸收到血中。在髓袢升支粗段，Na^+及Cl^-是主动由管腔转运至管周间隙中去的，同时Na^+的转运是同Cl^-及K^+离子协同转运，三种离子中缺少任何一种离子，都将影响其他两个离子的转运。在远曲小管，Na^+的重吸收除伴有负离子的重吸收外，还可以与H^+或K^+交换。集合管也具有主动重吸收Na^+的功能。

在近球小管，Cl^-的重吸收大部分是伴随着Na^+的主动重吸收而被重吸收回到血液的。由于Na^+的主动重吸收，使肾小管内外形成了电位差，Cl^-将顺电位差而

笔记

被动重吸收。并且Cl⁻除了顺电位差而被动重吸收之外，还将顺浓度差而被动重吸收。在髓袢升支粗段，Cl⁻的重吸收是主动重吸收，并与Na^+、K^+的转运有关。

葡萄糖和氨基酸全部在近球小管被主动重吸收。

（二）水的重吸收

水分的重吸收是个被动渗透过程。它大致可以分成两个部分。大部分是在近球小管，是伴随溶质的吸收而被吸收的。如近球小管液中的Na^+被主动重吸收后，小管液的渗透压将降低，水即渗透入小管上皮细胞和周围组织间隙，继而再进入邻近的毛细血管内。另一部分是在远曲小管和集合管重吸收的，这一部分水的重吸收可依据机体的需要调节，缺水时重吸收增多，不缺水时重吸收减少。通常滤液中的水分在肾小管和集合管各段重吸收的百分率为：近球小管65%～70%；髓袢10%；远曲小管10%；集合管10%～20%。

（三）K^+的重吸收

每天从肾小球滤过的钾量大约为35g，而由终尿排出的钾量每天为2～4g。在近曲小管处，滤过的钾几乎绝大部分被重吸收，余下的小部分是在其后各段的肾小管内被重吸收。K^+的重吸收是通过近曲小管上皮细胞膜上的K^+泵进行的，是一种主动重吸收。

肾小管和集合管对物质的吸收是有选择性的。小管液中的各种营养物质，如葡萄糖、氨基酸、少量蛋白质可被全部吸收；对人体有用的水和各种电解质可大部分被重吸收；而代谢中产生的尿素、肌酐等仅小部分被重吸收或完全不重吸收。另外，肾小管对各种物质的重吸收有一定限度。当血浆中某种物质浓度过高，使滤液中该物质的含量超过肾小管重吸收的最大限度时，尿中便出现该物质。通常把某物质不出现在尿中时，该物质在血浆中的最大浓度，称为该物质的肾阈值。例如，当血糖浓度超过9～10mmol/L时，尿中即出现糖（称为糖尿），这一血糖浓度即葡萄糖的肾阈值，又称肾糖阈。

三、肾小管及集合管的分泌和排泄

肾小管和集合管的排泄和分泌功能指小管上皮细胞将血液中的某些物质或细胞新陈代谢产物排出到小管液的过程。

（一）钾的分泌

K^+分泌的主要部位是远曲小管。K^+的分泌是一种被动分泌过程。K^+的分泌与Na^+的主动重吸收有密切联系。一般说来，当有Na^+的主动重吸收，才会有K^+的分泌，这种关系称为Na^+-K^+交换。

（二）H^+的分泌

在肾小管的全长以及集合管都可以分泌H^+。但主要分泌部位是在近曲小管。H^+

笔记

的分泌是主动分泌。H^+分泌主要以H^+-Na^+交换的方式进行，这种交换靠载体蛋白来实现。在远曲小管和集合管处，除了H^+-Na^+交换外，还有K^+-Na^+交换，两者是相互竞争的。

（三）NH_3的分泌

NH_3的分泌与H^+的分泌密切相关，H^+的分泌增加促使NH_3的分泌增多。另一方面NH_3分泌到肾小管液中，与其中的H^+结合生成铵盐，使小管液pH值不致降得太低，而有利于H^+的继续分泌；生成的NH_4^+还可与小管液中的强酸盐的负离子结合，生成酸性的铵盐（如NH_4Cl等）随尿排出。因此NH_3的分泌具有排酸保碱的效果，对维持体液酸碱平衡也是很重要的。正常情况下，NH_3的分泌发生在远曲小管和集合管。

四、影响肾小管功能的因素

（一）小管液的溶质浓度

肾小管液中溶质浓度增加，则小管液渗透压升高，这是一种对抗肾小管重吸收的力量，以致阻碍水分的重吸收，较多的水随终尿排出。这种现象叫做渗透利尿。有些药物如甘露醇就是利用这一原理，临床上用来利尿消除水肿。

（二）肾小球滤过率对肾小管机能的影响

尿量是由肾小球滤过量和肾小管重吸收量两者来决定的，通常滤过和重吸收保持着一个平衡状态，这个现象叫做球管平衡。此外，肾小管重吸收功能的改变也可能反过来引起肾小球滤过率发生相应变化。

第三节　尿的浓缩和稀释

所谓尿的浓缩和稀释是根据尿液渗透压与血浆渗透压相比较而言。排出的尿，其渗透压比血浆高，则表示尿被浓缩；反之，如果尿的渗透压比血浆低，则表示尿被稀释。

一、肾髓质的高渗透压梯度现象

实验证明，肾皮质部组织液与血浆是等渗的；而髓质部组织液与血浆渗透压之比，随着由髓质外层向乳头深入而逐渐升高，这表明在肾脏中存在着一个由髓质外层向内层逐步升高的渗透压梯度，这个渗透压梯度是肾脏浓缩与稀释尿液的基础。

笔记

二、尿液的浓缩和稀释过程

集合管与髓袢平行，处于渗透压梯度中。当小管液经远曲小管近端向其远端、集合管方向流动时，这两部分对水的通透性受抗利尿激素（ADH）的调节。当机体缺水时，抗利尿激素（ADH）分泌增多，管壁上皮细胞对水的通透性增加，由于相应各部的组织间液处于高渗状态，水由管腔内渗入组织间隙，使尿逐步浓缩，形成了高渗尿。当机体水分过多时，抗利尿激素（ADH）分泌减少，则此两部分管壁上皮细胞对水不易通透，而此时从远曲小管流来的小管液已呈低渗，再由于小管液中的 Na^+ 继续被主动重吸收，其渗透压进一步下降形成低渗尿。

第四节　尿的排放

一、膀胱与尿道的神经支配

膀胱的逼尿肌和内括约肌受交感与副交感神经支配，膀胱外括约肌受阴部神经的支配。上述诸神经中也含有传入纤维。膀胱充胀感觉引起排尿反射的传入纤维在盆神经中，传导膀胱痛觉的纤维在腹下神经中，传导尿道感觉的纤维在阴部神经中。

二、排尿过程

由肾脏生成的尿，不断经肾盂、输尿管送至膀胱，再经输尿管排出体外。

（一）输尿管的活动

肾脏生成的尿液，由开口于肾乳头的乳头管流出，进入肾盂内，当肾盂收缩时，把尿送入输尿管腔，同时肾盂的收缩波传递给输尿管壁，成为输尿管的蠕动运动，进一步把尿推入膀胱。输尿管的蠕动在正常情况下是单方向的，即由肾至膀胱方向蠕动。

（二）排尿反射

由于膀胱的充胀，经传入神经到达脊髓腰骶部排尿反射的初级中枢，然后经传出神经，引起膀胱壁的强烈收缩，外括约肌放松，会阴部肌肉松弛，尿排出体外。膀胱充胀刺激膀胱壁上的牵张感受器，冲动沿盆神经的传入纤维传入，至脊髓的腰骶部排尿的初级中枢，初级中枢传出冲动分别沿阴部神经及盆神经传至外括约肌及膀胱壁，使膀胱壁收缩及外括约肌松弛，引起排尿。这就是排尿反射。

笔记

尿道炎

尿道炎是一种常见的疾病,临床上可分为急性和慢性两种。多见于女性,致病菌以大肠埃希菌、链球菌和葡萄球菌最常见。急性尿道炎在男性患者中的主要症状是有较多尿道分泌物,开始为黏液性,逐渐变为脓性,在女性患者中尿道分泌物少见。无论男女,排尿时尿道均有烧灼痛、尿频和尿急,重者可发生尿道痉挛。尿液检查有脓细胞和红细胞。慢性尿道炎尿道分泌物逐渐减少,或者仅在清晨第一次排尿时,在尿道口可见附有少量浆液性分泌物。排尿刺激症状已不像急性期显著,部分患者可无症状。尿道炎可直接蔓延到膀胱或前列腺而引起膀胱炎或前列腺炎。尿道炎的诊断,除根据病史及体征外,需将尿道分泌物涂片染色检查或细菌培养,以明确致病菌。

第六章
习题答案

习 题

一、单选题

1.肾小球液中的葡萄糖重吸收进入肾小管上皮细胞是通过（　　　　）。

A.主动转运　　　　　B.易化扩散　　　　　C.单纯扩散　　　　　D.入胞

2.下述哪种情况会导致肾小球滤过率减少?（　　　　）

A.血浆胶体渗透压下降　　　　　　　　B.血浆胶体渗透压升高

C.血浆晶体渗透压下降　　　　　　　　D.血浆晶体渗透压升高

3.小管液浓缩和稀释的过程主要发生于（　　　　）。

A.近曲小管　　　　　B.髓袢降支　　　　　C.髓袢升支　　　　　D.集合管

4.关于葡萄糖重吸收的叙述,错误的是（　　　　）。

A.只有近球小管可以吸收

B.近球小管重吸收葡萄糖能力有一定限度

C.是一种主动转运过程

D.正常情况下,近球小管不能将肾小球滤出的糖全部重吸收

5.H$^+$主要的分泌部位是在（　　　　）。

A.近曲小管　　　　　B.髓袢降支　　　　　C.髓袢升支　　　　　D.集合管

6.下面属于肾单位组成部分的是（　　　　）。

A.肾小体　　　　　B.近球小体　　　　　C.泌尿小管　　　　　D.集合管

7.正常人每昼夜排尿量平均为（　　　　）。

A.500mL　　　　　B.800mL　　　　　C.1500mL　　　　　D.2000mL

8.肾小球滤过率是指（　　　　）。

笔记

A.一侧肾每分钟生成的原尿量　　　B.双肾每分钟生成的原尿量

C.一侧肾单位每分钟生成的原尿量　D.双肾每分钟生成的终尿量

9.促进肾小球滤过的动力是（　　　）。

A.全身动脉压　　　　　　　　　　B.血浆胶体渗透压

C.肾小球毛细血管压　　　　　　　D.囊内压

10.肾糖阈是（　　　）。

A.未出现尿糖的最高血糖浓度

B.肾小球吸收葡萄糖的最大能力

C.肾小球开始吸收葡萄糖时的血糖浓度

D.肾小球开始滤过葡萄糖的临界尿糖浓度

11.抗利尿激素的主要作用是（　　　）。

A.提高远曲小管和集合管对水的通透性

B.增强髓袢升支粗段对氯化钠的重吸收

C.促进近球小管对水的重吸收

D.保钠、保钾、保水

二、填空题

1.肾的内侧缘中部凹陷，称为_____。

2.肾小管全长分为三段，分别为_____、_____和_____。

3.集合管具有_____和_____的功能。

三、名词解释

1.肾单位

2.肾小球滤过率

四、综合题

1.当机体缺水时，为什么尿量会减少？

2.简述尿液生成的过程。

第七章　生殖系统

📱 数字资源7-1
男性生殖系统简介

📱 数字资源7-2
女性生殖系统简介

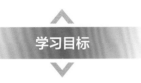

学习目标

知识目标

1. 掌握　睾丸、卵巢的功能。
2. 了解　男性和女性附属性器官的功能。
　　　　妊娠的过程。

能力目标

1. 知道男、女性生殖系统的组成。
2. 能熟知睾丸、卵巢的内分泌功能。

素质目标

1. 重视生殖健康，增强常见疾病的预防保健知识。
2. 正确认识妊娠过程，敬畏生命。

　　生殖是生物延续种族的各种生理功能的总称。人类的生殖系统具有产生生殖细胞，繁殖后代，分泌性激素维持副性征的器官的作用。男、女各有一套生殖器官，这是区分性别的第一性征。两性除了生殖器官不同外，在性成熟期出现的副性特征方面也有很大差异。男性具有胡须、喉头突出、声调低沉、体格高大、肌肉发达等特征。女性具有发达的乳腺、宽大的骨盆、声调高尖、皮下脂肪较多等特征。这称为第二性征。

第一节　男性生殖系统

　　男性内生殖器包括睾丸、输精管道（附睾、输精管、射精管及尿道）、附属腺（精囊、前列腺及尿道球腺）；外生殖器包括阴囊和阴茎等。如图7-1所示。

（一）睾丸

睾丸是男性的主要生殖器官，呈卵圆形，共一对，位于阴囊内。阴囊能使睾丸所处的温度低于腹腔内温度1.5～2.0℃，适合于精子的生成。睾丸表面的纤维膜将睾丸实质分成许多小叶。精曲小管盘曲在小叶内，具有产生精子的作用。小管之间的间质细胞可以分泌雄激素。睾丸通过输出小管将精子进入附睾头部。

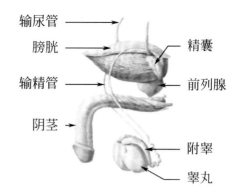

图7-1 男性生殖系统结构示意图

隐睾症

婴儿出生前睾丸尚未降到阴囊而仍留于腹腔中者，称为隐睾症。由于体内温度较高不适宜产生精子，故丧失生殖能力。

（二）附睾

附睾紧贴睾丸的上端和后缘，呈新月形。附睾的功能是储存精子和分泌液体，供给精子营养并维持其活力。

（三）输精管和射精管

起于附睾尾部，上升入精索（输精管结扎手术常在此进行）后进入腹腔，在膀胱后面与精囊腺的排泄管汇合成射精管。

（四）精囊腺和前列腺

精囊腺为一对囊状腺体，位于膀胱后部。前列腺形似栗子，位于膀胱后方，尿道贯穿于前列腺，当其肥大时，压迫尿道，导致排尿困难。前列腺的排泄管也开口于尿道，其分泌物参与组成精液，稀释精液，利于精子活动。一般一次射精2～3mL，含精子3亿～5亿个。

（五）阴囊

阴囊为一皮肤囊袋，位于阴茎的后下方。阴囊壁含有平滑肌纤维。平滑肌随外界温度反射性舒缩，以调节阴囊内的温度，有利于精子的发育。如外界温度高时，平滑肌舒张；而外界温度低时，平滑肌则收缩。

（六）阴茎

阴茎可分头、体、根三部分。后端为阴茎根，前端膨大部分为阴茎头，有尿道外口。阴茎主要由海绵体构成。海绵体内部由许多海绵体小梁和腔隙组成，与血管相通。当这些腔隙充血时，阴茎即变粗变硬而勃起；反之则变细变软。勃起反射的基本中枢在脊髓骶段，但神经系统的高级部位特别是大脑皮质对它

笔记

有明显的控制作用。阴茎的皮肤薄而柔软，至阴茎颈游离向前，形成阴茎包皮。幼儿的包皮较长，包着整个阴茎头，包皮口也小。随着年龄的增长，包皮逐渐退缩，包皮口也逐渐扩大，若包皮盖住尿道外口和阴茎头，称包皮过长，当包皮口过小，包皮完全包着阴茎头时，称包茎。

第二节　女性生殖系统

一、女性生殖系统结构

女性的主要生殖器官是卵巢，此外还有输卵管、子宫、阴道、外阴及乳房等附属器官。如图7-2所示。

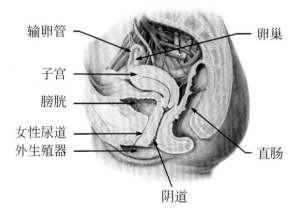

图7-2　女性生殖系统结构示意图

（一）卵巢

卵巢是产生卵子和分泌女性激素的器官，左右各一，位于盆腔内子宫两侧。卵巢的表面是一层立方（或扁平）上皮称生殖上皮，上皮下的致密结缔组织称为白膜。卵巢切面可区分为两部分，中央为髓质，由疏松结缔组织、血管、淋巴管和神经组成，周围较宽阔的部分称为皮质，有结缔组织及各期发育中的卵泡。

（二）子宫

子宫为胎儿发育成长的场所。形态是前后略扁，位于直肠与膀胱之间，两侧上方与输卵管相连，下与阴道相接。子宫上2/3称为子宫体，其高出输卵管的部分称为子宫底，下1/3呈圆柱形，称为子宫颈，内腔呈三角形称为子宫腔。子宫壁分为内膜、肌层及外膜三层。内膜周期性的增生和脱落形成女性月经。肌层由平滑肌组成，具有很大的伸展性，如妊娠时平滑肌细胞体积增大，以适应妊娠需要。分娩时，子宫平滑肌节律性收缩成为胎儿娩出的动力。由于它的收缩，还可压迫

笔记

血管，制止产后出血。

（三）输卵管

连于子宫底两侧是输送卵子进入子宫的弯曲管道，一端成伞状覆盖于卵巢表面，接受排出的卵子，另一端开口子宫底。

（四）阴道

肌性管道，上端包绕子宫颈，下端开口于阴道前庭。是性交的器官和胎儿产出的通道。

（五）外阴

包括阴阜、大阴唇、小阴唇、阴蒂和阴道前庭。阴道与肛门中间的部分称为会阴。

（六）乳房

主要由腺体、导管、脂肪组织和纤维组织等构成。如图7-3所示。

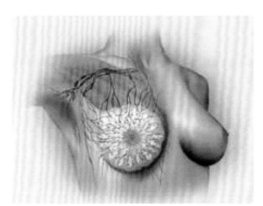

图7-3　乳房结构示意图

二、卵巢功能

（一）生卵

成年女性的卵巢中有数万个初级卵泡。卵泡发育次序为初级卵泡、生长卵泡、成熟卵泡。生育年龄的妇女，除妊娠外，每月都有几个甚至十几个初级卵泡同时生长发育，但通常只有一个优势卵泡发育成熟，其他卵泡退化成闭锁卵泡。成熟卵泡破裂，卵细胞和卵泡液排至腹腔的过程，称为排卵。排卵后，残存的卵泡壁塌陷，其腔内由卵泡破裂时流出的血液所填充。残存卵泡内的颗粒细胞增生变大，胞质中含有黄色颗粒，这种细胞称为黄体细胞。黄体细胞聚集成团，形成卵巢黄体（月经黄体）。若排出的卵子未受精，黄体仅维持约十天便开始萎缩，最后被吸收并纤维化，转变成白体。若卵子受精，黄体继续生长，成为妊娠黄体。

（二）内分泌功能

卵巢主要合成和分泌雌激素、孕激素。雌激素以雌二醇（E_2）为主，孕激素主要是孕酮（P）。此外，还分泌少量的雄激素。

三、月经

女性进入青春期后，卵巢里的卵细胞开始成熟，生殖器官和子宫内膜呈

笔记

现周期性变化。子宫内膜出现周期性增殖、分泌、脱落、出血。子宫这种规律的、周期性的出血现象被称为月经。月经的出现标志着女性开始具有生育能力。

月经第一次来潮称为初潮，初潮年龄大多数在13～15岁，但可能早在11～12岁，晚至17～18岁。出血的第一天称为月经周期的开始，两次月经第一天的间隔时间称为一个月经周期，一般为28～30天。提前或延后7天左右仍属正常范围，周期长短因人而异。

正常月经持续2～7天，平均5天左右，一般第2～3天的出血量最多。月经血一般呈暗红色，除血液外，尚含有子宫内膜碎片、子宫颈黏液及阴道上皮细胞。月经血的主要特点是不凝固，但在正常情况下偶尔也有一些小凝块。一般月经期无特殊症状。有些妇女可有下腹及腰骶部沉重下坠感觉，个别可有头痛、精神抑制、易于激动或者恶心、呕吐、便秘或腹泻等现象。在一般情况下，月经来潮并不影响工作和学习。但不宜从事重体力劳动或剧烈运动，应避免洗冷水浴，禁止性交。

四、妊娠

月经来潮前14天左右，卵巢排出一个成熟的卵子，被输卵管伞部吸到输卵管内等待精子的到来。性交时，精子随精液从阴道、子宫达到输卵管和卵子结合形成受精卵。这是一个新生命的开始。

受精卵在受精后24小时即进行细胞分裂。在进行细胞分裂的同时，受精卵通过输卵管的蠕动被送往宫腔，着床于子宫内膜。

十月妊娠期间胎儿的变化

妊娠初期2个月（4～7周）

卵子在第2周左右受精。受精卵在第3周着床，妊娠开始。这时胎儿的身长只有数毫米，被称作"胎芽"。身长和头部的比例为2∶1，有长长的尾巴，整体形状像小海马。脑、脊髓等神经系统、血液等循环器官的原型（形成基础的组织）几乎都已出现。

妊娠初期3个月（8～11周）

胎儿的身长7～9cm，体重约20g。胎芽在进入第3个月份后，被称作"胎儿"。头部约为整个身长的1/4，面部轮廓清晰，男女的外形差异开始显现，内脏器官更加发达，由于肾脏和输尿管已经形成，胎儿可进行微量排泄了。通过超声波仪器已能听到胎儿的心音。

笔记

妊娠初期4个月（12～15周）

胎儿的身长18cm，体重约120g。心脏的搏动更加活跃，内脏几乎形成。胎盘也形成了，与母体的连接更加紧密。胎儿的手、足开始活动，并能对母体外的巨大响声作出回应。

妊娠中期5个月（16～19周）

胎儿的身长约25cm，体重约250g。全身长出细毛，头发、眉毛、指甲等已齐备。头部占整个身长的1/4，比例已比较匀称。随着神经、骨骼、肌肉的发育，胎儿手、足的活动更加活跃。皮肤渐呈美丽的红色，由于皮下脂肪开始沉着，皮肤因此而变得不透明了。心脏的活动也活跃起来，可以听到强有力的心音。

妊娠中期6个月（20～23周）

胎儿的身长约30cm，体重600～750g。头发变浓，眉毛和睫毛开始生长。头盖骨、脊椎、肋骨以及四肢的骨骼已经相当结实。能听到母亲的声音，嗅觉开始敏感。羊水增多，胎儿能自由地变换位置，活动更加频繁。

妊娠中期7个月（24～27周）

胎儿的身长约35cm，体重1000～1200g。由于大脑功能趋于完善，胎儿已能自己转换方向，并开始控制身体的各项功能。眼睑分成上、下两部分，眼睛已能睁开，眼球开始转动，并能通过大脑感知明暗，鼻孔已畅通。

妊娠后期8个月（28～31周）

胎儿的身长约40cm，体重1500～1700g。骨骼发育基本完成。肌肉更加发达。胎动也因此更加频繁，有时会用力踢母亲的腹部。听觉已近于完善，对母亲体外的巨大声响能通过手、足的活动来回应。对母亲的情绪变化日趋敏感，母亲受到惊吓时，胎儿会发出强烈反应。

妊娠后期9个月（32～35周）

胎儿的身长45～47cm，体重2000～2300g。全身开始出现皮下脂肪，身体变成圆形，皱纹减少，皮肤呈现出美丽的光泽。指甲已长全。胃和肾脏的功能更加发达，能分泌少量的消化液，并开始向羊水中排尿。肺具备了呼吸能力。胎儿已能调节自己的生活规律，有睡眠和醒来之分。

妊娠后期10个月（36～39周）

胎儿的身长约50cm，体重3000～3200g。胎毛基本消失，整个身体更加圆胖，头部降至骨盆，不再活动。

十月妊娠期间胎儿变化见图7-4。

笔记

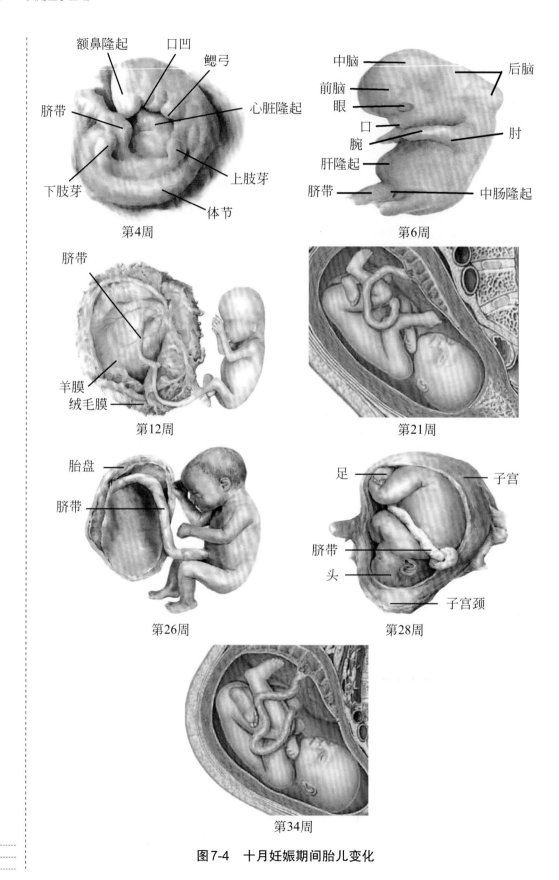

图7-4　十月妊娠期间胎儿变化

万婴之母

林巧稚（1901.12.23—1983.4.22）是我国现代妇产科奠基人。作为中国妇产科学的主要开拓者，她先后接生了5万多名婴儿，被称为"万婴之母"。林巧稚一生未婚，将毕生的时间、自己的学识、博爱倾注到热爱的妇产科事业中，她曾说："只要我一息尚存，我存在的场所便是病房，存在的价值就是医治患者。"这是她一生最真实的写照。她对待病患一视同仁，对于穷苦的病患，常常免费治疗，并积极慷慨解囊进行帮助。她用一生的时间践行着医者仁心，是一位伟大的女性。

习　题

第七章
习题答案

一、单选题

1.卵巢分泌的雌激素主要是（　　　　）。

A.雌二醇　　　　　　B.雌三醇　　　　　　C.孕酮　　　　　　D.雌酮

2.男性的主要生殖器官是（　　　　）。

A.附睾　　　　　　　B.睾丸　　　　　　　C.前列腺　　　　　D.阴茎

3.女性的主要生殖器官是（　　　　）。

A.输卵管　　　　　　B.子宫　　　　　　　C.乳房　　　　　　D.卵巢

4.精子生成后，储存于（　　　　）。

A.附睾　　　　　　　B.睾丸　　　　　　　C.输精管　　　　　D.阴囊

二、名词解释

第二性征

三、简答题

1.男、女生殖系统各由几部分组成？

2.卵巢具有哪些功能？

笔记

第八章　血液

 学习目标

知识目标

1. 掌握　血液的组成成分；血浆的理化特性；各种血细胞的功能。
2. 熟悉　血液凝固及纤维蛋白溶解的过程。
3. 了解　各种血细胞生长和破坏的过程；血型和输血原则。

能力目标

1. 能简单分析血常规指标。
2. 能够通过观察红细胞凝集现象，分析受试者血型。

素质目标

1. 能够用生命观念认识血液系统的独特性。
2. 能够体验血液对生命的重要性，认识到无偿献血是救死扶伤的人道主义体现。

　　血液是充满于心血管系统内的一种流动性结缔组织，它将身体必需的营养物质和氧输送至各个器官、组织和细胞；同时将机体不需要的代谢产物运送到排泄器官，以排出体外。血液是体液的一个重要组成部分，在维持机体内环境相对稳定方面起着重要的作用。血液还对入侵机体的微生物、病毒、寄生虫等以及其他有害物质发生反应，保护机体免遭损害。大量失血、血液成分或性质的严重改变、血液循环的严重障碍，都将危及生命。由于很多疾病可导致血液成分或特性变化，所以，血象检查在医学诊断上有重要价值。

第一节　体液与内环境

一、体液

人体内含有大量液体，包括水分和其中溶解的物质，统称为体液。成年人的体液占体重的60%～70%，其中2/3存在于细胞内，称为细胞内液；其余1/3存在于细胞外，称细胞外液。细胞外液包括血管内的血浆、淋巴管内的淋巴液、细胞间隙和组织间隙的组织液等。

体液各部分之间是彼此隔开的，但它们之间又相互联系。细胞膜将细胞内液与细胞外液分开。细胞外液中的4/5在血管外构成组织液、脑脊液等；约1/5在血管内成为血浆的组成成分；还有少量细胞外液循环于淋巴管内，称淋巴液。由于细胞膜、毛细血管壁、毛细淋巴管壁具有一定通透性，所以细胞内、外液之间以及各部分细胞外液之间可以相互进行物质交换。

二、内环境及其稳态

细胞外液是细胞直接生活的环境，生理学上称之为机体的内环境。人体细胞与外界环境之间只有通过细胞外液才能进行物质交换。例如氧和营养物质必须先经呼吸器官和消化器官进入血液，再由血液进入组织液。只有进入组织液的氧和营养物质才能被细胞摄取利用。同样，药物也必须先进入血液、组织液才能对细胞发挥治疗作用。细胞的代谢产物则须先进入组织液、血液才能被运到呼吸器官或其他排泄器官排出体外。

机体内环境因不断受到上述代谢过程产生的物理、化学变化以及药物甚至疾病因素的影响，使内环境的理化特性发生变化。同时，在正常的人体中，由于神经及体液的调节作用，通过各器官、系统的活动，又使这种变化发生在机体所允许的正常波动范围内。生理学上把这种人体内环境相对稳定的功能状态，称为内环境稳态。

中　暑

中暑是指在温度或湿度较高、不透风的环境下，因体温调节中枢功能障碍或汗腺功能衰竭，以及水、电解质丢失过多，从而发生的以中枢神经和（或）心血管功能障碍为主要表现的急性疾病。以夏季（即6～8月份）发生为主。夏季天气炎热，日平均气温＞30℃，或相对湿度＞73%，当温度和湿度均较高时，中暑发生的概率将会显著升高。因此，在高温环境下长时间

笔记

工作后，出现大汗、口渴、头晕、头痛、高热等情况，应考虑发生了中暑。一般先兆中暑和轻度中暑的患者，经现场及时救护后，均可恢复正常。但对于重症中暑的患者，应立即转送医院。

三、血液在维持内环境相对稳定中的作用

血液是机体细胞外液中最活跃的部分，它与其他细胞外液都保持相通，成为沟通其他细胞外液以及和外环境进行物质交换的中间环节。血液中水分、盐类、营养物质的含量、血细胞的数量以及渗透压、温度、pH值、含氧量等因素保持相对恒定，是保持内环境相对稳定的物质基础，同时也是保持组织兴奋性和全身器官正常功能活动的必要条件。

组织细胞不断地将其代谢过程中产生的水分、CO_2和其他代谢产物排到周围的组织液中，而组织液的流动范围非常局限，必须依靠血液及时运输，才能避免这些物质过量堆积而对组织细胞造成损害；血液中的缓冲物质可以减少代谢产物引起的pH值变化；血液在体内的循环运动和血浆的热容量较大，可使人体每日产生的热量均匀地分布到身体各部并维持体温恒定；另外，内环境发生很小的波动将引起血液发生变化，并刺激有关系统参与调节，使内环境稳定，从而保持机体活动的正常进行。如果内环境相对稳定性受到破坏，将使机体发生疾病。

因此，维持内环境的这种动态平衡或相对稳定，一方面依靠机体内脏系统的调节以及血液在组织液与各内脏器官之间不断进行的物质交换作用；另一方面则依靠血液对内环境的理化性质的变化所起的"缓冲"作用。

第二节   血液的组成与功能

一、血液的组成

正常血液为红色黏稠液体，其相对密度在1.050 ~ 1.060，由液体成分血浆和有形成分血细胞两部分组成。有形成分包括红细胞、白细胞和血小板。血浆中溶解有多种化学物质。按容积计算，血浆约占55%，血细胞（主要是红细胞）约占45%。

从正常人体内抽出血液，放入内有抗凝剂的试管中，血液即能保持在液体状态，经离心沉降，试管内血液分为两层：上层淡黄色透明液体是血浆；下层红色的是红细胞；在上、下层之间有一薄层白色的物质是白细胞和血小板。红细胞在血液中所占的容积百分比称红细胞压积。健康成人男性为40% ~ 50%，女性为37% ~ 48%。如果把从血管内抽出的血液放入不加抗凝剂的试管中，几分钟后就会凝固成胶冻状血块。搁置一段时间后，凝血块收缩，析出淡黄色的澄明液体，称为血清。

笔记

二、血浆

（一）血浆的化学成分

血浆含有大量水分和一定量溶质，这些成分是形成血浆理化特性和生理功能的物质基础。测定血浆的化学成分，可反映体内物质代谢状况。

血浆含水90%～92%，含溶质8%～10%。溶质中含量最多的是血浆蛋白，占6.2%～7.9%，晶体物质约占0.9%，其他有机物质占1%～2%。

1.血浆蛋白

血浆蛋白是多种蛋白质的总称，可分为白蛋白（3.8～4.8g/100mL）、球蛋白（2.0～3.5g/100mL）和纤维蛋白原（0.2～0.4g/100mL）等几种成分。现将其主要功能介绍如下。

（1）形成血浆胶体渗透压　血浆蛋白在形成血浆胶体渗透压中起着主要作用，其中白蛋白分子量最小，含量最多，对于维持正常血浆胶体渗透压的作用最大。

（2）免疫作用　球蛋白能与特异性抗原（如细菌、病毒或其他异种蛋白）相结合而破坏抗原，从而杀灭致病因素，对机体起保护作用。

球蛋白包括α_1、α_2、β和γ等几种成分，其中γ（丙种）球蛋白几乎全部是特异性抗体，如果这种免疫球蛋白含量不足时，机体抵抗疾病的能力下降。补体也是一种血浆中的蛋白质，它可与免疫球蛋白结合，共同作用于病原体或异物，破坏其细胞膜的结构，从而具有溶菌或溶细胞的作用。

（3）运输作用　血浆蛋白可与多种物质结合形成结合物而起到运输作用。

例如一些激素、脂溶性维生素可与α球蛋白结合；Fe^{2+}可与α、β球蛋白结合；许多药物和脂肪酸可与白蛋白结合。所有这些物质都主要以结合物形式在血液中运输。此外，血液中还有许多酶类，如蛋白酶、脂肪酶和转氨酶等，都可通过血浆运输而送到各种组织细胞。呈结合状态的物质失去生物活性，但从肾脏排除的速度减慢；而呈游离状态的物质则可发挥其生物学作用。由于血浆蛋白与这些物质的结合是可逆的，所以血浆中某些物质结合状态和游离状态的比例保持着动态平衡。

（4）凝血作用　血浆中纤维蛋白原与凝血酶等凝血因子是参与血液凝固过程的主要成分。

（5）缓冲作用　血浆蛋白参与血浆缓冲对的构成，对血浆pH值的稳定起一定作用。

2.非蛋白氮

血浆中蛋白质以外的含氮物质，总称非蛋白氮。主要是尿素，此外还有尿酸、肌酐、氨基酸、多肽、氨和胆红素等。其中氨基酸和多肽是营养物质，可参与各种组织的蛋白质合成。其余的物质多为机体代谢的产物（废物），大部分由血液输送至肾脏而排出体外。

笔记

3.不含氮有机物

主要包括糖类和脂类物质。血浆中所含的糖类主要是葡萄糖，简称血糖。其含量与糖代谢密切相关。正常人血糖含量比较稳定，在 $80 \sim 120mg/100mL$。血糖过高（称高血糖）或过低（称低血糖）都将导致机体功能障碍。

血浆中所含脂肪类物质统称血脂，包括磷脂、甘油三酯和胆固醇等。这些物质是构成细胞成分以及合成激素等物质的原料。血脂含量与脂肪代谢有关，也受食物中脂肪含量的影响，血脂过高对机体有害。

4.无机盐

血浆中所含的无机物绝大部分以离子状态存在。阳离子中以 Na^+ 浓度最高（142mmol/L），还有少量的 K^+、Ca^{2+} 和 Mg^{2+} 等；阴离子中以 Cl^- 最多（103mmol/L），HCO_3^- 次之（29mmol/L），还有少量的 HPO_4^{2-} 和 SO_4^{2-} 等。此外，血浆中还含有微量的 Cu^{2+}、Fe^{2+}、Zn^{2+} 和 I^- 等元素。各种离子都有其特殊的生理功能。例如，NaCl是形成血浆晶体渗透压的主要物质，同时对保持机体血量、维持细胞内外水平衡起着重要作用；Ca^{2+} 参与很多重要生理功能（如维持神经肌肉的兴奋性；在肌肉兴奋-收缩耦联中起着重要作用；参与血液凝固过程等）；Na^+、K^+、Ca^{2+} 在血浆及组织液中对保持神经肌肉的正常兴奋性、传导性和收缩性等生理功能起重要作用；Fe^{2+} 参与造血；Cu^{2+}、Zn^{2+}、I^- 等微量元素是构成某些酶类、维生素或激素的必要原料，或与某些生理功能有关。所以保持血浆中各种离子含量的相对稳定十分重要。临床上和实验室应用的各种生理溶液的配方，一般是参照血浆中无机盐和某些小分子有机物的含量拟定的。

（二）血浆的理化特性

血浆的化学成分决定了它的理化特性。如血浆的颜色由血红蛋白的分解产物——胆红素的含量所决定。随着胆红素含量的增多，血浆由正常的淡黄色变为橙黄色。血浆的比重主要由血浆蛋白质的浓度所决定。以下讨论几项有重要生理意义的理化特性。

1.渗透压

渗透压是一切溶液所固有的特性，指溶液中的溶质分子运动时所产生的吸水力，其大小取决于单位溶液中溶质颗粒数目的多少，与分子大小无关。血浆中含有多种晶体和胶体物质，血浆渗透压为血浆中溶质产生的吸水力的总和。正常人的血浆渗透压约为313mmol/L，相当于标准状况下的7个大气压或708.9kPa（5330mmHg）。

血浆中的晶体物质（主要是NaCl，其次为 $NaHCO_3$ 和葡萄糖等）形成的渗透压称为晶体渗透压，约为705.6kPa。血浆中胶体物质（主要是白蛋白，其次是球蛋白）形成的渗透压称为胶体渗透压，约为3.3kPa。

晶体物质比较容易通过毛细血管壁，但不能自由穿过细胞膜，因此血浆和组织液之间的晶体渗透压保持动态平衡，而细胞膜内外的晶体渗透压则不同。因此血浆晶体渗透压对调节细胞膜内外水平衡、维持血细胞的正常形态十分重要。胶

笔记

体物质一般不能透过毛细血管壁，血管壁内外的胶体渗透压存在差别，直接影响血浆与组织液之间水的交换，因而胶体渗透压对保持血管内外水平衡、维持有效循环血容量起着重要作用。

渗透压与人体血浆的正常渗透压相等的溶液称为等渗溶液，如0.9% NaCl或5%葡萄糖溶液为人体或哺乳动物的等渗溶液，通常将0.9% NaCl称为生理盐水。渗透压高于血浆渗透压的溶液称为高渗溶液；渗透压低于血浆渗透压的溶液称为低渗溶液。

如果大量脱水引起血浆渗透压升高，组织细胞将会发生皱缩；如果肝脏合成白蛋白减少或慢性肾小球炎症使白蛋白经尿液大量排出体外，使血浆白蛋白含量下降，胶体渗透压也下降，患者将出现毛细血管内外水平衡失调，导致水肿。

水　肿

水肿是指血管外的组织间隙中有过多的体液积聚，为临床常见症状之一。与肥胖不同，水肿表现为手指按压皮下组织少的部位（如小腿前侧）时，有明显的凹陷。水肿发生于体腔中称为积液，如心包积液、胸腔积液、腹腔积液。临床常以水肿起因命名，可分为：心性水肿、肾性水肿、肝性水肿、营养性水肿、特发性水肿、肺水肿、脑水肿、局部水肿等。

2. pH值

正常人血浆的pH值为7.35～7.45。虽然在新陈代谢过程中经常有各种酸性或碱性物质进入血液，但是血液的pH值却波动很小，血浆pH值的相对稳定主要取决于血液中缓冲系统的缓冲作用以及肺功能、肾功能的正常。血浆起缓冲作用的主要是 $NaHCO_3/H_2CO_3$ 缓冲系，两者正常比值保持在 20 ：1，此外还有 Na_2HPO_4/NaH_2PO_4 缓冲系和蛋白质钠盐/蛋白质缓冲系等，在红细胞内尚有其他缓冲系。肺和肾的调节可使血液中缓冲系统各物质的比例恢复正常。

如当肌肉剧烈活动时，产生大量乳酸和 CO_2 进入血液，能使血浆pH值暂时降低，但停止运动后pH值很快恢复到正常水平，这是因为当乳酸进入血液后与 $NaHCO_3$ 反应，生成乳酸钠和 H_2CO_3。H_2CO_3 不稳定，进一步分解为 H_2O 和 CO_2，后者可经呼吸器官排出，从而减小了乳酸对血浆pH值的影响。血液中的碱性物质主要来自食物，这些物质进入血浆后，与弱酸（H_2CO_3）发生反应，生成弱酸盐，使pH降低。经过这两方面的调节，可使血浆pH值保持相对稳定。

血浆pH值的相对稳定，对机体生命活动有重要意义。血浆pH值超过一定范围就会影响各种酶的活性，从而引起组织细胞代谢紊乱，它们的正常生理功能和兴奋性都会异常。血液的pH值过低，称为酸中毒；血液的pH值过高，称为碱中毒。

3. 黏滞性

液体在流动时，由于其内部颗粒之间的摩擦力，表现出黏滞性。通常以与纯水比较的相对黏滞性表示。正常人血浆的相对黏滞性为1.6～2.4，其数值的高低

笔记

主要取决于血浆蛋白和脂类的浓度，浓度越高黏滞性越大。血液的相对黏滞性为
4～5，比血浆高得多，这主要是由于血液中红细胞数目多、摩擦力增强所致。血
液黏滞性过高可使外周循环阻力增加，血压升高，还可影响血液流动的速度，对
血液循环产生不利影响。

三、血细胞

血液中的细胞成分主要有红细胞、白细胞和血小板。

（一）红细胞

1.红细胞的形态与数量

正常成熟的红细胞形如圆盘，双
凹无核，直径只有7～8μm，厚度约
为直径的1/3（图8-1）。它具有弹性和
可塑性，可通过直径比它还小的毛细
血管。

血红蛋白约占红细胞重量的32%，
水占64%，其余4%为脂质、糖类和各
种电解质。

红细胞是血液中数量最多的血细

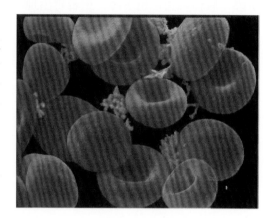

图8-1　红细胞

胞，正常成年男性为（4.3～5.8）×
10^{12}/L，女性为（3.8～5.1）×10^{12}/L。红细胞数目可随外界条件和年龄的不同
而有所改变。高原居民和新生儿可达600万/mm^3以上。从事体育运动或经常锻
炼的人红细胞数量也较多。血红蛋白含量，成年男性为130～175g/L，女性为
115～150g/L。临床将红细胞少于3.0×10^{12}/L、血红蛋白低于10g/100mL称为
贫血。

2.红细胞的生理功能

红细胞的主要功能是运输O_2和CO_2，此外还在酸碱平衡中起一定的缓冲作用。
这两项功能都是通过红细胞中的血红蛋白来实现的。如果红细胞破裂，血红蛋白
释放出来，溶解于血浆中，即丧失上述功能。

血红蛋白由珠蛋白和亚铁血红素结合而成。血液呈现红色就是因为其中含
有亚铁血红素的缘故。每个血红蛋白分子含有4个亚铁血红素，每个亚铁血红
素中各含1个Fe^{2+}。该分子中的Fe^{2+}在氧分压高时，与O_2结合形成氧合血红蛋白
（HbO_2）；在氧分压低时，又与O_2解离，释放出O_2，还原成血红蛋白，由此实现
运输氧的功能。该分子中的氨基在CO_2分压高时，与CO_2结合形成氨基甲酸血
红蛋白（$HbNHCOOH$）；在CO_2分压低时，又与CO_2解离，释放出CO_2，因此
血红蛋白也有运输CO_2的功能。

血红蛋白中Fe^{2+}如氧化成Fe^{3+}，称高铁血红蛋白，则丧失携带O_2的能力。

笔记

某些药物如硝酸甘油、对乙酰氨基酚等能使血红蛋白转化成高铁血红蛋白。

血红蛋白与CO的亲和力比与氧的亲和力大210倍，血红蛋白与CO结合而丧失运输O_2的能力，造成组织缺氧，危及生命，称为CO（煤气）中毒。

一氧化碳（CO）中毒

一氧化碳（CO）中毒俗称煤气中毒，CO是所有含碳物质燃烧不完全时所产生的一种有害气体，当人体吸入高浓度CO且达到一定时间时即可发生中毒。当CO进入机体后与血红蛋白结合形成碳氧血红蛋白，从而使血红蛋白失去了携氧能力，引起机体缺氧中毒。由于脑是全身耗氧量最大的器官，所以脑对缺氧最敏感，同时心、肝、脾、肺、肾等器官也会因缺氧产生不同程度的损害。CO中毒迟发脑病是煤气中毒最严重的伴发症。高压氧是急性煤气中毒的首选特效治疗。迟发脑病主要采取以高压氧为主的综合治疗措施。

3.红细胞的生理特性

（1）渗透脆性（简称脆性）　正常状态下红细胞内的渗透压与血浆渗透压大致相等，若将机体红细胞置于等渗溶液（0.9% NaCl溶液）中，它能保持正常的形态和大小。但如把红细胞置于高渗溶液中，水分将逸出胞外，红细胞将因失水而皱缩。相反，若将红细胞置于低渗溶液中，水分进入细胞，红细胞膨胀变成球形，甚至破裂。红细胞破裂，血红蛋白释放到溶液中，称为溶血。

当红细胞置于0.45% NaCl溶液中，有部分衰老红细胞开始破裂，即上层液体呈微红色。当红细胞置于0.35% ～ 0.3% NaCl溶液中，则全部红细胞都破裂。以上实验表明红细胞对低渗NaCl溶液有一定抵抗力。一般常用红细胞对低渗溶液的抵抗力的大小表示其易破裂性，即脆性。红细胞对低渗溶液的抵抗力越小，表明红细胞的脆性越大。衰老红细胞脆性大，新生红细胞脆性小。

地中海贫血

地中海贫血又称珠蛋白生成障碍性贫血或海洋性贫血，最早发现于地中海区域，实际上本病遍布世界各地，以地中海地区、中非洲、亚洲、南太平洋地区发病较多。在我国以广东、广西、贵州、四川为多。这是一类由于常染色体遗传性缺陷，引起珠蛋白链合成障碍，使一种或几种珠蛋白数量不足或完全缺乏，因而红细胞易被溶解破坏的溶血性贫血。

（2）悬浮稳定性　将与抗凝剂混匀的血液置于血沉管中，垂直静置，虽然红细胞的相对密度比血浆大，但红细胞的沉降速度却很慢，这表明红细胞具有稳定悬浮于血浆中的特性。这种红细胞在血浆中保持悬浮状态而不易下沉的特性称为红细胞悬浮稳定性。在单位时间内红细胞沉降的距离（高度）称为红细胞沉降率

笔记

（简称血沉）。血沉可作为红细胞悬浮稳定性大小的指标。

临床上以第1小时末血沉管内红细胞沉降后上层血浆的高度（mm）作为血沉数据。血沉可以表示红细胞悬浮稳定性的大小。血沉越快则悬浮稳定性越小。正常男子第1小时末，血沉不超过3mm，女子不超过10mm。在妊娠期、活动性结核病、风湿热以及恶性肿瘤时，血沉加快。临床上检查血沉对疾病的诊断及预后有一定的帮助。

关于维持红细胞悬浮稳定性的原因，有人认为是由于红细胞表面存在带有负电荷的唾液蛋白之故，因为同性电荷相斥，红细胞不易聚集，从而呈现出较好的悬浮稳定性。如果血浆中带正电荷的蛋白质增加，被红细胞吸附后，使之表面电荷量减少，很多红细胞彼此凹面相贴，重叠在一起，促进红细胞的聚集和叠连，使总的外表面积与容积之比减少，摩擦力减小，血沉加快。凡是引起血浆中带正电荷的蛋白质增加，使红细胞表面负电荷减少的疾病，都可能导致血沉加快。

4.红细胞的生成与破坏

红细胞的平均寿命约为120天。每天有一部分衰老的红细胞被破坏，同时又有一部分新生的红细胞进入血液循环，以保持人体红细胞数量的动态平衡。如果红细胞的生成或者破坏发生异常，即造成红细胞数量过多或过少。外周血液中血红蛋白量或红细胞计数低于正常值，称为贫血。当红细胞数高达（6.8～8.0）$\times 10^{12}$/L或以上时，称为红细胞增多症。

（1）红细胞的生成过程　人体所有的血细胞都是在造血器官内产生并发育成熟的。成人的造血器官主要是红骨髓，此外还有脾脏和淋巴结等器官。婴儿时期红骨髓广泛分布于各类骨髓腔内，成人则局限在长骨的骨骺端以及不规则骨和扁骨的骨松质内。

红骨髓造血的祖细胞称为造血干细胞，它首先进入增殖分化阶段，形成各系血细胞，然后各系血细胞的增殖发育大体上经历三个阶段，即原始阶段、幼稚阶段（又分早、中、晚三期）及成熟阶段（图8-2）。

红细胞系发育的过程是从原红细胞开始的，然后经早幼、中幼、晚幼红细胞，进而形成网织红细胞而至成熟红细胞。红细胞在发育过程中，体积由大变小，细胞核由大变小直到消失，细胞质内血红蛋白从无到有逐渐增多。

原红细胞体积大，胞核也大而圆，染色质细粒状，核仁1～3个，胞质呈强碱性（原始阶段）。由原红细胞发育成为早幼红细胞时，核染色质变粗，胞质内开始合成血红蛋白。早幼红细胞约经四次分裂发育为中幼红细胞。中幼红细胞胞体较小，核染色质呈粗块状，胞质内血红蛋白逐渐增多。中幼红细胞再增殖、分化，发育成为胞体更小、核固缩、胞质内充满血红蛋白的晚幼红细胞（幼稚阶段）。晚幼红细胞已无分裂能力，它脱去细胞核后就成为网织红细胞，网织红细胞再发育成为成熟红细胞而释放入血液循环（成熟阶段）。

笔记

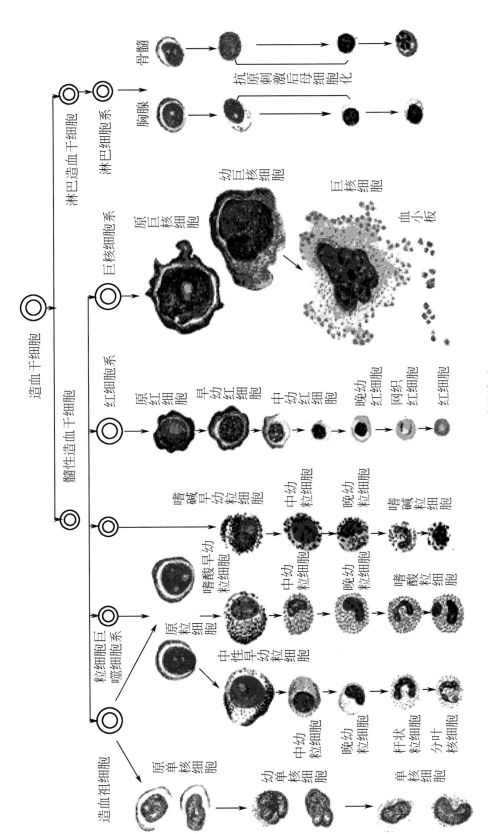

图8-2 血细胞的发生

再生障碍性贫血

再生障碍性贫血是由于造血组织受射线、药物等理化因素的抑制导致造血功能减退或衰竭而引起全血细胞减少，临床表现为贫血、出血、感染等症状的一组综合征。再障有急性、慢性之分，急性再障贫血呈进行性加重，常伴严重感染、内脏出血，而慢性再障贫血、感染、出血等症状均相对较轻。虽然各年龄组均可发病，但以青壮年多见，且男性多于女性。其病因如下。

① 化学因素：苯及其衍生物、有机磷农药、氯霉素、解热镇痛药、磺胺类药物、四环素类、抗肿瘤药物等。

② 物理因素：各种电离辐射如X线、放射性同位素、γ射线等。

③ 生物因素：与再障发病关系密切的是病毒感染，如肝炎病毒。

④ 其他因素：长期未经治疗的各种贫血、慢性肾功能衰竭、垂体前叶及甲状腺功能减退症、免疫因素、遗传因素均能引起再障。

关于发病机制，至今尚无满意的解释，一般形象地归纳为种子（造血干细胞）、土壤（造血微环境）和虫子（免疫异常）三者的相互影响。

骨髓在生成红细胞的过程中，需要各种造血原料和成熟因子。合成血红蛋白需要氨基酸和Fe^{2+}；红细胞的分化成熟需要叶酸、维生素B_{12}等。

人体每天所需的铁，95%来自红细胞破坏分解所释放的铁，只有5%需从小肠吸收。摄入不足、吸收障碍或慢性失血，均导致机体缺铁，引起缺铁性贫血，典型病例贫血是属于小细胞低色素性。如果人体内缺乏叶酸、维生素B_{12}则导致红细胞内DNA合成、细胞分裂和血红蛋白合成障碍，可引起巨幼细胞贫血。饮食中一般不缺乏维生素B_{12}，但是需与胃腺壁细胞分泌的内因子结合并在其保护下才能在回肠被吸收。萎缩性胃炎患者缺乏内因子，将发生巨幼细胞贫血，也称恶贫血。临床上对以上贫血的治疗一般采用针对性补充原则。

缺铁性贫血

缺铁性贫血是由于体内缺少铁质而影响血红蛋白合成所引起的一种常见贫血。这种贫血特点是骨髓、肝、脾及其他组织中缺乏可染色铁，血清铁浓度和血清转铁蛋白饱和度均降低。本病是贫血中常见类型，普遍存在于世界各地。主要的危险因素生育年龄妇女（特别是孕妇）和婴幼儿为需要量增加而容易摄入不足；月经期妇女为月经过多；青少年为营养因素；中老年缺铁性贫血患者应警惕消化道肿瘤。在钩虫病流行地区缺铁性贫血多见而且贫血程度也比较重。

笔记

巨幼细胞贫血

巨幼细胞贫血是叶酸和（或）维生素B_{12}缺乏引起的大细胞性贫血。叶酸、维生素B_{12}参与脱氧核糖核酸（DNA）的合成，故本病是一个全身性疾病，除贫血外，粒细胞巨型变且分叶过多。全身各系统细胞，特别是增殖较快的细胞如黏膜、皮肤细胞也发生病变。我国内地发病多，平原沿海少，以山西、四川、陕西、河南等地山区农村的发病率较高，最高者占该地区贫血的50%～60%。本病好发于婴幼儿、孕妇、青少年，一般巨幼细胞贫血经过适当治疗可迅速治愈。

（2）红细胞生成的调节 组织缺O_2是促进红细胞生成的有效刺激因素。不论何种原因引起的组织缺O_2，都能促进红骨髓加速生成和释放红细胞。实验表明，缺O_2能促进肾脏产生一种红细胞生成酶，此酶作用于血浆中促红细胞生成素原，使它转化为促红细胞生成素。促红细胞生成素由血液运送至骨髓，作用于原红胞膜上的受体，促使红细胞生成，同时促进骨髓释放成熟红细胞入血，增加循环系统中红细胞数量。此外，肝细胞和巨噬细胞也可能产生促红细胞生成素。目前已有人使用促红细胞生成素治疗骨髓造血功能障碍而引起的贫血。

雄性激素是促进红细胞生成的另一因素。雄性激素不但能直接刺激骨髓造血组织，加速红细胞生成，而且还能作用于肾脏使其产生红细胞生成酶，从而促进红细胞的产生。这就可能解释成年男性红细胞的数量多于女性的原因。

然而，如果血液中红细胞数量过多，将使血液黏滞度增加，微血管易于阻塞，循环阻力加大，心脏负担加重。例如，由于空气中氧含量减少或机体运输氧的功能发生障碍，造成组织缺氧，使造血器官活动加强，生成更多的红细胞。造血器官过多增生或癌发也可以造成红细胞数量增多。

真性红细胞增多症

真性红细胞增多症是一种以红细胞、粒细胞和巨核细胞不受控制的增殖为特征的造血干细胞疾病。其临床特征是红细胞增多、中性粒细胞增多、血小板增多和脾大，至病程晚期常发展为进行性骨髓纤维化、贫血和不断进展的脾大等与特发性骨髓纤维化相似的综合征。

（3）红细胞的破坏 正常时红细胞每日更新约1%，比其他组织更新率高。红细胞衰老时，细胞膜的可塑性减小而脆性增加，它可因血流撞击血管壁或因穿过毛细血管被压挤变形而破裂。此外，麻醉剂和毒素等也可使红细胞膜的脂质溶解；在免疫过程中抗体和补体吸附到细胞膜上可使红细胞致敏并产生凝集现象，最终导致细胞破裂。

红细胞破坏后，其碎片可被中性粒细胞和单核细胞吞噬，也可被其中的网状内皮系统的巨噬细胞吞噬和消化。消化后的氨基酸和Fe^{2+}等可被再利用。

笔记

（二）白细胞

1.白细胞的形态、计数和分类

白细胞无色呈球形，有细胞核，体积比红细胞大，直径在 7 ～ 20μm。正常人白细胞计数在（4 ～ 10）× 10^9/L 范围内。血涂片中白细胞经复合染料染色后，可根据其形态差异和细胞质内有无特有的颗粒分为两大类五种细胞（图8-3）。

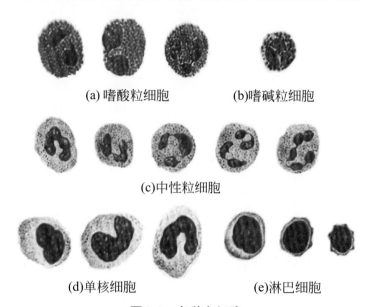

(a) 嗜酸粒细胞　　(b)嗜碱粒细胞

(c)中性粒细胞

(d)单核细胞　　(e)淋巴细胞

图8-3　各种白细胞

（1）粒细胞　细胞质内含有特殊着色颗粒。按颗粒的着色性质不同又可分为：① 中性粒细胞；② 嗜酸粒细胞；③ 嗜碱粒细胞。

（2）无颗粒细胞　又可分为单核细胞与淋巴细胞。

此五种细胞各占的百分率称为白细胞分类计数。白细胞总数分类计数均随年龄而改变，成年人各种白细胞的大小、分类计数及形态特征见表8-1。

表8-1　成年人白细胞分类计数及形态特征

名称		直径/μm	百分/%	形态特点
粒细胞	中性粒细胞	10 ～ 12	50 ～ 70	细胞核为杆状或分叶状（2 ～ 5叶）。细胞质颗粒微细，染成红紫色
	嗜酸粒细胞	10 ～ 15	1 ～ 5	细胞核分为两叶，多呈八字形。颗粒粗大，染成红色
	嗜碱粒细胞	8 ～ 10	0.5 ～ 1	细胞核不规则，有些分为2 ～ 3叶。颗粒大小不等，分布不均匀，染成深蓝色
无颗粒细胞	淋巴细胞	7 ～ 12	25 ～ 30	细胞核较大，呈圆形或椭圆形，染成深蓝色。细胞质很少，染成浅蓝色
	单核细胞	14 ～ 20	3 ～ 8	核呈肾形或马蹄形，染成深蓝色。细胞质比淋巴细胞的稍多，染成灰蓝色

笔记

检查白细胞总数、各种细胞的分类计数及分类计数的变化对于临床诊断有一定意义。在新药开发中，为鉴别某种药物对机体有无亚急性和慢性毒性，也往往把它列为检测的项目。白细胞数超过$10 \times 10^9/L$称为白细胞增多症；少于$4 \times 10^9/L$称为白细胞减少症，均属于病理范围。

2.白细胞的功能

白细胞是机体防御系统的一个重要组成部分，主要通过吞噬和产生抗体等方式来抵御和消灭入侵的病原微生物，但不同的白细胞的防御作用又不尽相同，现分别介绍如下。

（1）中性粒细胞　中性粒细胞的主要功能是吞噬侵入体内的病原微生物和异物。中性粒细胞的运动能力和吞噬活性都很强，血液中的中性粒细胞约有一半随血液循环流动，另外大约一半附着于小血管壁上（称为边缘粒细胞），它们具有朝某些化学物质游走的趋向性。中性粒细胞内的颗粒为溶酶体，内含多种水解酶，能消化其所摄取的病原体或其他异物。

当病原体侵入组织后，它们的化学产物（例如某些肽类）随着组织液扩散到毛细血管内时，就会激活附壁的中性粒细胞。这些被激活的中性粒细胞以变形运动穿过毛细血管壁小孔进入组织间隙并聚集到病原体侵入部位，大量吞噬病原体，在胞质内形成吞噬体，吞噬体与溶酶体融合，然后病原体在溶酶体内被多种水解酶、过氧化酶、溶菌酶等杀死并消化分解。中性粒细胞吞噬病原体后，细胞质中溶酶体解体，本身也被分解破坏。一般一个白细胞处理5～25个细菌后，本身也死亡。死亡的白细胞和细菌分解产物构成脓液。这就是中性粒细胞在体内起着重要防御作用的过程。

（2）嗜碱粒细胞　嗜碱粒细胞的颗粒中含有组胺、肝素、过敏性慢反应物质等生物活性物质。它在形态和功能上与疏松结缔组织的肥大细胞相似。在机体发生过敏反应时，嗜碱粒细胞和肥大细胞都释放组胺和过敏性慢反应物质，使小动脉和毛细血管扩张，通透性增加，气管平滑肌收缩。过敏时出现的哮喘、荨麻疹等症状都与这些物质的作用有关。肝素有抗凝血作用。此外，嗜碱粒细胞释放的物质能促进嗜酸粒细胞向这个区域集中。

（3）嗜酸粒细胞　嗜酸粒细胞也具有吞噬能力，游走性很强，并含有溶酶体和较小的特殊颗粒，但其中所含酶类及其他物质与中性粒细胞有所不同，它不含溶菌酶，所以基本上没有杀菌能力。但在人体发生过敏反应或患寄生虫病时，嗜酸粒细胞往往增多。在发生过敏反应时与嗜碱粒细胞和肥大细胞聚集在同一局部区域，并限制嗜碱粒细胞和肥大细胞在速发性过敏反应中的作用。它能产生前列腺素E，抑制嗜碱粒细胞和肥大细胞合成、释放生物活性物质，并能吞噬嗜碱粒细胞和肥大细胞释放的颗粒，同时还可以释放组胺酶以破坏嗜碱粒细胞和肥大细胞释放的组胺。嗜酸粒细胞还可以参与机体对寄生虫的免疫反应。

（4）单核细胞　血液中的单核细胞是尚未发育成熟的细胞，仍有分裂增殖能力，但吞噬能力极弱。单核细胞由骨髓生成，在血液内仅生活3～4天，即进入肝、脾、肺、淋巴结和浆膜腔等组织转变为巨噬细胞。变为巨噬细胞后即失去分

笔记

裂增殖能力，但体积加大，溶酶体增多，吞噬和消化能力也增强，其吞噬能力比中性粒细胞高很多倍，吞噬对象主要为进入细胞内的病原体，如病毒、疟原虫、结核杆菌、真菌等。巨噬细胞还参与激活淋巴细胞的特异免疫功能；识别和杀伤肿瘤细胞；清除衰老与损伤的细胞和细胞碎片。

（5）淋巴细胞　淋巴细胞与机体的免疫功能有关，故也称免疫细胞，在机体特异性免疫过程中起主要作用。所谓特异性免疫，就是淋巴细胞针对某一种特异性抗原，产生与之相对应的抗体或进行局部性细胞反应，以杀灭特异性抗原。

血液中淋巴细胞按其发生和功能的差异分成两类。一类为在骨髓中产生的淋巴系血细胞，在胸腺中发育成熟，称为胸腺依赖性淋巴细胞，简称T淋巴细胞。另一类淋巴系血细胞可能在骨髓或肠淋巴组织中发育成熟，称为非胸腺依赖性淋巴细胞，简称B淋巴细胞。在血液中的淋巴细胞，80%～90%属于T淋巴细胞，B淋巴细胞主要留在淋巴组织内。T淋巴细胞主要参与细胞免疫，B淋巴细胞主要与体液免疫有关。

细胞免疫　细胞免疫主要是由T细胞来实现的。当巨噬细胞吞噬和处理病原菌或各种异物的抗原物质后，把决定病原菌或异物的特异性抗原物质传送给T淋巴细胞，T淋巴细胞受抗原刺激变成致敏细胞后，其免疫作用表现以下三个方面：直接接触并攻击具有特异抗原性的异物，如肿瘤细胞，异体移植细胞；分泌多种淋巴因子，破坏含有病原体的细胞或抑制病毒繁殖；B细胞与T细胞起协同作用，互相加强，来杀灭病原微生物。

体液免疫　体液免疫主要是通过B细胞来实现的。B淋巴细胞的激活，需要先激活T淋巴细胞，由被激活的T淋巴细胞和抗原一同激活B淋巴细胞，使B淋巴细胞转变成具有抗原特异性的B淋巴细胞并不断增殖，再增殖形成浆细胞，浆细胞可以产生具有同样特异性的免疫球蛋白，即抗体，以针对不同的抗原。抗体通过与相应抗原发生免疫反应，能中和、沉淀、凝集或在补体共同作用下溶解抗原，以消除其对抗体的有害作用。

3.白细胞的生成

骨髓中存在着能分化成各种血细胞的干细胞，即多潜能干细胞。干细胞可喻为祖细胞，由它分化成各种定向细胞系。除前述红细胞系外，还有粒细胞系、单核-巨噬细胞系、淋巴细胞系和巨核细胞系。各细胞系中的原始细胞可喻为母细胞，这种细胞已失去多向性分化能力，只能在本系统内继续分化，直至成熟阶段。

（1）粒细胞系　这个系统由原粒细胞开始，其核为大圆形，胞质内含有丰富的核蛋白体。经早幼、中幼和晚幼粒细胞三个发育阶段达到成熟，分别成为中性粒细胞、嗜酸粒细胞和嗜碱粒细胞。在发育过程中，细胞体积逐渐由大变小，细胞核由大圆形逐渐变为杆状或分叶状。发育成熟的三种粒细胞，贮存在骨髓逐步释放进入血液（参阅图8-2）。从原粒细胞发育成熟为中性粒细胞约需12～14天。

（2）单核-巨噬细胞系　原单核细胞为圆形，直径12～22μm，细胞核呈椭圆或圆形，胞质较多无颗粒。经发育后变成单核细胞进入血液。然后转入组织内变为巨噬细胞（参阅图8-2）。

笔记

（3）淋巴细胞系　研究表明，淋巴细胞和其他血细胞一样也是来自骨髓。干细胞分化出两类淋巴定向祖细胞。一类通过血液到胸腺，在那里发育繁殖，成熟后进入血液循环变成T淋巴细胞，在血液中活动一段时间后，转入淋巴组织，执行细胞免疫。另一类淋巴定向祖细胞，从骨髓可能先进入肠道淋巴结或其他淋巴组织（如脾脏），发育成熟后变为B淋巴细胞，在血液中执行体液免疫功能（参阅图8-2）。

4.白细胞的破坏

白细胞的寿命一般较短，但其确切时间很难准确判断。

粒细胞一般在骨髓内发育需8～12天，在血液中的时间很短，仅为6～12h，然后就穿越毛细血管壁进入组织，在组织中能生存1～2天。粒细胞进入组织后不再返回血管内，故组织中粒细胞的数量相当庞大，约为循环粒细胞的20倍。若有病菌入侵，粒细胞在吞噬活动中自身溶解，与破坏的细菌和组织共同构成脓液。

单核细胞的寿命较难测定，进入组织内的单核细胞变成巨噬细胞后，其寿命可长达数月。

淋巴细胞的寿命较难准确判断，因为这种细胞经常往返于血液、组织液、淋巴液之间。B淋巴细胞的生存期可从数日到数月，少数可达数年。T淋巴细胞的寿命较长，可存活数年。

衰老的白细胞在肝和脾内被巨噬细胞吞噬和分解。还有一部分白细胞可从黏膜上皮渗出，随分泌物一起排出体外。

自身免疫性溶血性贫血

自身免疫性溶血性贫血是一组B淋巴细胞功能异常亢进、产生抗自身红细胞抗体、使红细胞破坏增加而引起的贫血。有时红细胞的破坏能被骨髓红细胞生成所代偿，临床上不发生贫血，即仅有自身免疫性溶血。也有人仅可测及抗自身红细胞抗体，而无明显溶血迹象。当机体既产生抗自身红细胞抗体，又产生抗自身血小板抗体（甚至白细胞抗体），进而同时出现贫血和血小板减少（或全细胞减少）时，称为Evans综合征。本病临床表现多端，温抗体型自身免疫性溶血性贫血多为慢性起病，易于反复，部分患者有急性发作史，发作期间可见畏寒、发热、黄疸、腰背酸痛等。

白血病

白血病是一种造血系统的恶性疾病，特点是造血组织中某一类型的白血病细胞在骨髓或其他造血组织中的肿瘤性增生，可浸润体内各器官、组织，使各个脏器的功能受损，临床表现以发热、出血、贫血、肝大、脾大、淋巴结肿大为特点。

笔记

（三）血小板

1.血小板的形态和数量

血小板又称血栓细胞，是巨核细胞脱离下来的由单位膜包裹的小块胞质，无细胞核。血小板体积很小，直径为 $2\sim4\mu m$，厚 $1\mu m$，往往聚集成群（图8-4）。正常时呈圆盘状，但有时可伸出伪足。

我国健康成人，血小板数为（125～350）$\times10^9$/L。血小板数目可随机体的功能状态发生一定变化，如饭后和运动后数量增加，疾病或妇女月经期时可减少。若血小板减少到 50×10^9/L 甚至更低时，机体某些组织容易出血。

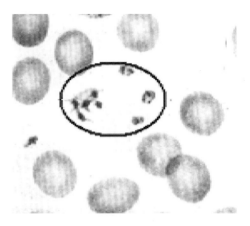

图8-4　血小板

2.血小板的功能

（1）参与生理性止血　所谓生理性止血是指血管破损时，血液从血管内流出数分钟后自行停止的现象。当血管损伤而内皮细胞下结构暴露时，胶原纤维与血液中的血小板接触，激活血小板，从而使两者黏附在一起。黏附现象一旦发生，将引起更多的血小板聚集成团，形成松软的止血栓，堵塞住血管创口，起止血作用。血小板的聚集与其本身释放的ADP和前列腺素、血栓素 A_2 等活性物质有关。其次，血小板在形成止血栓子时，血小板已暴露出大量磷脂表面，释放与凝血作用有关的血小板磷脂（血小板因子Ⅲ），促进纤维蛋白的形成和增加，形成凝血块。纤维蛋白收缩，使凝血块回缩，挤出其中血清而成为坚实的止血栓，牢牢地堵住血管缺口。此外，在创伤出血时，血小板还释放出肾上腺素和5-羟色胺，引起局部血管平滑肌收缩，使血管口径缩小，有利于止血。

（2）营养和支持作用　血小板与毛细血管内皮细胞相互粘连与融合，从而填补内皮细胞不断脱落而留下的空隙，防止红细胞透出血管外，维护毛细血管壁的完整性。当体内血小板减少时，毛细血管内皮的修补功能下降，则毛细血管的脆性和通透性增加，红细胞容易逸出，可发生自发性出血现象，出现紫癜。

3.血小板的形成

血小板是在骨髓中由巨核细胞系定向祖细胞发育而来。这个细胞系的发育过程与其他血细胞系不同。巨核母细胞的细胞核内DNA合成时，细胞并不分裂，从而使核内的DNA的含量增加十几倍，成为多倍体。细胞的体积不断增大，变为巨核细胞。当此细胞进一步分化接近成熟时，细胞膜向胞质内凹陷，将整个细胞质分隔成许多小区，最后各小区之间继续断裂，形成游离的血小板。巨核细胞的成熟时间为 $2\sim3$ 天。每个巨核细胞可分解成2000～3000个血小板（图8-2）。

4.血小板的破坏

血小板平均寿命 $7\sim14$ 天。衰老的血小板被脾和肝脏的网状内皮系统吞噬和

笔记

破坏，也有少数衰老血小板在循环过程中被破坏。此外，还有的血小板在执行功能时被消耗，如融入血管内皮细胞等。

原发性血小板减少性紫癜

原发性血小板减少性紫癜或称特发性血小板减少性紫癜，指无明显外源性病因引起的血小板减少，大多数是由于免疫反应引起的血小板破坏增加，故又名自身免疫性血小板减少症，是一类较为常见的出血性血液病，其特点为血小板寿命缩短，骨髓巨核细胞增多，80% ～ 90%病例的血清或血小板表面有IgG抗体，脾无明显大，表现为皮肤黏膜出血或内脏出血。

四、血液的功能

1.运输功能

血液循环于心血管系统内，不断地将氧气和营养物质运送到全身各组织细胞，同时将组织细胞的代谢产物和CO_2运输到排泄器官，排出体外。此外，一些激素、酶及维生素等生物活性物质也需血液运输到靶器官。

2.免疫和防御功能

血液中含有与免疫功能有关的血浆球蛋白和白细胞，它们具有吞噬、分解、清除侵入体内的病原体和异物以及体内衰老、坏死的组织细胞的功能。

3.调节功能

血液运输中的激素是体液调节中重要组成部分。通过血液循环可将体内的热量带到体表散失，调节体温，维持体温的相对恒定。通过缓冲作用对维持人体酸碱平衡起着非常重要的作用。

第三节　血液凝固和纤维蛋白溶解

血液在心血管中经常处于液体状态，这是保持血液不断循环流动的必要条件之一。正常人血液在血管里流动，既不凝血，也不出血，这取决于血管组织、血小板、凝血因子的功能及凝血系统和纤溶系统所保持的动态平衡。

一、血液凝固

血液从流动的液体状态变成不能流动的胶冻状凝块的过程，称为血液凝固。血液凝固是一种复杂的生化反应过程，需要多种凝血因子和血小板等共同参与。当血管壁受到损伤血液流出血管或血液从机体抽到体外时，血液很快凝固成块。

笔记

血块还能堵住受伤的血管壁起到止血作用。因此凝血也是机体的一种保护性生理过程。

（一）凝血因子

按国际命名法，将参与血液凝固过程的凝血因子按发现时间的先后次序，以罗马数字统一命名，作为国际上通用的名称（表8-2）。其中因子Ⅵ是因子Ⅴ的激活物，不是一个独立的凝血因子，已被取消。其中，除因子Ⅳ为Ca^{2+}外，其余都是蛋白质。因子Ⅲ由组织细胞产生，存在于细胞组织中，故亦称为组织因子。其余因子均存在于血浆中，它们大多数是在肝脏内合成的。

有些凝血因子在血浆中并无活性，需经过水解作用，在其肽链的一定部位切下一个片段，以暴露或形成活性中心，才呈现活性，这个过程称为激活。激活的凝血因子，常在该因子代号的右下角加"a"字，以示区别。此外，研究又发现，前激肽释放酶、高分子激肽原以及来自血小板的磷脂等，也直接参与血液凝固过程。

表8-2　血液中的凝血因子及其作用

名称	凝血因子同义名称	作用
Ⅰ	纤维蛋白原	转变成纤维蛋白，形成凝胶
Ⅱ	凝血酶原	转变为凝血酶，催化纤维蛋白原转变为纤维蛋白
Ⅲ	组织因子	启动外源性凝血过程
Ⅳ	Ca^{2+}	参与血凝大部分过程
Ⅴ	前加速素、易变因子	在Ca^{2+}与磷脂存在下，增强因子Ⅹa激活因子Ⅱ的作用
Ⅶ	前转变素、稳定因子	参与外源性凝血过程，在Ca^{2+}作用下因子Ⅶ与因子Ⅲ形成复合物，以激活因子Ⅹ和Ⅸ
Ⅷ	抗血友病因子	在Ca^{2+}与磷脂作用下，增强因子Ⅸa激活因子Ⅹ的作用
Ⅸ	血浆凝血活酶	激活因子Ⅹ
Ⅹ	Stuart因子	能使凝血酶原激活
Ⅺ	血浆凝血活酶前质	在Ca^{2+}存在下可激活因子Ⅸ
Ⅻ	接触因子	可激活激肽释放酶原、因子Ⅺ等
ⅩⅢ	纤维蛋白稳定因子	使纤维蛋白单体之间形成肽键

（二）血液凝固过程

凝血过程一旦开始，各个凝血因子便一个激活另一个，形成一个"瀑布"样的反应链直至血液凝固。大体分三个阶段。

第一步　凝血酶原激活物的形成

第二步　凝血酶原 —————→ 凝血酶

第三步　纤维蛋白原 —————————→ 纤维蛋白（血纤维）

笔记

1.凝血酶原激活物的形成

凝血酶原激活物不是一种单纯物质，而是一组复合物，形成后，第二步、第三步就相继完成，血液也就凝固了。根据反应起始点的凝血因子和复合物形成的途径不同，可分为内源性凝血系统和外源性凝血系统。

（1）内源性凝血系统 这个系统是指凝血酶原复合物的形成完全依赖于血浆中的凝血因子。具体过程是：血浆中凝血因子XII与受损伤血管壁内的胶原或基膜接触后，被激活成因子XIIa，它再催化因子XI成为因子XIa，因子XIa继而催化因子IX成为因子IXa。因子IXa、因子VIII、Ca^{2+}和血小板磷脂等共同催化因子X成为因子Xa。因子Xa与因子V、Ca^{2+}和血小板磷脂形成凝血酶原激活物。

（2）外源性凝血系统 当组织受外伤时，释放出因子III，其所发动的凝血过程称为外源性凝血系统。因子III是一种脂蛋白，它必须与部分血浆因子——因子VII和Ca^{2+}形成复合物。此复合物可催化因子X成为因子Xa。以下的步骤即和内源性凝血系统中的相同，即因子Xa与因子V在血小板磷脂和Ca^{2+}参与下形成凝血酶原激活物。

一般说来，通过外源性途径较快，但在实际情况下，单纯由一种途径引起凝血的情况不多。

2.凝血酶原转变为凝血酶

凝血酶原无活性，在Ca^{2+}与凝血酶原激活物的作用下，凝血酶原被激活，生成凝血酶。凝血酶的作用：催化纤维蛋白原转化成纤维蛋白；促进血小板磷脂的释放以及增强因子VIII与因子V的活性，即有正反馈的作用，促使血凝过程加速；此外还能激活因子VIII成为VIIIa。

3.纤维蛋白原转变为纤维蛋白

凝血酶促使血浆纤维蛋白原形成纤维蛋白。纤维蛋白原分子为对称的二聚体，在血浆中呈溶解状态。在凝血酶的作用下水解为单体，然后各单体之间以氢键联系，聚合在一起成为多聚体。此多聚体不稳定，在Ca^{2+}的参与下，因子VIIIa催化多聚体中的单体，使之相互反应形成共价键，形成牢固的纤维蛋白多聚体，即纤维蛋白，并呈不溶解状态。它们相互连接，以蛋白质细丝纵横交错织成网状，将各种血细胞网罗其中，形成血块。

（三）体内抗凝血物质

正常血液中含有各种凝血因子与血小板，而为什么不发生血管内凝血呢？首先，正常血管内皮是完整而滑润的，不但不存在凝血起始因子XII接触激活与血小板黏附、聚集和释放的条件，而且血管内皮释放的前列环素可抑制血小板聚集与释放；其次，血液中凝血因子处于非活化状态，即使有少量凝血因子被激活也会被血流带走，并且肝脏有清除已活化凝血因子的作用；此外，体内存在着很多抗凝血物质，如抗凝血酶、肝素等。

1.抗凝血酶

血液中存在有六种抗凝血酶，其中以抗凝血酶III（AT-III）最重要，它几乎

笔记

占血中整个抗凝血酶活性的50%左右。它能与凝血酶以1：1形成等分子复合物，从而使凝血酶丧失活性，纤维蛋白不能形成，从而达到抗凝血作用。

2.肝素

肝素是由肥大细胞产生的一种酸性黏多糖，几乎存在于所有组织中，尤以血浆、肺和肝中含量最多。肝素与AT-Ⅲ结合后，可使后者与凝血酶的亲和力增强约100倍，并使两者结合得更快，更稳定，从而使凝血酶失去活性。此外，肝素尚能抑制凝血酶原的激活。在一定条件下肝素还能抑制血小板发生黏着、聚集和释放反应，使血小板内凝血物质不易释放和血栓不易产生。所以肝素是高效能的抗凝血物质。

3.其他抗凝物质

血液中尚含有α_2-巨球蛋白和蛋白质C等各种抗凝血物质。这些物质对维持血液的正常流动起了重要作用。巨噬细胞系统不断地吞噬血浆中被激活的凝血因子、组织因子和纤维蛋白单体等物质，也有助于抗凝血过程。体内抗凝血过程，还有纤维蛋白溶解系统参与（详见本节第二部分）。

（四）血液凝固的加速与延缓

在临床或实验室工作中，如进行血液化验、外科手术或输血时，常需要加速、延缓或防止血液凝固。这就需要根据血液凝固的原理选择不同的方法、药物等来加速、延缓或防止血液凝固。

当机体有内出血、外出血时或在手术过程中，需加速凝血有利于止血。常用纱布、棉花球、明胶海绵等按压伤口，使血浆中因子Ⅻ与粗糙面接触而成为因子Ⅻa，继而发生一系列的凝血连锁反应，形成小血块，堵塞小血管创伤而止血。适当地加温能增高凝血酶的活性而加速凝血过程。但超过45℃酶蛋白变质而失活。相反，如果把血液置于极为光滑的容器内，如在盛血容器内涂一层石蜡或硅胶，或将血液置于温度较低的环境里（5～10℃）中，凝血减慢。有些中草药亦具有止血或加速凝血作用，如云南白药、三七、仙鹤草等。

如果要使血液样品保持始终不凝固，常向血液中加入对机体无害或对测定无影响的物质作抗凝剂。如柠檬酸钠可与血浆中的Ca^{2+}结合成不易解离的可溶性络合物——柠檬酸钠钙；如草酸铵可与血浆中的Ca^{2+}结合成不易溶的草酸钙，由于血浆中缺少游离Ca^{2+}而起抗凝作用。肝素是一种常用的体内外抗凝剂。

血友病

血友病为遗传性凝血功能障碍的出血性疾病，包括血友病A（因子Ⅷ缺乏）、血友病B（因子Ⅸ缺乏）和血友病C（因子Ⅺ缺乏），以血友病A最多，血友病C较少。各型可单独出现，也可同时存在。血友病A和B均为X染色体伴性遗传，表现为女子遗传，男子患病。如携带基因的女性与正常男性结婚时，所生女儿全部不表现病态，但有一半机会为血友病基因携带者；所生男孩则正常与患病的机会各一半。若男性患者与正常女性结婚姻，所生儿子均正常，女儿均为血友病传递者。血友病C为常染色体显性或不完全隐性遗传，男女均可患病及传递血友病。临床最主要表现是出血，出血部位广泛且不易止血；终身有轻微损伤和手术后长时间出血；常有自发性关节积血，并反复发生而引起血友病性关节炎。

二、纤维蛋白溶解

血液凝固过程中形成的纤维蛋白被血浆中纤溶系统分解液化的过程，称为纤维蛋白溶解（简称纤溶）。纤溶是体内重要的抗凝血过程。它和血凝过程一样，也是机体的一种保护性生理反应，对体内血液经常保持液体状态与管道畅通起着重要的作用。

纤溶的激活物和抑制物以及纤溶的一系列酶促反应，总称为纤溶系统。纤溶系统包括四个组成部分：纤溶酶原激活物、纤溶酶原、纤溶酶和纤溶抑制物。

纤维蛋白溶解的基本过程

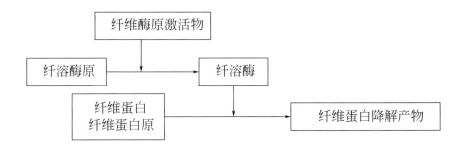

纤维蛋白溶解的基本过程可分为两个阶段：纤溶酶原的激活与纤维蛋白的降解。

1.纤溶酶原的激活

纤溶酶原是一个单链的β-球蛋白，相对分子质量为80000～90000，在肝、骨髓和肾中合成，然后释放入血液中。血浆中纤溶酶原无活性，在激活物的作用下，能转变成具有催化活性的纤溶酶。

纤溶酶原的激活物主要有以下三类。

① 血管激活物　在小血管的内皮细胞中合成后释放入血。当血管内出现纤维蛋白凝块时，便会刺激血管内皮细胞释放大量激活物，激活纤溶酶原。

② 组织激活物　这类激活物存在于很多组织细胞中，例如子宫、肺、甲状腺、淋巴结等组织中含量很高，当这些组织损伤时，可释放组织纤溶酶原激活物，激活纤溶酶。肾脏合成的尿激酶就属于这类激活物，可从人尿中提取，临床上用于治疗血栓性疾病。

③ 依赖于凝血因子XII的纤溶酶原激活物　当凝血因子XIIa激活激肽释放酶原后，激肽释放酶可激活纤溶酶原。在体内，这种凝血因子和纤溶酶同时激活的情况，可能是血液保持正常流动状态的原因。

2.纤维蛋白的降解

纤溶酶是血浆中活性最强的蛋白水解酶，但其特异性较差。它可以作用于纤维蛋白或纤维蛋白原的肽链，逐个将其水解分割成很多可溶性小肽，这些小肽一般不再凝固，统称为纤维蛋白降解产物。

3.纤溶抑制物及其作用

血管内出现血栓时，纤溶作用主要局限于血栓发生处，而不扩展到周围血液。这可能是由于血浆中有大量纤溶抑制物所致。血浆中抑制纤维蛋白溶解的物质统称为纤溶抑制物。它们存在于血浆、组织及各种体液中。根据其作用可分为两类：一类是抑制纤溶酶原激活，称为抗活化素。如血浆中的α_2巨球蛋白，它能与尿激酶竞争底物而发挥抗纤溶作用。另一类是抑制纤溶酶的作用，称为抗纤溶酶。目前，临床上广泛应用的止血药，如止血芳酸和6-氨基己酸等，就是抑制纤溶酶的药物。

血栓性脉管炎

血栓性脉管炎主要表现为患者的手指或脚趾出现红紫、麻木、冷痛症状，后期会出现溃烂和坏死的现象，严重者会导致手脚残疾。我国各地均有发病，但以黄河以北地区为多见，患者绝大多数为男性，好发于青壮年。病变多数发生在四肢血管，尤其是下肢为常见。病理改变首先是血管内膜增厚，随后有血栓形成，以致最后血管完全阻塞。

三、纤溶与血凝之间的动态平衡

在正常情况下，血液中的抗纤溶酶的含量高于纤溶酶的含量，因而纤溶酶的作用不易发挥。但如果血管受损，首先发生血凝块或血栓以达到止血。后来由于纤溶系统的作用，血凝块或血栓可以溶解、液化，使血管再通畅，这样两方面保持着动态平衡。如平衡遭破坏，则出现病理现象。如果纤溶过弱，就可能出现血栓形成和纤维蛋白沉积过多现象，出现广泛小血管微血栓。如果纤溶过强或血液凝固过程有障碍，都会影响止血功能，使机体出现出血和渗血现象。

第四节　血量、血型和输血

一、血量

血量是指人体内血液的总量，正常成人血量占自身体重的7%～8%，包括心血管中的循环血量和在肝、脾、肺、皮下静脉中的储存血量。生理条件下，人体内血液保持相对稳定，维持正常血压和血流，保证各器官、组织、细胞能获得充分的血液供给。一旦血量不足，就会导致血压下降、供血不足，最终引起人体代谢障碍和功能损害。一般认为，成人一次失血500mL以下而不超过全身血量的10%时，血量和血液主要成分恢复很快，对人体健康无明显影响。中等量失血，即一次失血1000mL而达到全身血量的20%时，便会出现血压下降、脉搏加快、眩晕、乏力等症状，人体健康受到明显影响。严重失血，即失血量达到30%时，必须立即输血，如不及时抢救，将会危及生命。

二、血型和输血

（一）血型

血型一般是指红细胞膜上存在着的特异性抗原的类型。很早以前人们在进行输血疗法时已经发现，有些患者输血后效果良好，而有些患者在接受输入血液后，反而产生严重后果甚至导致死亡。经深入研究，发现人类血型之间存在类型的差别，即不同的血型。如果血型不匹配而进行输血，红细胞会出现"凝集"现象，凝集块可堵塞血管导致严重后果。随着免疫学的发展，凝集反应实质也是一种抗原与抗体的免疫反应。目前发现的血型至少有15种，与临床上关系密切的有ABO血型系统和Rh血型系统。

1. ABO血型

在ABO血型系统中，红细胞表面含有两种不同的凝集原（即抗原），分别称A凝集原和B凝集原。根据红细胞膜上A/B凝集原种类或有无，可将血液分成4种血型（表8-3）。ABO血型系统的抗体存在血浆中，称凝集素，共有抗A凝集素和抗B凝集素两种，属天然抗体。

表8-3　ABO血型系统中的凝集原和凝集素

型别	红细胞膜上的凝集原	血清中的凝集素
A	A	抗B
B	B	抗A
AB	A+B	无
O	无	抗A+抗B

若红细胞上的凝集原与相对抗的凝集素相遇，会产生凝集反应。

测定ABO系统血型的方法：把已知的标准A、B（含抗B、抗A凝集素）血清分别滴在玻片上，在每一滴血清上再加一滴红细胞悬浮液，轻轻摇动，使红细胞和血清混匀，片刻之后，根据有无凝集现象的发生来判断血型（图8-5）。

2. Rh血型

Rh血型系统是在红细胞表面与ABO血型同时存在的另一种血型系统。Rh的抗原（即Rh凝集原，又称Rh因子）最早是在恒河猴的红细胞中发现的（Rh是恒河猴学名Rhesus的前两个字母），后来发现人类也有这种Rh因子。人类红细胞膜

笔记

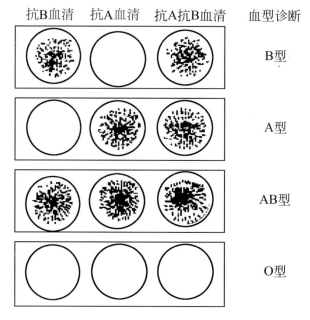

图8-5 ABO血型测定

上的Rh抗原有C、c、D、E、e 5种，其中D抗原最强。凡红细胞含有D抗原的，称Rh阳性；不含D抗原的，称Rh阴性。我国汉族人口约99%以上为Rh阳性，少数民族中Rh阴性较多。

抗Rh因子的抗体即抗Rh凝集素，人的血清中不存在天然的抗Rh凝集素，一般均属后天获得的，主要是在输血或妊娠过程中产生的。

Rh溶血病

对于Rh阴性的孕妇孕育了Rh阳性的胎儿，分娩时胎儿的Rh阳性因子进入母体血液，刺激母体产生抗Rh凝集素。如果该妇女再妊娠，胎儿Rh阳性，则母体的抗Rh凝集素可通过胎盘进入胎儿的血液中，引起胎儿红细胞发生凝集和溶血而导致胎儿死亡。可在输血前和妊娠时检查Rh因子，具有一定的临床意义。

（二）输血

输血可直接补充循环血量，使血压迅速恢复或接近正常水平，保证机体或心、脑等重要器官的血液供应，维持人体正常生命活动的需要。

无私奉献　救死扶伤

失血量超过血液总量40%，即可能造成生命危险，需要紧急输血。献血200～400mL对查体合格的献血员不止没有伤害，还可促进人体的新陈代谢、

笔记

加快血液流速。对于献血后可能出现的头晕情况，献血者一般休息半小时即可恢复正常。

　　临床上输血以同型血相输为原则，并做交叉配血试验（图8-6）。在紧急情况下又无同型血时，可考虑少量（不超过300mL）、缓慢地输入异型血液，但必须符合献血者的红细胞不被受血者的血清所凝集的原则。

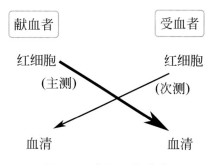

图8-6　交叉配血试验

　　对于ABO血型系统，除了同型血相输，还可以把少量的O型血输给其他血型的受血者。因为O型血的红细胞不含A和B两种凝集原，所以不论遇到抗A和抗B凝集素，都不会发生凝集反应。同理，AB型可接受其他血型的输血，因为AB型血的血浆中不含的抗A、抗B凝集素。

　　对于Rh阴性受血者，原本血浆中无抗Rh凝集素，第一次接受Rh阳性的血液时，不会发生凝集反应，但会产生抗Rh凝集素。当再次输入Rh阳性血时就会发生输血反应。所以即使多次输入的是同一血型或同一给血者的血液，也要重新做交叉配血试验避免发生输血反应。

习　题

第八章
习题答案

一、单选题

1.体液主要分布在（　　　　）。

A.细胞内　　　　　　B.血管内　　　　　　C.组织中　　　　　　D.淋巴管内

2.血液属于（　　　　）。

A.上皮组织　　　　　B.结缔组织　　　　　C.肌组织　　　　　　D.神经组织

3.参与凝血过程的血浆蛋白成分是（　　　　）。

A.白蛋白　　　　　　B.球蛋白　　　　　　C.纤维蛋白原　　　　D.蛋白质钠盐

4.血浆的pH值是（　　　　）。

A. 4.5～5.5　　　　　B. 6.8～7.9　　　　　C. 7.35～7.45　　　　D. 8.5～9.0

5.红细胞的功能是（　　　　）。

A.参与体液免疫　　　B.参与凝血　　　　　C.参与细胞免疫　　　D.运输O_2和CO_2

6.血浆蛋白生理作用的叙述，错误的是（　　　　）。

A.参与机体防御功能　　　　　　　　　　　B.维持血浆晶体渗透压

C.调节血浆酸碱度　　　　　　　　　　　　D.参与血液凝固

7.外源性凝血过程中，受伤组织首先释放的是因子（　　　　）。

笔记

A.XII   B.III   C.VII   D.IX

8.不是蛋白质成分的凝血因子是（　　　）。

A.因子II   B.因子XII   C.因子VIII   D.因子IV

9.内源性凝血途径的起始因子是（　　　）。

A.因子III   B.因子XII   C.因子VIII   D.因子V

10.某人血清中无抗A、抗B凝集素，红细胞膜无Rh的D抗原，其血型属于（　　　）。

A.AB型、Rh阴性   B.O型、Rh阳性

C.AB型、Rh阳性   D.O型、Rh阴性

11.某人的红细胞与B型血的血清凝集，而其血清与B型血的红细胞凝集，则血型为（　　　）。

A.A型   B.B型   C.AB型   D.O型

二、多选题

1.血液中的脂类物质包括（　　　）。

A.葡萄糖   B.卵磷脂   C.胆固醇   D.甘油三酯

2.下列说法正确的是（　　　）。

A.成年女性的红细胞数量为（3.8～5.1）×10^{12}/L

B.白细胞的数量为（4～10）×10^{12}/L

C.血小板的数量为（125～350）×10^{9}/L

D.男性的血红蛋白的数量为110～130g/L

3.白细胞的功能包括（　　　）。

A.吞噬细菌、病原体   B.参与体液免疫和细胞免疫

C.运输氧气和二氧化碳   D.与过敏反应相关

4.延缓血液凝固的方法有（　　　）。

A.减少血液接触粗糙面   B.应用抗凝剂

C.低温保存：5～10℃   D.应用促凝剂

三、填空题

1.体液包括_____和_____。

2.细胞外液包括_____、_____和_____。

3血液的组成包括：_____和_____。

4.血浆的理化特性包括：_____、_____和_____。

5血浆渗透压由_____和_____组成。

6.红细胞的生理特性有：_____和_____。

7.数量最多的白细胞是_____，数量最少的白细胞是_____。

四、名词解释

1.血浆渗透压

2.血型

笔记

第九章　脉管系统

学习目标

知识目标

1. 掌握　体循环与肺循环的途径和功能意义；心的泵血功能。
2. 熟悉　心的结构和心的传导系统；淋巴系统的组成以及主要的淋巴器官的功能；血管的种类、位置以及毗邻关系。
3. 了解　心血管活动的神经、体液调节。

能力目标

1. 明确心脏及其瓣膜体表投影及临床意义。
2. 能明确肺循环的组成及特点。
3. 能明确上腔静脉系、下腔静脉系的组成和重要属支的走行及收集范围。
4. 能明确主要动脉的位置毗邻关系及临床意义。

素质目标

1. 培养敬畏生命、无私奉献的精神。
2. 培养学生珍惜生命、友好互助的品质。

　　脉管系统包括心血管系统和淋巴系统两部分（图9-1）。它们是一套封闭的连续的管道系统，分布于全身。

　　心血管系由心、动脉、静脉和毛细血管组成，血液在其中循环流动。淋巴系包括淋巴管、淋巴组织和淋巴器官，淋巴液沿淋巴管道自周围向心脏方向流动，最后汇入静脉。

　　脉管系统的功能主要是不断地把营养物质和氧气输送到身体各器官组织和细胞，同时又将组织代谢产物（如二氧化碳、尿素等）运到肺、肾和皮肤等器官排出体外。内分泌器官产生的激素以及生物活性物质也由脉管系统运送。淋巴器官还能产生淋巴细胞和抗体，参与机体的免疫机制。因此，脉管系统对维持机体内环境的相对稳定也起着重要的作用。

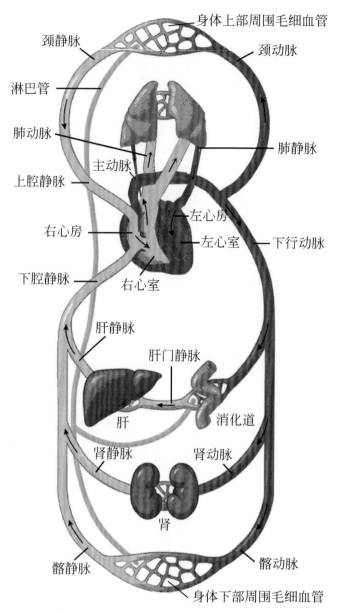

颈静脉
淋巴管
肺动脉
上腔静脉
主动脉
右心房
下腔静脉
右心室
肝静脉
肝门静脉
肝
肾静脉
肾动脉
肾
髂静脉
身体上部周围毛细血管
颈动脉
肺静脉
左心房
左心室
下行动脉
消化道
髂动脉
身体下部周围毛细血管

图9-1　脉管系统

第一节　心血管系统

心血管系统由心和血管组成。血液由心室射出，经动脉、毛细血管、静脉返回心房。这种周而复始的循环流动称为血液循环。根据血液在心血管系统内的循环途径和功能不同，血液循环分为体循环和肺循环，两个循环同时进行，彼此相通，互相连续。

笔记

一、体循环

经肺循环回心的含氧丰富的动脉血由左心房进入左心室。心收缩时，由左心室射入主动脉，再经主动脉的各级分支流到全身的毛细血管。血液在毛细血管与周围的组织、细胞之间进行物质交换，氧气和营养物质进入组织、细胞；组织、细胞产生的二氧化碳和其他代谢产物进入血液，此时动脉血变成静脉血。经各级静脉分别汇入上、下腔静脉或冠状窦，流回右心房。

二、肺循环

经体循环回心的静脉血，经右心房到右心室。心收缩时，血液由右心室到肺动脉，在主动脉弓下方，肺动脉分左、右肺动脉，经左、右肺门进入左、右肺内，逐渐分支成肺毛细血管，故肺动脉内为静脉血。血中的二氧化碳通过毛细血管壁和肺泡壁进入肺泡，肺泡内的氧气进入血液。此时血液由静脉血转为动脉血。肺静脉起始于肺泡周围毛细血管，逐渐汇合成左、右各两条肺静脉，出肺门后注入左心房。

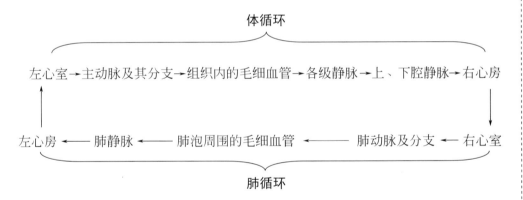

三、心

心是血液循环的动力器官，终生有节律地收缩和舒张，保证血液的正常活动。

（一）心的位置和形态

心位于胸腔纵隔内，两肺之间。其2/3偏于正中线的左侧，1/3在中线的右侧。

心像倒置的圆锥形，前后略扁，大小约如本人的拳头。其外形包括心尖、心底、两个面、三个缘和三条沟（图9-2）。心尖钝圆，朝向左前下方，位于左侧第5肋间隙，左锁骨中线内侧1～2cm处可看到或摸到心尖搏动。心底较宽，有大血管由此出入，朝向右后上方。故心的纵轴是斜行的，约与正中矢状平面成45°角。心的前面有胸骨和肋软骨，称胸肋面；下面与膈相邻，称膈面。心的右缘由右心

笔记

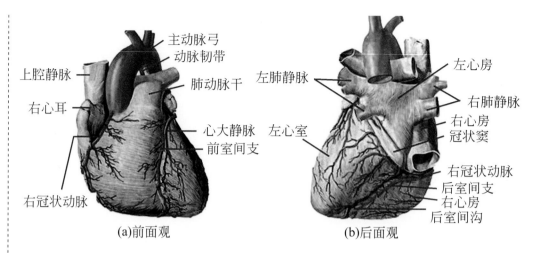

<table>
</table>

(a)前面观   (b)后面观

图9-2   心脏的外观

房构成；左缘由左心室和左心耳构成；下缘较锐，由右心室和心尖构成。近心底处，心表面一条环形的浅沟，称冠状沟，是心房和心室的表面分界线。心的胸肋面和膈面各有一纵行的浅沟，分别称前、后室间沟，为左右心室的表面分界。

（二）心腔的结构

心是一中空的肌性器官，共有4个腔，即左心房、左心室、右心房、右心室（图9-3）。左、右心房之间的中隔称房间隔；左、右心室之间的中隔称为室间隔。同侧的房室之间有房室口相通，房室口位置相当于冠状沟的平面。

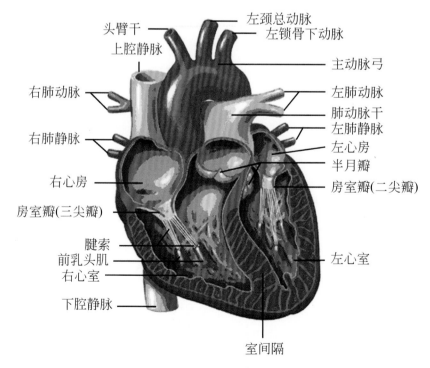

图9-3   心脏的纵切面观

笔记

1.右心房

有三个入口：上腔静脉口、下腔静脉口及冠状窦口。出口为右房室口，通右心室。

2.右心室

室腔分流入道和流出道两部分。流入道的室壁不光滑，入口为右房室口，其周缘附有三个三角形的瓣膜，称三尖瓣。瓣膜垂向室腔，并借许多线样的腱索向下连于乳头肌，可防止三尖瓣翻向右心房，防止心室收缩时右心室的血逆流回右心房。

右心室的流出道管壁光滑，形如漏斗，称动脉圆锥。出口为肺动脉口，连通肺动脉干。口的周缘有3个半月形瓣膜，称肺动脉瓣。心室舒张时，瓣膜关闭，阻止血液倒流回右心室。

3.左心房

左心房后部两侧各有2个肺静脉口，由肺回流的动脉血由此注入左心房。左心房的出口为左房室口，通向左心室。

4.左心室

左心室肌最厚，分为流入道和流出道两部分。流入道的入口为左房室口，口的周缘附有两片瓣膜，称二尖瓣。二尖瓣也借腱索连于乳头肌上，其功能与三尖瓣相似。左心室的出口为主动脉口，周缘附有三个半月形的主动脉瓣，其构造和功能与肺动脉相似。

心像一个"动力泵"，房室瓣（二尖瓣和三尖瓣）和动脉瓣（主动脉瓣和肺动脉瓣）类似泵的阀门，它们可顺血流而开放、逆血流而关闭。故有保证心腔血液定向流动的作用。心收缩时，房室瓣关闭，动脉瓣开放，血液流向动脉；心舒张时，动脉瓣关闭，房室瓣开放，心房血液流向心室。如果因病变引起瓣膜关闭不完全（闭锁不全），或不能完全开放（狭窄），则将导致心腔内血流紊乱。

先天性心脏病

孕妇在妊娠最初3个月内受病毒感染、放射性辐射、某些药物的影响、缺乏营养以及某些遗传因素，使胎儿的心脏发育异常，继而引发先天性心脏病。常见的先天性心脏病主要有房间隔缺损、室间隔缺损、法洛四联症、动脉导管未闭、肺动脉瓣狭窄、大血管错位、主动脉缩窄和三尖瓣闭锁等。较重的先天性心脏病在婴幼儿期就会有明显的症状和体征，如明显发绀、眼结膜充血、喜欢蹲踞片刻再起立行走等。先天性心脏病的治疗：除到医院进行合理、适时的手术治疗外，药物治疗也是不可缺少的。父母应根据医生要求，让患儿坚持药物治疗。先天性心脏病的护理：要搞好饮食调养。手术后的饮食要少食多餐，多吃清淡、易于消化的乳类、鱼、虾、瘦肉等，也可吃适量的新鲜

笔记

蔬菜水果等，但油腻食物不可吃。注意患儿休养，半年内不让其参加剧烈运动，半年后可依情况逐渐增加活动量。

（三）心壁的结构

心房壁比心室壁薄。心壁由内向外分三层：心内膜、心肌层和心外膜。心内膜含血管、神经和心传导系的分支。心房肌和心室肌不相连续，故心房和心室的收缩和舒张不是同时进行。营养心脏的血管行于心外膜内。

（四）心的传导系统

心的传导系统包括窦房结、结间束、房室结、房室束、左右束支、浦肯野纤维，最后连于心壁肌内（图9-4）。其位于心壁内，由特殊分化的心肌细胞构成，其功能是产生并传导兴奋冲动，维持心搏的正常节律，使心房肌和心室肌的收缩互相协调。

窦房结是心的正常起搏点，由窦房结发出的冲动引起心房肌收缩，同时冲动也传给房室结，在房室结内传导缓慢，约经0.04s的延搁，再沿房室束、左

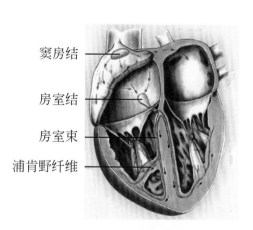

图9-4　心脏传导系统

右束支及浦肯野纤维传至心室肌，引起心室肌收缩。因此，心房和心室的收缩并不同时发生。

（五）心的血管

营养心的动脉是左、右冠状动脉（见图9-2），均由主动脉升部的起始处发出，行于心外膜深面，分布于心壁。如冠状动脉或其分支发生阻塞，可引起心肌梗死、心律失常等。心的静脉经三条途径回流入心，心壁大部分静脉血经冠状窦注入右心房，冠状窦位于冠状沟后部，借冠状窦口开口于右心房；右心室前壁有2～3支较大的静脉，直接开口于右心房。

冠心病

冠心病是冠状动脉粥样硬化性心脏病的简称。是一种由于冠状动脉固定性（动脉粥样化硬化）或动力性（血管痉挛）狭窄或阻塞，发生冠状循环障碍，引起心肌氧供需之间失衡而导致心肌缺血缺氧或坏死的一种心脏病，亦称缺血性心脏病。常见有五型：隐匿型、心绞痛、缺血性心肌病、心肌梗死、猝死型。心电图检查是诊断冠心病最常用的方法，但有部分冠心病在心电图上无异常改变可能漏诊，还有部分正常人的心电图具有一些非特异改变可

笔记

能误诊为冠心病，这些人应该做冠状动脉造影检查以明确。一旦诊断为冠心病，应找专科医师制定完备的治疗方案。应严格控制血压、血脂、血糖，注意戒烟，清淡饮食，多食新鲜蔬菜和水果。保持生活规律、情绪乐观，避免过度劳累及情绪激动，适度运动，充分睡眠。

心肌梗死

冠状动脉严重的供血不足，持续30min以上时，心壁的一部分缺血坏死，此病称为心肌梗死。发病后数周内称为急性心肌梗死，该病死亡率非常高。急性期过后，缺血坏死的心肌残留、心脏虽不能按原样收缩，但此时是比较安全的，此期称为陈旧性心肌梗死。

急性心肌梗死的治疗，除常规的输氧、输液、止痛及心电图、血压监护外，还应千方百计改善心肌供血、供氧、供能，使严重缺血区心肌向缺血减轻方面转化，使梗死面积缩小。具体方法如下。

（1）增加心肌供氧量　①持续吸氧；②扩张冠状动脉，改善冠脉循环；③辅助循环，如体外反搏、主动脉内气囊反搏。

（2）减低心肌耗氧　①减轻心脏前后负荷；②减慢心率；③充分休息，镇静，止痛，保持大便通畅。

（3）增加心肌能量供应　极化液应用为心肌提供无氧代谢的基质。

（4）溶栓治疗　静脉内或冠脉内输注尿激酶或链激酶等溶栓药物。

应用血管内超声检测心肌桥的先驱

葛均波被欧洲著名心血管病专家评价为"应用血管内超声检测心肌桥的先驱"。留学期间葛均波发现了被称为"葛氏现象"的心肌桥"半月现象"，使心肌桥检出率大幅提高。

1999年葛均波婉拒了导师的热情挽留举家回国，促成了中山医院第一例心脏移植术。2005年葛均波在经导管心血管治疗（TCT）会议上，通过卫星向远在美国主会场直播了中国上海中山医院心导管室的3个手术病例。2010年葛均波又成功完成了国内首例经皮主动脉瓣膜置换术。

（六）心包

心包包被于心的外面，分纤维心包和浆膜心包，两层之间围成的腔隙称心包腔，内含少量浆液，能减少心搏动时的摩擦。

（七）心的泵血功能

心的泵血功能主要依靠心室的节律性收缩和舒张活动来完成。舒张时容纳静脉血返回心脏，收缩时把血液射入动脉，为血液流动提供能量。通过心的这种

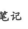

笔记

节律性活动以及由此引起的瓣膜的规律性开启和关闭，推动血液沿单一方向循环流动。

1.心率

单位时间内心搏动的次数称为心率。健康成年人安静状态下，心率平均为75次/分（正常范围60～100次/分）。心率超过100次/分称为心动过速；低于60次/分称心动过缓。

2.心动周期

心一次收缩和舒张，构成一个机械活动周期，称为心动周期。包括心房收缩、心房舒张、心室收缩及心室舒张四个过程。心动周期的长短与心率有关，如正常成年人心率平均75次/分，则每个心动周期持续0.8s。一个心动周期中，两心房首先收缩，持续0.1s，继而心房舒张，持续0.7s。当心房收缩时，心室处于舒张期，心房进入舒张期不久，心室开始收缩，持续0.3s，随后进入舒张期，占时0.5s，心房和心室共同舒张的时间为0.4s，称全心舒张期。无论心房和心室，收缩期均短于舒张期，这对于心持久地进行活动具有重要意义。心房和心室的活动依一定的次序先后进行，这对于心泵血功能的顺利进行十分重要（图9-5）。

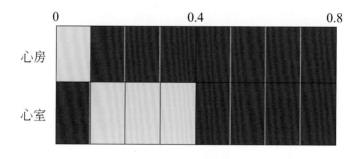

图9-5　心动周期

黄色块表示收缩期；蓝色块表示舒张期

3.心的泵血过程

心的泵血过程指心通过收缩和舒张的交替活动将血液射入主动脉的过程。其中室壁肌的收缩和舒张所导致的心房和心室以及心室和主动脉之间的压力差是推动血液在相应腔室之间流动的主要动力，瓣膜的启闭则在血液定向流动方面起关键作用，保证血液按一定方向流动。

4.心排血量

心输出的血液量是衡量心脏功能的基本指标。一次心跳一侧心室射出的血液量称每搏输出量，即搏出量。每分钟射出的血液量，称每分输出量，即心排血量，其等于心率与搏出量的乘积。左、右两心室的输出量基本相等。

健康成年男性静息状态下，心率平均75次/分，每搏输出量约为70mL（60～80mL），心排血量为5L/min（4.5～6.0L/min）。女性较同体重男性心排血量低10%。

在机体内，心脏的泵血功能是随着不同生理情况的需要而改变的，这种变化

笔记

是在复杂的神经和体液调节下实现的。机体通过对心率和搏出量这两方面的调节来改变心排血量。其中调节每搏输出量的因素包括前负荷、心肌收缩能力、后负荷（大动脉血压）。而影响心率的因素有多种。

5.心音

心动周期中，心肌收缩、瓣膜启闭、血液加速度和减速度对心血管的加压和减压作用以及形成的涡流等因素引起的机械振动，可通过周围组织传递到胸壁；如将听诊器放在胸壁某些部位，就可听到声音，称为心音。一般可听到两个心音，即第一心音和第二心音。

第一心音发生在收缩期，音调低，持续时间长。在心尖搏动处（左第5肋间隙锁骨中线）听得最清楚。是由于心收缩心室射血引起大血管扩张及产生的涡流振动，以及房室瓣突然关闭引起的振动。可作为心室收缩期开始的标志。

第二心音发生在舒张期，音调高，持续时间短。主要与主动脉瓣和肺动脉瓣的关闭有关，故可用来标志心室舒张期的开始。在第二肋间胸骨的左右侧听得最清楚。

心律失常

心脏跳动的节律失去规则性，称为心律失常。心律失常常见于各种原因的心脏病患者，少数类型也可见于无器质性心脏病的正常人。其临床表现是一种突然发生的规律或不规律的心悸、胸痛、眩晕、心前区不适感、憋闷、气急、手足发凉和晕厥甚至神志不清。有少部分心律失常患者可无症状，仅有心电图改变。如果有以上症状，应警惕自己患了心律失常，需及时到医院心血管专科就诊，以免延误病情。

（八）心肌细胞的生物电现象

心肌细胞分两类，一类是普通的心肌细胞，亦称工作细胞，包括心房肌和心室肌，含有丰富的肌原纤维，执行收缩功能，不具有自动节律性，但是有兴奋性和传导性。另一类是一些特殊分化了的心肌细胞，主要包括P细胞和浦肯野细胞，具有兴奋性和传导性外，还具有自动产生节律性兴奋的能力，亦称自律细胞，其不具有收缩和舒张功能。

各类心肌细胞电活动的不一致性，是心兴奋的产生以及兴奋向整个心传播过程中表现出特殊规律的原因。

1.工作细胞的跨膜电位及其形成机制

（1）静息电位　以心室肌为例，其静息状态下膜两侧呈外正内负极化状态，静息电位为-90mV。是由于静息时细胞内高浓度K^+外流造成。

（2）动作电位　心室肌细胞动作电位的主要特征在于复极过程比较复杂，持续时间很长。通常用0、1、2、3、4等数字代表各个时期（图9-6）。

笔记

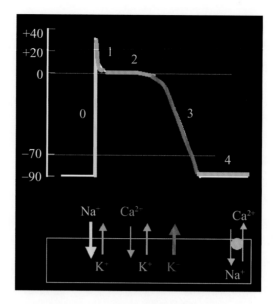

图9-6　心肌工作细胞的动作电位

① 除极过程（0期）　在适宜的外来刺激作用下，心室肌细胞发生兴奋，膜内电位由静息状态下的−90mV迅速上升至+30mV左右，构成动作电位的升支。除极相很短，仅占1～2ms，而且除极幅度大，为120mV。0期形成机制为Na^+通道开放，细胞膜外高浓度的Na^+迅速内流所致，形成外负内正的反极化状态。河豚毒素可阻断Na^+通道。

② 复极过程　整个复极过程缓慢，分三个阶段。

1期（快速复极化期）：膜内电位由+30mV迅速下降到0mV左右。占时10ms，与0期合称锋电位。此期Na^+通道已失活，Na^+内流停止，K^+开始外流。

2期（平台期）：膜内电位停滞于0mV，持续100～150ms。是整个动作电位持续时间长的主要原因，是心肌细胞动作电位区别于骨骼肌和神经纤维的主要特征。此期心肌细胞膜上的Ca^{2+}通道开放，Ca^{2+}缓慢内流入细胞内，同K^+的外流处于平衡状态，故膜电位保持在0mV左右。

3期（快速复极末期）：膜内电位由0mV较快地下降到−90mV，占时100～150ms，此期Ca^{2+}内流停止，K^+继续外流，致使细胞内电位下降。

4期（静息期）：膜内电位稳定于静息电位水平。此期中肌膜上的Na^+-K^+泵作用，将进入细胞的Na^+和Ca^{2+}排出，从细胞外摄回流出的K^+，使细胞内外离子浓度恢复到静息时的状态。

2.自律细胞的跨膜电位及其形成机制

工作细胞在外来刺激作用下，产生一次动作电位，但两次动作电位之间膜电位是稳定不变的。而自律细胞，当动作电位3期复极达到最大值后，4期的膜电位并不稳定于这一水平，而是立即开始自动除极，除极达阈电位后引起兴奋，出现另一个动作电位。这种现象，周而复始，动作电位就不断产生。这种4期自动除极，是自律细胞产生自动节律性兴奋的基础。其机制是自律细胞在4期

笔记

中又出现一种逐渐增强的净内向电流，从而使膜内正电位逐渐增加，膜便逐渐除极。

（九）心肌的生理特性

心肌组织具有兴奋性、自律性、传导性和收缩性四种生理特性。前三者为电生理特性，后者为机械特性。

1.兴奋性

所有心肌细胞都具有兴奋性，即具有在受到刺激时产生兴奋的能力。常用刺激的阈值来衡量。

在一次兴奋过程中，兴奋性发生周期性变化，可分为几个时期：有效不应期（包括绝对不应期和局部反应期）、相对不应期、超常期。

（1）有效不应期 心肌细胞发生一次兴奋后，由动作电位0期开始到3期膜内电位恢复到–60mV这一段，心肌如果再受到第二次刺激，不论刺激有多强，均不能再产生动作电位的时期，称为有效不应期。

（2）相对不应期 从有效不应期完毕（膜内电位约–60mV）到复极化基本完成（约–80mV）的这段期间，给予心肌细胞以高于正常阈值的强刺激，可以引起扩布性兴奋，这一时期称为相对不应期。

（3）超常期 心肌细胞继续复极，膜内电位由–80mV恢复到–90mV这段时期内，给予阈下刺激，心肌即能引起兴奋，表明此期兴奋性高于正常，故称超常期。

心肌细胞兴奋性周期变化的特点是有效不应期特别长，一直持续到机械反应的舒张期开始之后。因此，只有到舒张早期之后，兴奋性变化进入相对不应期，才有可能在受到刺激作用时产生兴奋和收缩。从收缩开始到舒张早期之间，心肌细胞不会产生第二个兴奋和收缩，故使得心肌不会像骨骼肌那样产生完全强直收缩而始终保持收缩与舒张交替的节律性活动，从而使心有血液回心充盈时期，保证其泵血功能。

2.自律性

心肌细胞能够在没有外来刺激的条件下，自动地发生节律性兴奋的特性称自动节律性，简称自律性。心脏特殊传导组织内某些自律细胞具有自动节律性，其中窦房结细胞自律性最高，自动兴奋频率为100次/分，末梢浦肯野纤维自律性最低，约25次/分，房室交界处约50次/分。

心脏始终按照当时情况下自律性最高的部位所发出的兴奋来进行活动的。正常情况下，窦房结的自律性最高，它自动产生的兴奋向外扩布，依次激动心房肌、房室交界、房室束、心室内传导组织和心室肌，引起整个心兴奋和收缩。故窦房结是主导整个心兴奋和跳动的正常部位，称之为正常起搏点。其他部位自律组织并不表现出它们自身的自动节律性，只是起着兴奋传导作用，故称之为潜在起搏点。在某种异常情况下，窦房结以外的自律组织也可以自动发生兴奋，而心房或心室则依从当时情况下节律性最高部位的兴奋而跳动，这些异常的起搏部位称异位起搏点。

笔记

决定自律性高低的因素为4期自动去极化速度、最大舒张电压和阈电位水平。如果4期自动去极化速度加快、最大舒张电位绝对值变小、阈电位水平下移，自律性就增高；反之则自律性降低。

3.传导性

组织发生的兴奋能向周围扩散的特性称为传导性。心肌在功能上是一种合胞体，心肌细胞膜的任何部位产生的兴奋不但可以沿整个细胞膜传播，并且可以通过闰盘传递到另一个心肌细胞，从而引起整块心肌的兴奋和收缩。各种心肌细胞的传导性高低不等，浦肯野纤维传导速度最快，约为4m/s；心室肌约为1m/s；心房肌约为0.4m/s；房室交界区细胞传导速度最慢，约为0.02m/s。正常情况下，窦房结发出的兴奋通过心房肌传播到整个右心房和左心房，同时沿心房肌组成的优势传导通路迅速传到房室交界区，经房室束和左、右束支传到浦肯野纤维，引起整个心室兴奋。房室交界是正常时兴奋由心房进入心室的唯一通道，交界区细胞传导速度最慢，故使兴奋在此延搁一段时间，称房-室延搁。房-室延搁的存在，使心室一定是在心房收缩完毕之后才开始收缩，不至于产生房室收缩重叠现象，保证心脏各部分有序、协调地进行收缩活动。

4.收缩性

心肌在受到刺激发生兴奋时，表现为肌纤维缩短，这一特性称为收缩性。其机制是先在细胞膜上产生动作电位，再通过兴奋-收缩耦联，引起肌丝滑行，使整个肌细胞收缩。心肌细胞的收缩有以下特点。

① 全心房肌或全心室肌同时收缩，即同步收缩。

② 由于心肌细胞的有效不应期很长，心肌不会发生强直收缩，始终保持收缩和舒张交替进行的节律性活动。

③ 由于Ca^{2+}是兴奋-收缩耦联的中介，故心肌细胞的收缩对细胞外液的Ca^{2+}有很强的依赖性，在一定范围内，细胞外液的Ca^{2+}浓度升高，兴奋时Ca^{2+}内流增多，心肌收缩力增强；反之，则心肌收缩力减弱。

（十）体表心电图

在正常人体，由窦房结发出的一次兴奋，按一定的途径和时程，依次传向心房和心室，引起整个心的兴奋。故在每一个心动周期中，心各部分兴奋过程中出现的电变化有一定的规律。这种生物电变化通过心脏周围的导电组织和体液反映到身体表面，使身体各部位在每一心动周期中也发生有规律的电变化。将测量电极放置在人体表面的一定部位记录出来的心电变化曲线，就是临床上记录的心电图（图9-7）。心电图反映心兴奋的产生传导和恢复过程中生物电变化。

测量电极放置位置和连线方式不同所记录的心电图的波形有所不同，但基本上都包括一个P波、一个QRS波群和一个T波。

（1）P波　反映左、右心房的去极化过程。历时0.08～0.11s，波幅<0.25mV。

（2）QRS波群　反映左、右心室外去极化过程的电位变化。历时0.06～0.10s。

笔记

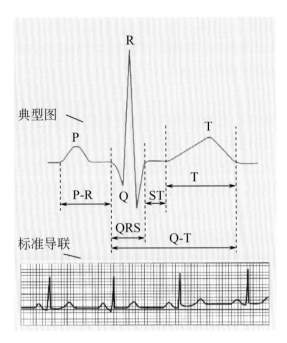

图9-7　体表心电图

（3）T波　反映心室复极化过程的电位变化。历时0.05～0.25s。T波的方向与QRS波群的主波方向相同。

（4）P-R间期（P-Q间期）　代表兴奋从心房到心室所需的时间，历时0.12～0.20s。在房室传导阻滞时，P-R间期延长。

（5）Q-T间期　从QRS波起点到T波终点的时程，历时0.30～0.40s。代表心室开始兴奋去极到完全复极到静息状态的时间。心率快时，Q-T间期短；心率慢时，Q-T间期长。

（6）ST段　指从QRS波群终了到T波起点之间的与基线平齐的线段，代表心室各部分心肌细胞均处于动作电位的平台期，各部分之间无电位差。

四、血管

（一）血管的种类、结构和分布

血管分布于身体各部，分为动脉、静脉和毛细血管三类。

1.动脉

动脉是引导血液离开心脏的血管。根据管径的大小分成大、中、小三级。大动脉通常指接近心的主动脉、头臂干、肺动脉干等。小动脉一般指管径在1mm以下的动脉。中动脉介于大、小动脉之间。动脉管壁较厚，可分内膜、中膜、外膜三层。内膜的表层为一层单层扁平上皮称内皮，薄而光滑，可减少血流的阻力；中膜较厚，主要由环形平滑肌和弹性膜等组织构成，使动脉具有弹性和收缩性；外膜由结缔组织构成，有营养血管和神经。大动脉的中膜厚，主要由弹性膜组成，

笔记

弹性大，又称弹性动脉。中动脉中膜主要由平滑肌组成，又称肌性动脉。小动脉的中膜有1～4层环形平滑肌，舒缩时可调节器官和组织内的血流量，与血压的维持有密切关系，故称外周阻力动脉。

2.静脉

静脉是引导血液向心流动的血管。根据管壁大小，分大、中、小静脉。大静脉一般管径在10mm以上，如上腔静脉、下腔静脉、头臂静脉、颈内静脉。中静脉管径在2～9mm。小静脉管径在2mm以下。静脉管腔大，管壁薄。管壁分三层，从内向外分内膜、中膜和外膜。中膜的弹性纤维及平滑肌少，故收缩性和弹性均小。静脉壁内有薄而柔软的瓣膜，其为形似袋口朝向心的半月状小袋。作用是血液顺流向心时瓣膜开放，血逆流瓣膜关闭，是防止血液逆流的重要装置。静脉从分布的部位划分，可分为浅静脉和深静脉。浅静脉位于皮下，如肘正中静脉、头静脉、颈外静脉等，是静脉注射、输液、抽血的常用静脉。深静脉常与同名的动脉伴行，如股静脉、腋静脉、肾静脉。深、浅静脉借交通支互相连通。

3.毛细血管

毛细血管连接于微动脉与微静脉之间，互相连接成网状，是血液与组织之间进行物质交换的部位。其管径极细，只能容纳并列的1～2个红细胞通过。管壁极薄，仅由一层内皮细胞和基膜构成。

（二）体循环的血管

1.体循环的动脉

体循环的动脉多对称分布。人体各部都由一条或两条动脉干供给血液。动脉干常行于身体的屈侧、深部或隐蔽的部位。在胸部、腹部和盆部，动脉可分壁支和脏支，分别供给体壁和脏器。动脉口径大小与器官的功能有关，器官功能重要，口径大；反之口径小。器官的动脉多由该器官附近的动脉干发出。

主动脉是体循环的主干，起于左心室，先向右前上方行，继向左后方弯曲，再沿脊柱下降，经膈肌的主动脉裂孔进入腹腔，于第四腰椎下缘分为左、右髂总动脉。人体各部动脉干都是从主动脉各部发出。主动脉按行程可分主动脉升部、主动脉弓、主动脉胸部和主动脉腹部（图9-8）。

2.体循环的静脉

体循环的静脉分上腔静脉系、下腔静脉系和心静脉系。起始于各部的毛细血管网，逐渐汇合成较大静脉，最后汇成上腔静脉及下腔静脉，都注入右心房（图9-9）。上腔静脉系是收集头颈、上肢和胸背部等处的静脉血回到心的管道。下腔静脉系是收集腹部、盆部、下肢等处的静脉血回心的一系列管道。心静脉系是收集心本身的静脉血的管道。见图9-9。

笔记

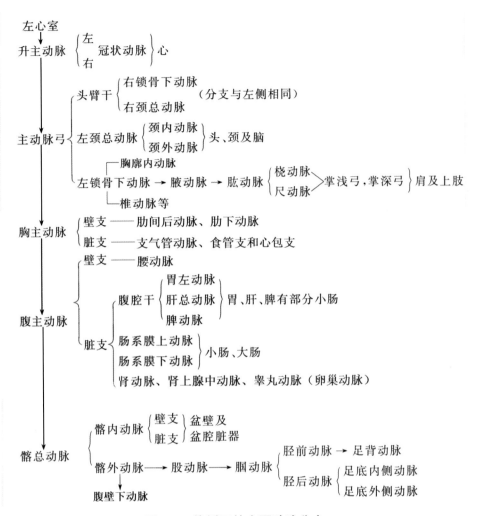

图9-8 体循环的主要动脉分支

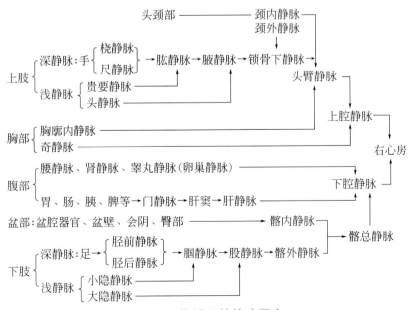

图9-9 体循环的静脉属支

笔记

门静脉是下腔静脉系中的一个重要部分，它由肝以外的腹腔不成对脏器的静脉共同汇合组成，最后由肠系膜上静脉与脾静脉在胰头后方汇合为门静脉入肝内。门静脉在肝内反复分支最后由肝静脉输入下腔静脉。门静脉及其属支内无静脉瓣，与上腔静脉系、下腔静脉系之间有多处吻合，重要的有食管静脉丛、直肠静脉丛和脐周静脉丛。当患者门脉高压时（如肝硬化），血液便可通过静脉丛形成侧支循环，流入上腔静脉、下腔静脉。静脉丛由于血流量增多而变粗大弯曲，严重者可引起食管静脉破裂而呕血，直肠静脉丛扩张破裂引起便血及脐周静脉怒张等临床症状。

（三）血管的功能

1.血流量、血流阻力和血压

单位时间内流过血管某一截面的血量称血流量，也称容积速度，其单位通常以 mL/min 或 L/min 表示。

血液在血管内流动时所遇到的阻力称为血流阻力。血流阻力主要由血管口径和血液黏滞度决定。血流阻力与血管口径成反比，与血液黏滞度成正比。

血压是指血管内的血液对于单位面积血管壁的侧压力，也即压强。单位通常用千帕（kPa）表示（1mmHg 等于 0.133kPa）。血压的形成，首先是由于心血管系统内有血液充盈，另一个因素是心射血。血压分动脉血压、静脉血压和毛细血管血压，临床上指的血压是指动脉血压。

2.动脉血压和动脉脉搏

一般所说的动脉血压是指主动脉压。心室收缩时，主动脉压急剧升高，在收缩期的中期达到最高值。这时的动脉血压值称为收缩压。心室舒张时，主动脉压下降，在心舒末期动脉血压的最低值称为舒张压，收缩压和舒张压的差值称为脉压差，简称脉压。

为方便测量，常以上臂的肱动脉压代表主动脉压。按照国内治疗指南，正常成年人安静状态下收缩压上限为140mmHg（18.6kPa），舒张压上限为90mmHg（12.0kPa），脉压差为30～40mmHg（4.0～5.3kPa）。

成年人安静时，舒张压持续超过12.0kPa（90mmHg），无论收缩压如何，可视为高血压。如舒张压低于6.7kPa（50mmHg）、收缩压低于12.0kPa（90mmHg），则可视为低血压。

血压测量注意事项

被测者避免在应激状态下测压，应在安静、温度适当的环境里休息5～10min。一般采取坐位，被测的上臂不应过分束缚，手掌向上平伸，肘部与心脏位于同一水平线上，上肢胳膊与身躯呈45°角。袖带下缘与肘前间距2～3cm。应间隔2min，重复2次，取2次读数的平均值。

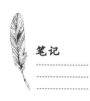

笔记

　　动脉血压的形成，首先在具有足够的循环血量的基础上，还需具备三个条件：心脏射血、外周阻力和大动脉弹性。其中，心脏射血、外周阻力是形成血压的基本条件。心室肌收缩时所作的功，一部分表现为推动血液前进的动能，另一部分形成对血管壁的侧压力，使血管壁扩张，表现为势能。若仅有心室肌做功，而无外周阻力，则心室所作的功将全部表现为动能，用于推动血液迅速流向外周。可见，动脉血压的形成是心脏射血和外周阻力共同作用的结果。

　　大动脉的弹性储器作用在血压形成过程中也起重要作用。当心室收缩射血时，由于大动脉弹性及外周阻力的存在，射出的血液仅有1/3流向外周，其余2/3暂时储存在大动脉中，使大动脉弹性纤维被拉长而管壁扩张。这样，不但缓冲了心缩期大动脉管壁突然增大的收缩压，还将心室收缩所释放的一部分能量以势能的形式储存在大动脉管壁弹性纤维上。心舒张时，射血停止，于是大动脉管壁中被拉长的弹性纤维发生弹性回缩，将储存的那部分血液继续推向外周，使舒张压维持在较高水平。可见，大动脉的弹性储器作用，一方面可使心室间断的射血变为动脉内持续的血流；另一方面还能缓冲动脉血压，使收缩压不致过高，并维持舒张压于一定水平。

　　影响动脉血压的因素如下。

　　（1）每搏输出量　如果外周阻力和心率的变化不大，每搏输出量增加，动脉血压的升高主要表现为收缩压的升高，舒张压可能升高不多，故脉压增大。故收缩压的高低主要反映心每搏输出量的多少。

　　（2）心率　如果心率加快，每搏输出量和外周阻力不变，舒张压升高明显，收缩压升高较少，故脉压变小；相反，心率减慢时，脉压增大。

　　（3）外周阻力　如果心排血量不变而外周阻力加大，收缩压的升高不如舒张压的升高明显，脉压减小；反之，外周阻力减小时，舒张压的降低比收缩压的降低明显，故脉压加大。一般情况下，舒张压的高低主要反映外周阻力的大小。原发性高血压的发病主要是由于阻力血管口径变小而造成外周阻力过高。

　　（4）主动脉和大动脉的弹性储器作用　由于主动脉和大动脉的弹性储器作用，动脉血压的波动幅度明显小于心室内压的波动幅度。老年人的动脉管壁硬化，弹性下降，故脉压增大。

　　（5）循环血量和血管系统容量的比例　正常情况下，循环血量和血管容量是相互适应的。失血后，循环血量减小，如果血管容量改变不大，则体循环平均充盈压必然降低，使动脉血压降低。如果循环血量不变而血管容量增大，也会造成动脉血压下降。

　　在每个心动周期中，动脉内的压力发生周期性的波动，这种周期性的压力变化可引起动脉血管发生搏动，称动脉脉搏。

高血压

　　高血压是世界最常见的心血管疾病，也是最大的流行病之一，常引起心、脑、肾等脏器的并发症，严重危害着人类的健康。高血压的治疗应

笔记

　　根据不同患者的病理生理特点，病程进展和并发症，而采用不同的药物不同的剂量，除非紧急情况，一般不必急剧降压，尤其老年人，以逐渐降压为宜。

　　（1）无并发症者可使血压降到约140/90mmHg（18.6/12kPa），有心、脑、肾供血不足者，过度降压可加重缺血，药物降压不是病因治疗，应长期用药甚至终身治疗，采取最小有效量长期坚持。

　　（2）联合用药可产生协同作用，抵消不良反应。如血管扩张药常继发交感神经兴奋，心率加快，心排出量增多，并用β受体阻滞药可对抗心率加快。血管扩张药可继发醛固酮增多，水钠潴留。并用利尿药，可对抗之。

　　（3）分级治疗：对一般高血压，先用不良反应少的药物，如未取得满意疗效可逐步加用一种或多种作用机制不同的药物。可考虑分级治疗。一级：利尿药、β受体阻滞药、钙通道阻滞药、血管紧张素转换酶抑制药，可选用一种药物，一种无效可改用另一种。二级：联合用药，两种药物并用，自小量开始，有效为止，若无效转入三级。三级：联合用药，三种药物并用。四级：三级治疗效果不佳者，可换用胍乙啶或可乐定。

3.静脉血压和回心血量

　　当体循环血液到达微静脉时，血压下降至15～20mmHg（2.0～2.7kPa）。到达右心房时，血压最低，接近于零。通常将右心房和胸腔内大静脉的血压称为中心静脉压，而各器官静脉的血压称外周静脉压。中心静脉压为0.39～1.18kPa。中心静脉压的高低取决于心脏射血能力和静脉回心血量之间的相互关系。

　　单位时间内的静脉回心血量取决于外周静脉压与中心静脉压的差以及静脉对血流的阻力。静脉回心血量与体循环平均充盈压、心收缩力量、体位改变、骨骼肌的作用、呼吸运动等因素有关。

4.微循环

　　微循环是指微动脉和微静脉之间的血液循环。血液循环中的血液和组织之间的物质交换在此处实现。

　　典型的微循环由微动脉、后微动脉、毛细血管前括约肌、真毛细血管、通血毛细血管（或称直捷通路）、动-静脉吻合支和微静脉七部分组成。

　　微动脉和微静脉之间还可通过直捷通路和动-静脉短路发生沟通。直捷通路是指血液从微动脉—后微动脉—通血毛细血管—微静脉的通路。此通路常处于开放状态，在骨骼肌组织的微循环中多见，其主要功能不是物质交换，而是使一部分血液能迅速通过微循环进入静脉。动-静脉短路是吻合微动脉和微静脉的通道。功能上不是物质交换，而是在体温调节中发挥作用。在人体的手指、足趾、耳廓处多见。当环境温度增高，动-静脉吻合支开放增多，皮肤血流量增加，利于发散身体热量。环境温度低时，动-静脉短路关闭，皮肤血流量减少，利于保存体热。

　　微循环血管受交感神经和体液因素的调节。正常情况下，真毛细血管是交

笔记

替开放的，5～10次/分。当组织活动增强、代谢水平提高时，由于局部代谢产物增多，使真毛细血管大量开放，微循环血流量大大增加，以适应组织活动的需要。安静时，大约只有20%真毛细血管开放。

5.组织液的生成

组织液存在于组织、细胞的间隙内，绝大部分呈胶冻状，不能自由流动。

组织液是血浆滤过毛细血管壁而形成的。有效滤过压是产生组织液的动力，可用下列公式表示。

$$有效滤过压＝（毛细血管血压＋组织液胶体渗透压）－$$
$$（组织液静水压＋血浆胶体渗透压）$$

流经毛细血管的血浆，约有0.5%在毛细血管动脉端以滤过的方式进入组织间隙，其中约90%在静脉端被重吸收回血液，其余约10%进入毛细淋巴管，成为淋巴液。在某些因素下组织液生成较多或回流障碍，组织间隙内有过多的组织液积聚，导致组织水肿。组织液是组织、细胞直接所处的环境。组织、细胞通过细胞膜和组织液发生物质交换。组织液与血液之间则通过毛细血管壁进行物质交换。因此组织、细胞和血液之间的物质交换需通过组织液作为中介。

第二节　心血管活动的调节

人体在不同的生理情况下，各器官组织的代谢水平不同，对血流量的需要也不同。机体的神经和体液调节机制可对心和各部分血管的活动进行调节，从而适应各器官对血流量的需要。

一、神经调节

心和血管主要受自主神经（包括交感神经和副交感神经）的支配，通过各种心血管反射来完成调节功能。

（一）心和血管神经支配

1.心的神经支配

心接受心交感神经和心迷走神经的支配。

（1）心交感神经及其作用　心交感神经节后末梢释放的递质为去甲肾上腺素，与心肌细胞膜上的β型肾上腺素受体结合，可导致心率加快，房室传导加快，心肌收缩力增强。

（2）心迷走神经及其作用　心迷走神经节后末梢释放的递质为乙酰胆碱，作用于心肌细胞膜的M型胆碱受体，可导致心率减慢，房室传导减慢，心肌收缩力减弱。

笔记

2.血管的神经支配

支配血管平滑肌的神经纤维分缩血管神经纤维和舒血管神经纤维两大类。

（1）缩血管神经纤维　缩血管神经都属于交感神经，人体内多数血管只接受交感缩血管纤维的单一神经支配。交感缩血管纤维节后末梢释放的递质为去甲肾上腺素。血管平滑肌细胞有α和β两类肾上腺素受体。去甲肾上腺素与α肾上腺素受体结合，可导致血管平滑肌收缩；与β肾上腺素受体结合，可导致血管舒张。在既有α受体又有β受体的血管上，由于去甲肾上腺素与α受体亲和力大于β受体的亲和力，故去甲肾上腺素主要产生缩血管作用。

（2）舒血管神经纤维　体内有一部分血管既接受缩血管纤维支配，又接受舒血管纤维支配。例如骨骼肌血管，当机体处于激动状态或剧烈运动时，交感舒血管神经兴奋引起骨骼肌血管舒张，使肌肉供血充足，适应剧烈运动的需要。

（二）心血管中枢

神经系统对心血管活动的调节是通过各种神经反射来实现的。中枢神经系统中与心血管反射有关的神经元集中的部位，称为心血管中枢。其分布在从脊髓到大脑皮层的各个水平上。

1.脊髓心血管中枢

在脊髓胸段、腰段的灰质外侧柱中有支配心和血管的交感神经节前神经元，这些神经元活动受来自延髓和延髓以上心血管中枢的控制。其属于心血管调节的初级中枢，不能对心血管活动进行精细的整合。

2.延髓心血管中枢

一般认为，最基本的心血管中枢位于延髓。实验证实：延髓存在着心交感中枢，交感缩血管中枢及心迷走中枢。一般情况下，延髓心血管中枢是在延髓以上各级心血管中枢的共同作用下完成心血管活动的调节。

3.延髓以上的心血管中枢

在脑干、下丘脑、小脑和大脑皮质中都存在与心血管活动有关的神经元，其中以下丘脑最为重要。

（三）心血管反射

神经系统对于心血管的调节是通过各种心血管反射完成的，其生理意义在于使循环功能适应于当时机体所处的状态或环境的变化。

1.颈动脉窦和主动脉弓压力感受性反射

颈动脉窦是颈内动脉靠近颈总动脉分叉处的一个略膨大的部分。颈动脉窦和主动脉弓血管壁的外膜下有丰富的感觉神经末梢，故称颈动脉窦压力感受器和主动脉弓压力感受器。其可感受动脉血压变化的刺激。当血压升达60～180mmHg，感受器的传入冲动增多，使延髓心交感中枢和交感缩血管中枢活动减弱，同时使心迷走神经中枢的活动增强，通过传出神经传至心和血管，出现心搏变慢、变弱，

笔记

心排血量减少，血管舒张，外周阻力减少，血压下降。当血压降低时，延髓接受的压力感受器传入冲动减少，则发生与上述相反的结果。颈动脉窦和主动脉弓压力感受器主要受血压升高的刺激，其反射效应是心率减慢，外周血管阻力降低，血压回降，这一反射称降压反射或减压反射。

2.颈动脉体和主动脉体化学感受性反射

在颈总动脉分叉处和主动脉弓区域，存在一些特殊的感受装置，当血液的某些化学成分发生变化时，如缺氧、CO_2分压过高、H^+浓度过高等，可以刺激这些感受装置。这些感受装置被称为颈动脉体和主动脉体化学感受器。化学感受性反射的效应主要是呼吸加深加快，间接地引起心率加快，心排血量增加，外周血管阻力增大，血压升高。

3.其他心血管反射

如刺激躯体传入神经可引起各种心血管反射。扩张肺、胃、肠、膀胱等空腔器官，可引起心率减慢和外周血管舒张等效应。脑血流量减少时，心血管中枢的神经元可对脑缺血发生反应，引起交感缩血管紧张显著加强，外周血管高度收缩，动脉血压升高，称为脑缺血反应。

二、体液调节

心血管活动的体液调节是指血液和组织液中一些化学物质对心肌和血管平滑肌的活动发生影响，从而起调节作用。可分成全身性体液调节和局部性体液调节。

（一）全身性体液调节

全身性体液调节是指某些激素和生物活性物质随血液循环到达全身器官，影响心血管活动。这些物质主要有肾上腺素、去甲肾上腺素、血管紧张素和血管升压素（抗利尿激素）等。

1.肾上腺素和去甲肾上腺素

肾上腺素可与α受体、β受体结合，作用都很强，与心脏$β_1$受体结合，可使心率加快，兴奋传导加快，心肌收缩力增强，心排血量增加；使α受体为主的血管收缩，以β受体为主的血管舒张，故对外周阻力影响不大。临床上常用作强心药。去甲肾上腺素对α受体作用较强，对β受体作用较弱。它与血管平滑肌α受体结合，使血管收缩，外周阻力增高，血压升高，故临床上常用作升压药。

2.肾素−血管紧张素系统

肾素是由肾近球细胞在肾脏血流灌注减少，血钠降低或交感神经兴奋时合成和分泌一种酶。肾素由肾静脉进入血液循环，水解血管紧张素原，产生血管紧张素Ⅰ。血管紧张素Ⅰ流经肺循环等处时，肺血管内皮表面的血管紧张素转化酶将其转化为血管紧张素Ⅱ。血管紧张素Ⅱ可被血管紧张酶A分解为血管紧张素Ⅲ（图9-10）。

笔记

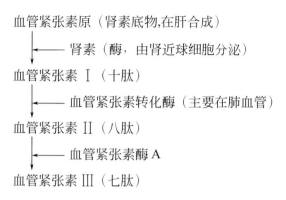

血管紧张素原（肾素底物,在肝合成）

┃━━━ 肾素（酶,由肾近球细胞分泌）

血管紧张素Ⅰ（十肽）

┃━━━ 血管紧张素转化酶（主要在肺血管）

血管紧张素Ⅱ（八肽）

┃━━━ 血管紧张素酶A

血管紧张素Ⅲ（七肽）

图9-10 肾素-血管紧张素-醛固酮系统

血管紧张素Ⅱ是一种活性很强的升压物质，可使微动脉收缩，增加外周阻力，使微静脉收缩，改善回心血量，增加心排血量，升高血压；可促进肾上腺皮质分泌醛固酮，醛固酮作用于肾小管使肾小管对Na^+和水的重吸收，使血量增多，血压升高，从而改善肾的血液供应。

正常生理条件下，血管紧张素形成较少，对血压影响不大。当机体血压明显下降，刺激肾素-血管紧张素-醛固酮系流，使血压升高。肾的某些疾病可使肾长期供血不足，引起肾素、血管紧张素长期增多，易导致肾性高血压。

3.血管升压素

又称抗利尿激素，由垂体后叶释放。可促进肾脏对水重吸收，增加血量，减少尿量。应激状态下血管加压素大量分泌，直接作用于血管平滑肌，收缩血管，升高血压。

（二）局部性体液调节

某些组织的代谢产物如乳酸、腺苷、二氧化碳等可扩散到局部组织，进而改变它们的功能活动，称为局部性体液调节。主要作用是舒张局部血管，增加局部血流量，有利于局部组织器官活动。如乳酸刺激局部毛细血管轮流开放，使代谢产物运出，避免积累过多。

第三节 淋巴系统

淋巴系统主要由淋巴管道、淋巴器官和散在的淋巴组织组成。淋巴循环是血液循环中的辅助部分。

一、淋巴管道

笔记

淋巴管是输送淋巴液的管道，按管径大小可分为毛细淋巴管、淋巴管、淋巴干和淋巴导管（图9-11）。

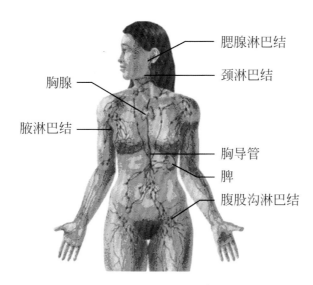

图9-11　淋巴系统

腮腺淋巴结
颈淋巴结
胸腺
腋淋巴结
胸导管
脾
腹股沟淋巴结

（一）毛细淋巴管

毛细淋巴管是淋巴管的起始部分，以膨大的盲端起始于组织间隙，彼此吻合成网，在体内分布极广。其管壁仅由单层内皮细胞构成，通透性大于毛细血管。毛细淋巴管吸入部分组织液成为淋巴液，并且组织液中的大分子物质，如蛋白质、细菌、癌细胞等，也较容易进入毛细淋巴管（图9-12）。

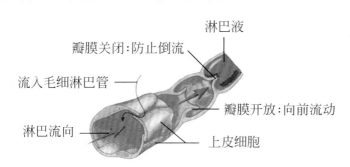

淋巴液
瓣膜关闭:防止倒流
流入毛细淋巴管
瓣膜开放:向前流动
淋巴流向
上皮细胞

图9-12　毛细淋巴管

（二）淋巴管

淋巴管由毛细淋巴管汇合而成，其结构和分布与静脉相似，但是淋巴管及其瓣膜在数量上远超过静脉。管的内面有瓣膜，防止淋巴倒流。根据位置不同，可分为浅淋巴管和深淋巴管。淋巴液回流速度较慢。在淋巴管的行程中，通常连有单个或成群的淋巴结。

（三）淋巴干

全身各部浅、深淋巴管经过一系列淋巴结后，其最后一群淋巴结的输出管汇合成较大的淋巴管道，称为淋巴干。全身共有九条淋巴干，即左右颈干、左右锁骨下干、左右支气管纵隔干、左右腰干和1条肠干（图9-13）。

笔记

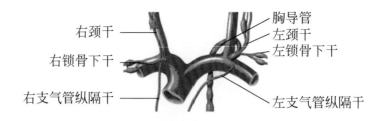

右颈干　　　　　　　　　　胸导管
　　　　　　　　　　　　　左颈干
右锁骨下干　　　　　　　　左锁骨下干

右支气管纵隔干　　　　　　左支气管纵隔干

图9-13　淋巴干

（四）淋巴导管

淋巴干最后汇成两条大的淋巴导管，即胸导管和右淋巴导管。胸导管是全身最大的淋巴管道，长30～40cm。通常起始于第1腰椎体前方由左、右腰干和肠干汇合成的乳糜池。胸导管沿脊柱前方上行到左颈根部注入左静脉角，沿途收纳左颈干、左锁骨下干、左支气管纵隔干。胸导管收集人体左侧上半身和下半身的淋巴液。右淋巴导管很短，长约1.5cm，由右颈干、右锁骨下干和右支气管纵隔干汇合而成，注入右静脉角，收集人体右侧上半身的淋巴。

急性淋巴管炎

急性淋巴管炎是由于溶血性链球菌引起的淋巴管壁和周围组织充血、水肿、增厚的一种疾病。多来源于口咽炎症、足部真菌感染、皮肤损伤以及皮下化脓性感染等。本病多见于四肢，往往有一条或数条红色的线向近侧延伸，沿行程有压痛，所属淋巴结可肿大、疼痛。严重者常伴有发热、头痛、全身不适、食欲缺乏等症状。血象示白细胞计数增多。本病早诊断、早治疗是关键。在治疗时首先要积极治疗原发病，同时局部可以采用热敷、理疗。如果有全身症状时，可用抗菌消炎治疗。

二、淋巴器官

淋巴器官是以淋巴组织为基本成分构成的器官，包括淋巴结、脾、胸腺、扁桃体等。

（一）淋巴结

淋巴结为大小不等的圆形或椭圆形小体，小者直径仅1mm，大者可达25mm。质软，色灰红，其隆凸部有输入的淋巴管穿入，其凹陷处有输出的淋巴管穿出。凹陷处称淋巴结门，是神经、血管进出的门户。淋巴结有产生淋巴细胞、抗体和过滤淋巴液的功能，是人体的重要防御器官之一。

全身淋巴结数目很多，多成群分布在颈部、腋窝、腹股沟、纵隔、肺门、肠系膜和盆腔等处。一定部位的淋巴结群，一般都收纳邻近区域或器官的淋巴管。

笔记

当身体某个区域或器官发生病变时，细菌、毒素或癌细胞等可沿淋巴管到达相应淋巴结，引起该淋巴结的炎症反应而发生肿大。如果该淋巴结不能阻止和消灭细菌等，则病变可能沿淋巴液的流动方向扩散。

淋巴循环是血液循环的辅助装置，主要功能如下：① 回收蛋白质及运输营养物质，由于组织液中的蛋白质可透入毛细淋巴管而进入血液，故淋巴液回流的重要意义是回收蛋白质。每天有75～200g蛋白质由淋巴液带回到血液中，使组织液中的蛋白质能保持较低水平。此外，小肠黏膜吸收的营养物质特别是脂肪可由小肠绒毛的毛细淋巴管吸取而转运至血液中。② 消除组织中的衰老红细胞、细菌、异物功能。进入组织间隙的红细胞或侵入体内的细菌、异物，由于毛细淋巴管的通透性较大，故可进入淋巴液。淋巴液流经淋巴结时，被淋巴结中的巨噬细胞吞噬。此外，淋巴结尚能产生淋巴细胞和浆细胞，参与免疫反应。故淋巴系统还具有防御的功能。

扁桃体炎

扁桃体炎是一种常见的咽喉疾病，口腔内的扁桃体受病原体感染，可分为急性扁桃体炎、慢性扁桃体炎。急性扁桃体炎大多在机体抵抗力降低时感染细菌或病毒所致，起病急，以咽痛为主要症状，伴有畏寒、发热、头痛等症状，是儿童和青少年的常见病。慢性扁桃体炎是由于急性扁桃体炎反复发作所致，表现为咽部干燥、有堵塞感、分泌物黏、不易咳出、口臭等症状。患者平时要锻炼身体，增强体质，注意口腔卫生，及时治疗邻近组织的疾病，饮食宜清淡，不吃辛辣刺激性食物，戒除烟酒。

（二）脾

脾位于腹腔左上部。与第9～第11肋骨相对，其长轴与第10肋骨平行。正常情况下，不应在肋弓下缘触到（图9-14）。

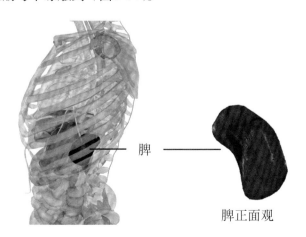

脾

脾正面观

图9-14　脾的位置

笔记

脾呈扁椭圆形，质软而脆，暗红色，受暴力打击时易破裂出血。脾的脏面有脾门，是血管、淋巴管、神经等出入之处，脾的前缘有2～3个脾切迹，是脾大时触诊的重要标志。

脾是人体的重要淋巴器官，有参与人体免疫反应、产生淋巴细胞、储血、滤血等功能。

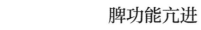

脾功能亢进

脾功能亢进是由多种原因引起的一种综合征，它的临床表现是脾脏明显增大；由于脾功能异常增强，引起一种或多种血细胞显著减少，实验室检查时，可发现周围血象中有红细胞、白细胞、血小板等三种血细胞中的一种、两种或三种细胞数目减少。骨髓检验发现骨髓中有核细胞明显增生，往往在周围血象中某一系细胞减少，但在骨髓内则有该细胞的增生；如果手术把脾脏摘除后周围血的血细胞减少会很快恢复正常，症状也随之缓解。但是某些人切脾后由于丧失滤血功能，血性黏滞性升高，同时因失去一个较大的免疫器官，机体抵抗力受到损害，容易并发感染，故目前其应用受到部分限制。

第九章
习题答案

笔记

习 题

一、单选题

1.位于左心室出口的瓣膜是（　　　）。

A.二尖瓣　　　　　B.三尖瓣　　　　　C.主动脉瓣　　　　　D.肺动脉瓣

2.弹性动脉是指（　　　）。

A.大动脉　　　　　B.中动脉　　　　　C.小动脉　　　　　D.微动脉

3.心肌细胞兴奋后，处于绝对不应期时，其兴奋性为（　　　）。

A.小于正常　　　　B.大于正常　　　　C.等于正常　　　　D.零

4.关于颈动脉体和主动脉体化学感受性反射的叙述，下列哪项是错误的？（　　　）

A.可引起呼吸减慢、心率减慢、血压降低

B.可引起呼吸加深加快

C.对血液H^+浓度的改变敏感

D.在窒息缺氧时可使心率加快，血压上升

5.生理情况下，影响收缩压的主要因素是（　　　）。

A.心率的变化　　　　　　　　　　B.每搏输出量的变化

C.外周阻力的变化 　　　　　　　　D.大动脉管壁弹性的变化

6.正常人心脏的收缩功能靠（　　　　）。

A.窦房结　　　　　　B.P细胞　　　　　　C.浦肯野细胞　　　　D.工作细胞

7.心排血量是指（　　　　）。

A.心跳一次射出的血量　　　　　　　　B.每分钟一侧心室射出的血量

C.每分钟心脏射出的血量　　　　　　　D.每个心动周期心脏射出的血量

8.对舒张压影响最大的因素是（　　　　）。

A.血液充盈压　　　　B.心排血量　　　　C.外周阻力　　　　　D.大动脉弹性

9.心脏的传导系统包括（　　　　）。

A.窦房结、房室结、左右冠状动脉、浦肯野纤维

B.房室结、左右束支、房室束、浦肯野纤维

C.窦房结、房室结、左右束支、心肌细胞

D.窦房结、结间束、房室结、房室束、左右束支、浦肯野纤维

10.支配心脏传出神经的为（　　　　）。

A.心交感神经和心迷走神经　　　　　　B.副神经和迷走神经

C.三叉神经和减压神经　　　　　　　　D.迷走神经和副交感神经

11.血管紧张素的活性形式是（　　　　）。

A.血管紧张素原　　　　　　　　　　　B.血管紧张素 I

C.血管紧张素 II　　　　　　　　　　　D.血管紧张素III

12.正常成年人在安静状态下收缩压的范围是（　　　　）。

A. 60 ～ 80mmHg　　　　　　　　　　B. 100 ～ 120mmHg

C. 50 ～ 90mmHg　　　　　　　　　　D. 30 ～ 40mmHg

13.有关心动周期的叙述，哪项是错误的？（　　　　）

A.在一个心动周期中，心脏收缩期（心缩期）较长，心脏舒张期（心舒期）较短

B.是指心房或心室每收缩和舒张一次所经历的时间

C.心房收缩时，心室处于舒张期

D.心房、心室有一段共同舒张的时期

14.心室舒张时，主动脉压下降，在心舒末期动脉血压的最低值称为（　　　　）。

A.收缩压　　　　　　B.舒张压　　　　　C.脉压　　　　　　　D.血压

15.心室肌细胞动作电位2期复极的主要离子基础是（　　　　）。

A. Na^+ 内流　　　　　　　　　　　　B. K^+ 外流

C. Ca^{2+} 内流　　　　　　　　　　　D. Ca^{2+} 内流和 K^+ 外流

16.心室肌细胞动作电位持续时间长的主要原因是（　　　　）。

A.0期除极缓慢　　　B.1期复极缓慢　　C.2期复极缓慢　　　D.3期复极缓慢

17.窦房结能成为心脏正常起搏点的原因是（　　　　）。

A.4期自动除极速率快　　　　　　　　B.0期去极速度快

C.动作电位没有明显的平台期　　　　　D.静息电位仅为−70mV

笔记

18.心传导系统中传导最慢的部位是（   ）。

A.心房肌   B.浦肯野纤维   C.房室交界区   D.心室肌

19.如果外周阻力不变，每搏输出量增大，则动脉血压的变化是（   ）。

A.仅收缩压升高   B.收缩压升高比舒张压升高明显

C.仅舒张压升高   D.舒张压升高比收缩压升高明显

20.在心电图上反应左右两心房心肌细胞去极的波形是（   ）。

A.P波   B.QRS波群   C.T波   D.P-R间期

21.血浆蛋白减少引起的水肿，主要是因为（   ）。

A.毛细血管通透性增加   B.组织液胶体渗透压升高

C.血浆胶体渗透压减少   D.毛细血管血压增高

22.去甲肾上腺素对心血管的效应是（   ）。

A.有降压的作用

B.有升压的作用

C.对β受体的亲和力大于α受体的亲和力

D.与α受体结合可使血管舒张

23.动脉血压突然升高时，能引起（   ）。

A.交感缩血管中枢兴奋   B.心交感中枢兴奋

C.心迷走中枢抑制   D.心迷走中枢兴奋

二、填空题

1.血液循环包括_____、_____。

2.心室舒张时，防止血液逆流的是_____、_____。

三、名词解释

血压

四、综合题

请描述窦房结的位置和功能。

数字资源10-1
数字资源10-2

第十章　感觉器官

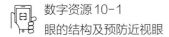

数字资源10-1
眼的结构及预防近视眼

数字资源10-2
声波的传导与听力

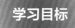

学习目标

知识目标

1. 掌握　眼球壁各层的形态、结构和功能。
2. 熟悉　耳和皮肤的结构和功能。
3. 了解　眼的调节。

能力目标

1. 明确折光系统结构特点及临床意义。
2. 明确中耳结构特点及临床意义。

素质目标

1. 培养敬畏生命、无私奉献的精神。
2. 培养大无畏和乐于助人的精神。
3. 具备良好的职业道德。

感觉器官由感受器及其附属器共同构成。感受器能把感受到的刺激转化为神经冲动，经感觉神经传入大脑皮质的相关区域，产生相应的感觉。人体的主要感觉器官包括视器、前庭蜗器、皮肤等。

第一节　视器

视器又称眼，能感受光波的刺激，由眼球以及眼副器组成。

一、眼球

人眼的基本结构如图10-1所示，眼球位于眼眶内，近似球形，前部稍凸，后部略扁。由眼球壁和眼球的内容物构成。眼球后面借视神经与脑相连。

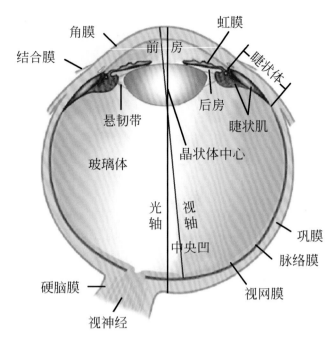

图 10-1　眼球的构造

（一）眼球壁

眼球壁分三层，由外向内依次为眼球纤维膜、眼球血管膜和视网膜。

1.眼球纤维膜

其前部的 1/6 为角膜，后 5/6 为巩膜。角膜无色透明，巩膜呈乳白色。角膜与巩膜相交接处的深面有一环形的巩膜静脉窦，又称许氏（Schlemm）管，为房水回流到静脉的途径。

角膜捐献

我国目前约有 400 万因角膜病而致盲的患者，但由于供体角膜匮乏，有数百万的患者还在黑暗中苦苦等待，让我们通过学习眼球的解剖结构，积极推动角膜捐献，给视力残疾人们送去光明。捐献眼角膜是指去世后捐献，一般死后 6 小时以内，冬季可以在 12 小时以内，但生前要办好有关手续。捐献者必须是生前自愿或身后家属同意，以尊重自愿为原则，年龄 5～60 岁，可放宽至 70 岁，如用作医学科研则不受年龄和疾病的限制。捐献眼角膜或眼球是无偿的，现今世界都是无偿自愿捐献的。

眼角膜分为上皮细胞层、前弹力层、基质层、后弹力层、内皮细胞层共五层组成。角膜上皮细胞层可以再生，不需要移植，前弹力层、基质层、后弹力层、内皮细胞层均可移植，其中内皮细胞移植术相对难度大，技术要求较高。也就是说多个患者可以共用一个角膜。因此，角膜移植手术需要根据受体病

笔记

情状况，如受体需要穿透性角膜移植，捐献的一对眼角膜至少能移植给2名患者；角膜可以分层，也可以分成几块对受体角膜病变部分进行修补。捐献的一对眼角膜在一般情况下可以帮助2～4位失明患者。

2.眼球血管膜

由前向后分虹膜、睫状体和脉络膜三部分。

虹膜为圆盘状薄膜。中央有一圆孔，称为瞳孔，为光线进入眼球内部的通道。虹膜内有排列方向不同的两种平滑肌。一种环绕在瞳孔周围，称瞳孔括约肌，收缩时使瞳孔缩小；另一种由瞳孔向周围呈辐射状排列，称瞳孔开大肌，收缩时使瞳孔扩大。外界光线强时，瞳孔缩小；光线弱时，瞳孔开大。

睫状体是血管膜的环形增厚的部分。内含睫状肌，参与视力调节。

脉络膜为血管膜的后2/3，含丰富的血管和色素，其功能是供给眼球所需的营养，吸收眼球内散射的多余光线。

3.视网膜

为眼球壁的最内层，衬在脉络膜的内层，为眼球的感觉部分。视网膜的细胞分三层：最外层为感觉细胞（视杆细胞和视锥细胞），中间层主要是双极细胞，最内层为神经节细胞。视网膜所处理的全部视觉信息都汇集于神经节细胞，通过神经节细胞的轴突传入中枢。

（二）眼球的内容物

眼球的内容物包括房水、晶状体和玻璃体。均无色透明、无血管，并具有折光作用。

1.房水

房水是无色透明的液体，由睫状体的上皮细胞分泌及其血管渗出所形成。房水从后房经瞳孔进入前房，然后经虹膜角膜角进入巩膜静脉窦，回流入静脉。房水有折光作用外，还有营养角膜、晶状体和玻璃体，运走代谢产物，维持正常眼内压的作用。如房水回流受阻，则眼内压升高，视力受损，称为青光眼。

青光眼

青光眼是一种发病迅速、危害性大、随时导致失明的常见疑难眼病。特征是眼内压间断或持续性升高的水平超过眼球所能耐受的程度而给眼球各部分组织和视功能带来损害，导致视神经萎缩、视野缩小、视力减退，失明只是时间的迟早而已，在急性发作期24～48小时即可完全失明。作出青光眼的诊断前先检查四个因素：眼压、视神经的形状和颜色、视野以及前房角的情况。常规的青光眼检查包括以下两项：眼压计和眼底镜。青光眼的基本治疗措施是药物的应用，以增加房水的排出量或者降低眼内房水的产生量。大多数病例药物能安全地控制眼压数年。大多数药物治疗有一定的不良反应，如青光

笔记

眼眼药水、眼膏进入眼睛时的刺痛感、聚焦困难、头痛或眼球后疼痛、眼红、视力下降或视物模糊（尤其是在夜里）。控制眼压的药物治疗也可能影响身体其他脏器，产生恶心、食欲减退、手脚麻木、嗜睡、心率改变、精神紊乱等不良反应。手术是青光眼的另一种治疗方法，任何手术总有出现并发症的危险。现代发展的激光手术，是清理堵塞或打开排液管的唯一方法。在开角形青光眼病例，只有当最大剂量药物不能控制眼压或者患者不能忍受控制眼压药物治疗时才考虑手术。

2.晶状体

晶状体位于虹膜后方的房水与玻璃体之间，形如双凸透镜，具有弹性。老年人的晶状体弹性变小，所以看近物模糊，称为老视。晶状体发生混浊时，透明度降低，将影响视力，称为白内障。

白内障

白内障是眼睛内晶状体发生混浊由透明变成不透明，阻碍光线进入眼内，从而影响了视力。初期混浊对视力影响不大，而后渐加重，明显影响视力甚至导致失明。白内障有很多病因：有些是先天性白内障（多见于儿童），眼外伤也会导致白内障，某些内科疾病亦可致白内障，如糖尿病、肾炎等，还有并发性白内障，但是大多数病例与年老有关。50～60岁老年性白内障的发病率为60%～70%。随着显微手术的普及和技术的提高，现代白内障囊外摘除术联合人体晶体植入术已成为应用最广泛的手术方式。手术操作的要求相对容易一些，安全性大，并发症少，术后恢复视力较快。近年来，又开展了小切口的白内障超声乳化吸出术，术后伤口无需用缝线进行缝合，伤口愈合快，术后散光少，视力恢复快。

3.玻璃体

玻璃体为无色透明的胶状物质，充满于晶状体与视网膜之间，具有折光作用和对视网膜的支撑作用。

二、眼副器

眼副器包括眼睑、结膜、泪器、眼球外肌以及眶脂体等。

1.眼睑

眼睑俗称眼皮，分为上眼睑和下眼睑。眼睑的游离缘生有睫毛，睫毛根部的皮脂腺称为睫毛腺。眼科常见病睑腺炎即为睫毛腺发炎肿胀所形成。

笔记

2.结膜

为一层薄而透明的黏膜。被覆在眼睑内面的称为睑结膜，衬在眼球表面的称为球结膜。睑结膜为沙眼常见发病部位。

3.泪器

泪器由泪腺、泪小管、泪囊、鼻泪管组成。

4.眼球外肌

眼球外肌位于眼球的周围，共有六条，即上直肌、下直肌、内直肌、外直肌和上、下斜肌。这六条肌肉相互协作完成眼球的正常运动。当某一眼肌麻痹时，可出现斜视和复视现象。

5.眶脂体

眶脂体是填充于眼眶内的脂肪组织，具有支持眼球、对眼球起弹性垫的作用。

三、视觉生理

人眼能看清物体是由于物体所发出的光线经眼的折光系统反射，在眼的视网膜上成像，视网膜上的感光细胞将光能转变成神经冲动，由视神经传至大脑皮质的视觉中枢而产生视觉。因此，眼的视觉功能包括眼的折光成像过程及视网膜的感光细胞将物像转化为视神经冲动的过程。

（一）眼的折光成像及眼的调节

1.眼的折光成像

眼的折光成像原理与凸透镜成像的基本原理相似。来自6m以外的物体光线一般近似于平行光线，无须通过眼的调节活动，经眼的折光系统折射后，无须调节正好聚焦于视网膜上，形成一个清晰的倒立实像。过远或过近物体发出的光线均不能在视网膜上形成清晰的物像，只有经过人眼的调节作用才能将物像聚焦在视网膜上。

2.眼的调节

眼的调节包括晶状体凸度的改变、瞳孔的变化以及双眼球的会聚。其中晶状体的调节作用是最主要的。

晶状体调节是一种反射性调节。当看近物时，模糊的视觉形象传至大脑皮质视觉区后，可引起下行冲动到达中脑动眼神经副交感核，经睫状神经传至睫状肌，使其收缩，则连接晶状体睫状小带松弛，晶状体借弹性回缩而变凸，屈光力增强。因此，近物的光线经折射后仍可聚焦于视网膜上，形成清晰的物像。物体距眼球越近，晶状体变凸程度越大，屈光力越强；反之，视远物时，晶状体凸度变小，屈光力也变小。

瞳孔的大小可随物体的改变而出现相应的变化。在看近物时，双侧瞳孔缩小；看远物时，双侧瞳孔散大。瞳孔的大小还可随光线的强弱而改变。强光刺

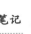

笔记

激可使瞳孔缩小，暗光时瞳孔散大。临床常通过检查瞳孔对光反射，来判断中枢神经系统病变的部位、推测全身麻醉的作用深度及病情危重程度。

此外，看近物时，还会发生双眼眼球同时向鼻侧会聚，称为眼球会聚，以利于形成清晰的物像。

3.眼的折光异常

包括近视、远视、散光。

近视眼多数是由于眼球的前后径过长，使来自远处物体的平行光聚集成像在视网膜之前，以致视物模糊。纠正的方法是配戴一定焦度的凹透镜。

远视眼大多由于眼球的前后径过短，远处物体的平行光线入眼后聚集于视网膜后而致视物模糊。纠正的方法是配戴一定焦度的凸透镜。

散光眼则由于角膜的球面曲率不均匀，入眼的光线经折射后，聚集点不在同一平面，以致视物模糊，纠正的方法是配戴柱透镜。

（二）视网膜的感光换能作用

射入眼内的光线，刺激视网膜的感光细胞，人眼的感光细胞分为视杆细胞和视锥细胞，它们都含有特殊的感光物质，在光的作用下，感光物质发生化学反应，从而引起感光细胞发生一系列的电位变化，继而引起神经节细胞产生神经冲动。此即视网膜的感光换能作用。

（三）视觉的几种现象

1.视力

视力又称视敏度，指眼对物体形态的精细辨别能力，临床上常用视力表来检查。

2.视野

单眼固定不动地正视前方一点时，该眼所能看到的范围称为视野。各种颜色的视野范围不一致，白色视野最大，其次依次为黄色、蓝色、红色，绿色视野最小。临床上检查视野，可以帮助诊断视网膜、视神经方面的病变。

3.暗适应与明适应

人从明亮处进入暗处时，最初看不清物体，需经过一定时间后才逐渐恢复暗处的视力，此种现象称为暗适应。相反，从暗处突然到亮处时，最初也不能看清物体，需经一段时间才能恢复视觉，此种现象称为明适应。

第二节　前庭蜗器

前庭蜗器又称耳，由外耳、中耳和内耳三部分组成（图10-2）。外耳和中耳是收集、传导声波的结构，内耳有听觉和位置平衡觉的感觉器官。

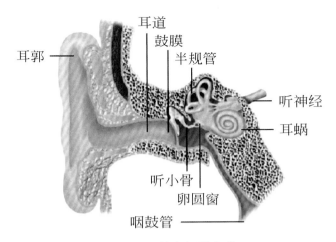

图10-2　前庭蜗器全貌

一、前庭蜗器的解剖结构

（一）外耳

外耳包括耳郭、外耳道、鼓膜三部分。耳郭以弹性软骨为支架，外覆皮肤和少量皮下组织。耳郭有丰富的血管和神经，是耳针疗法的部位。外耳道为一弯曲管道，全长约为2.5cm，其外1/3为软骨部，内侧2/3为骨部。鼓膜为椭圆形、灰白色的半透明薄膜，直径为1cm，位于外耳道底，周围固定于骨上。鼓膜能随声波的振动而振动，将声波刺激信号传入中耳。

（二）中耳

中耳包括鼓室、咽鼓管等。鼓室是一个不规则的小腔，其外侧壁为鼓膜，内侧壁为内耳的外侧壁，骨性。其上有2个孔，上方的称为前庭窗，下方的称为蜗窗，皆由薄膜封闭。鼓室内有3块听小骨：与鼓膜相接触的锤骨、与前庭窗膜相接触的镫骨以及连于两骨之间的砧骨。听小骨将声波由鼓膜传入内耳。咽鼓管为连通鼻咽腔与鼓室的通道，通过咽鼓管使鼓室与外界的空气压力取得平衡。

中耳炎

所谓中耳炎就是中耳发炎，好发于8岁以下的儿童。它经常由普通感冒或咽喉感染等上呼吸道感染所引发的疼痛并发症。耳痛是中耳炎的主要症状。医生使用耳镜来检查患儿的耳朵。假如耳内有渗出物，那么可收集它们，以鉴别引发症状的微生物。医生可能会让患儿服用一个疗程的抗生素。耳朵渗出的汁液有时可能会在耳内留存长达3个月，所以患儿仍然可能会有部分听力丧失。耳膜裂开大约1周左右就可以痊愈。在孩子发生中耳炎的3个月后，医生可能会复检孩子的听力，以确认是否恢复正常。假如孩子的听力仍然有问题，那么其病因可能就是湿耳。经过治疗，耳咽管会随着孩子的长大而逐渐加宽，这样汁液更容易排出，因而，中耳就较不容易发生感染了。

（三）内耳

内耳位于颞骨岩部内，由一系列复杂的管道系统组成，又称迷路。分骨迷路和膜迷路。

骨迷路是由骨密质构成的管道，由后外向前内依次分为骨半规管、前庭和耳蜗三部分。膜迷路是一套封闭的膜性管道，大致相应地套于骨迷路内，由后外向前内分为膜半规管、椭圆囊和球囊、蜗管三部分，其内含内淋巴。骨迷路和膜迷路之间的腔隙含有外淋巴。外淋巴与内淋巴互不相通。

二、前庭蜗器的功能

（一）听觉功能

声波经外耳道到达鼓膜，引起鼓膜振动，经听小骨振动，继而前庭窗膜振动，冲击耳蜗内的外淋巴，引起基底膜和内淋巴振动，使毛细胞位置发生变化，毛细胞受到刺激而兴奋，产生相应的电位变化而引起蜗神经产生传入冲动，经几级神经元的传导最后到达大脑皮质颞叶的听觉中枢而产生听觉。

外耳和中耳部位发生病变所引起的听力减退称为传导性耳聋。内耳及听神经部位发生病变所致的听力丧失称神经性耳聋。如链霉素和卡那霉素等可损伤听神经，引起耳鸣、耳聋，使用这些药物时应格外小心。

（二）平衡功能

前庭器是感受人体运动状态以及所处空间位置的感受器。内耳中的椭圆囊、球囊和三个膜半规管均含有感受性毛细胞。当头的位置改变，发生直线变速运动或旋转变速运动时，皆引起前庭器的内淋巴流动，刺激毛细胞而兴奋，产生神经冲动，沿前庭神经传入中枢，引起对机体所处空间位置及变速运动的感觉，同时还可反射性地引起身体姿势的改变，以保持身体的平衡。

前庭器受到异常刺激或其功能发生障碍时，常引起恶心、呕吐、眩晕等症状，称为前庭自主神经性反应。有人前庭功能过于敏感，受到轻微刺激就产生不适反应，严重时称为晕动病，如晕车、晕船等。

第三节　皮肤

笔记

皮肤被覆于身体表面，由表皮和真皮两部分组成，两部紧密联系，借皮下组织与深部的组织相连，皮肤内有由皮肤衍生的毛发、指（趾）甲、皮脂腺和汗腺，统称皮肤的附属器官。皮肤有保护深部结构，感受刺激、调节体温、排泄和吸收等功能。

一、皮肤的结构

皮肤的结构示意图见图10-3。

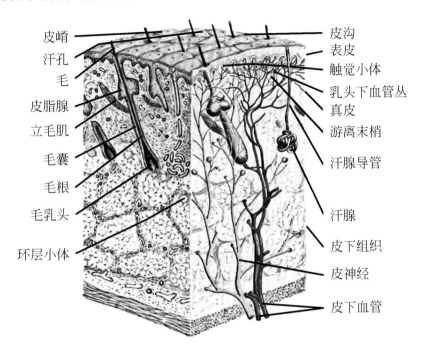

图 10-3　皮肤的结构

（一）表皮

表皮是皮肤的最外层，由角化的复层扁平上皮构成。上皮细胞之间有丰富的游离神经末梢。表皮可分为五层，由浅向深依次为角质层、透明层、颗粒层、棘层和基底层，后两层合称生发层。表皮的基底层为一层矮柱状的基底细胞，细胞分裂增生能力强，增生的细胞向浅层推移，逐渐分化为其余各层细胞。

表皮是皮肤的重要保护层，而角质层的保护作用尤为明显，它对多种物理性和化学性刺激具有很强的耐受力，能阻止异物和病原体侵入，并能防止体内水分的丢失。

（二）真皮

真皮位于表皮深面，由致密结缔组织构成。真皮又分为乳头层和网状层，两层之间并无明显分界。乳头层内除含有丰富的毛细血管外，还含感觉神经末梢、触觉小体，皆为皮肤接受刺激的感受器。网状层在乳头层深面，较厚，是真皮的主要组成部分。此层内有较大的血管、淋巴管、神经、汗腺、毛囊和皮脂腺等。

笔记

二、皮肤的附属器

（一）毛发

人体表面，除手掌、足底等处外，均有毛发分布。毛发可分为毛干和毛根两部分，毛发伸到皮肤之外的部分称毛干，埋藏于皮肤之内的部分称毛根。包绕在毛根周围的多层上皮细胞和结缔组织称毛囊。毛囊底部的上皮细胞不断分裂增殖而使毛根不断生长，毛干也随之增长。毛发的一侧附有一斜行的平滑肌束，称竖毛肌。它一端附于毛囊，另一端终止于真皮乳头层。竖毛肌受交感神经支配，收缩时使毛发竖直，皮肤呈鸡皮状。

（二）皮脂腺

皮脂腺多位于毛囊及竖毛肌之间，是一种泡状腺。腺细胞质中充满许多小脂滴，分泌时，腺细胞解体并与脂滴同时排出，形成皮脂。皮脂经很短的导管排入毛囊。毛囊开口于皮肤表面，皮脂经毛囊可排出体外，润滑皮肤及毛发。皮脂腺的分泌受雄激素和肾上腺皮质激素控制。在青春期分泌旺盛，当皮肤腺开口阻塞时，则形成粉刺。

（三）汗腺

汗腺为管状腺，由分泌部和导管部构成。分泌部位于真皮深部或皮下组织内，管道盘曲成团。导管部从真皮向表皮蜿蜒上行，开口于皮肤表面的汗孔。汗腺分布于身体大部分皮肤，以手掌和足底处汗腺最多。分布于腋下、乳晕、阴部等处的汗腺较大称大汗腺。大汗腺分泌物较浓稠，经细菌分解后可发出特别臭味。由腋下发出的臭味为腋臭，俗称狐臭。

（四）指（趾）甲

指（趾）甲露于体表的部分称甲体，甲体下的皮肤称甲床，甲体近侧部埋入皮肤内称甲根，甲根深部的上皮为甲母质，为指（趾）甲的生长点。

三、皮肤的生理功能

（一）保护作用

皮肤包裹全身，是保护机体的重要屏障。皮肤结构紧密，完整的皮肤使病原微生物很难侵入。角质层及脂肪酸使皮肤呈酸性，还能抑制细菌和霉菌的生长。

（二）吸收作用

皮肤可吸收一些油脂及挥发性液体，对水及各种水溶性化学物质吸收少，但当皮肤损伤或发炎时，其吸收能力增强，因此，在使用外用药时，应注意药物的浓度，以免吸收过多而引起不良反应。有些毒物如有机磷，也可通过皮肤吸收而

笔记

引起中毒，需注意防护。

（三）分泌与排泄作用

汗腺及皮脂腺具有分泌和排泄作用，汗液的排泄不仅排出大量水分。而且有部分氯化钠、尿素、尿酸与其他盐类等也随之排出。因此，在炎热天气下大量出汗时，除应补充水分外，还应适当补充一定的电解质。

（四）调节体温作用

人体代谢产生的热量大部分通过皮肤散于体外。在高温环境中，汗液的排泄和蒸发是机体散热的主要方式。

（五）感觉功能

皮肤中存在很多神经末梢和多种感受器，可感受外界的复杂变化及各种刺激，而引起痛、温、触、压等感觉，使人体出现相应的反射，尤其是损伤性刺激引起的痛觉，使人体产生防御性反射，是人体重要的保护性反射。

四、皮肤的再生

正常情况下，皮肤表皮细胞不断死亡脱落，又由生发层细胞不断增殖而得到补充。当皮肤受损，皮肤的再生可以是纯表皮的再生，也可由表皮和真皮共同修复。一般小面积表皮损伤修复后不留瘢痕。如损伤伤及真皮深部或皮下组织时，则需由表皮和真皮共同参与修复，修复后的真皮内纤维成分增多并皱缩，而表皮较薄，形成瘢痕。当大面积皮肤损伤（烧伤）时，表皮生长较慢，为防止体液流失，预防感染.可从患者本人正常皮肤处切取薄层皮片，移植到创面，移植的皮肤可使创面愈合。

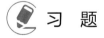

习 题

第十章
习题答案

一、单选题

1.眼球壁由内到外分为哪三层？（　　　　）

A.视网膜、纤维膜、血管膜　　　　　B.血管膜、纤维膜、视网膜

C.纤维膜、视网膜、血管膜　　　　　D.纤维膜、血管膜、视网膜

E.视网膜、血管膜、纤维膜

2.虹膜的描述，错误的是（　　　　）。

A.圆盘状薄膜　　　　　　　　　　　B.为光线进入眼球内部的通道

C.无色透明　　　　　　　　　　　　D.内有瞳孔开大肌

笔记

E.内有瞳孔括约肌

3.房水的描述，正确的是（   ）。

A.只充满于后房

B.房水经虹膜后方回流入静脉

C.由睫状体的上皮细胞分泌产生

D.眼球内房水过多不会造成不良后果

E.青光眼与房水回流无关

4.眼的调节，错误的是（   ）。

A.视近物时，晶状体凸度变大   B.视远物时，晶状体凸度变小

C.视近物时，瞳孔散大   D.暗光线下，瞳孔散大

E.强光线下，瞳孔缩小

5.白内障是由于（   ）。

A.房水回流障碍引起   B.房水混浊引起

C.角膜炎症引起   D.晶状体混浊引起

E.玻璃混浊变引起

6.近视是因为（   ）。

A.眼球前后径过短   B.远处平行光线聚集在视网膜之前

C.远处平行光线聚集在视网膜之后   D.眼房水压力降低引起

E.视觉传导通路受损引起

7.晕车、晕船可能是由于下列何种器官过于敏感，受到强烈刺激引起（   ）。

A.听骨链   B.听神经   C.前庭

D.膜半规管   E.第二鼓膜

8.外耳道是（   ）。

A.全长约2.5cm   B.内侧1/3为骨部

C.皮下脂肪较多   D.为直线形管道

E.直接与鼓室相连通

9.可能导致神经性耳聋的药物是（   ）。

A.青霉素   B.头孢氨苄   C.链霉素

D.氯霉素   E.多西环素

10.听觉感受器位于（   ）。

A.椭圆囊斑   B.鼓膜   C.球囊斑

D.基底膜   E.壶腹嵴

11.下列结构中，不属于表皮的是（   ）。

A.角质层   B.基底层   C.颗粒层

D.透明层   E.网状层

12.皮肤的生理功能，错误的是（   ）。

A.保护作用

B.可少量吸收水及各种水溶性化学物质

笔记

C.皮肤具有痛、温、触、压等感觉

D.皮肤不具有再生功能

E.汗液可分泌尿素、尿酸、氯化钠等

13.下列不属于皮肤附属器的是（　　　）。

A.毛发　　　　　　　B.大汗腺　　　　　　C.上睑

D.皮脂腺　　　　　　E.指甲

二、填空题

1.眼的折光异常包括_____、_____、_____。

2.骨迷路由后外向前内依次分_____、_____、_____三部分。

3.皮肤的生理功能有_____、_____、_____、_____、_____。

三、综合题

声波是经过何种途径传导至大脑并产生听觉的？

笔记

第十一章 人体控制系统

数字资源11-1
数字资源11-2

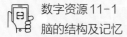 数字资源11-1
脑的结构及记忆

数字资源11-2
甲状腺与克丁病

学习目标

知识目标

1. 掌握　神经系统的分类；突触结构、神经递质生理作用以及神经受体的效应；神经系统对内脏活动的调节；甲状腺、胰岛素和肾上腺糖皮质激素等激素的生物学作用。
2. 熟悉　脊髓和各部分脑的功能；下丘脑和垂体之间的功能关系。
3. 了解　神经系统的传导通路；脑的高级功能和脑电图；激素的概念及作用机制。

能力目标

1. 明确脊神经、走行、分布。
2. 明确大脑动脉环的临床意义。

素质目标

1. 培养认真细致的工作作风。
2. 培养爱护标本、模型及数字化仪器等教具的良好品德。

　　机体各组织、器官及系统的生理活动是相互作用、相互影响的，以使机体中的各种生命活动成为一个协调运动的统一整体。

　　对于来自内、外环境的各种变化，机体中最有效的调节机构是两大调节系统即神经系统和内分泌系统。它们对内、外环境出现的各种影响产生的一系列反应，使机体各项生理活动在一个新的平衡点上重新达到稳态，以适应内、外环境的改变。所以，把这两大调节系统称为人体控制系统。

第一节 神经系统概述

神经系统由脑、脊髓以及与它们相连并遍布全身各处的周围神经所组成，是人体中把不同细胞、组织和器官的活动统一协调起来的一整套调节机构。神经系统分为中枢神经系统和周围神经系统两大部分。

中枢神经系统包括脑和脊髓，分别位于颅腔和椎管内。

周围神经系统一端与中枢神经系统的脑或脊髓相连（其中凡是与脑相连的部分称为脑神经，共12对；凡是与脊髓相连的称为脊神经，共31对）。另一端通过各种末梢装置与身体其他器官、系统相联系。

从周围神经系统在各器官、系统中的不同分布对象考虑，周围神经中分布于体表、骨、关节和骨骼肌的神经称为躯体神经；分布于内脏、心血管、平滑肌和腺体的神经称为内脏神经。从神经冲动的传播方向考虑，在周围神经中，感觉神经是将神经冲动自感受器传向中枢部，故又称传入神经；运动神经是将神经冲动自中枢部传向周围效应器，故又称传出神经。

第二节 脊髓和脊髓神经

一、脊髓解剖学

（一）脊髓的位置和形态

脊髓位于椎管内，呈前后稍扁的圆柱状，外包被膜。上端通过枕骨大孔与延髓相连，下端约致第1腰椎下缘。脊髓表面中线上有两条纵沟，前面是较深的前正中裂，后面是较浅的后正中沟。脊髓的侧面有前外侧沟和后外侧沟，沟中分别有脊神经前根和脊神经后根。后根上有一膨大的脊神经节。前后根在椎间孔处合并成为脊神经（图11-1）。每一段脊神经相连一段脊髓，称为一个脊髓节段。自上而下有31对脊神经，从而分为31个脊髓节段（包括8个颈节、12个胸节、5个腰节、5个骶节和1个尾节）。

（二）脊髓的内部结构

在脊髓横截面上位于其内部的称为灰质，呈蝴蝶状，中央的小孔为中央管，

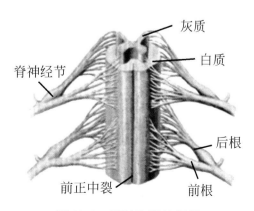

图 11-1 脊髓和脊神经根

灰质
白质
脊神经节
后根
前根
前正中裂

笔记

纵贯脊髓并与第四脑室相通。灰质前端膨大称为前角，内含运动神经元，其发出的轴突组成前根，支配骨骼肌；后端窄细称后角，内含有联络神经元（中间神经元）；在脊髓胸段和上腰段，前后角之间还有向外突出的侧角，内含有交感神经元，其轴突加入前根支配内脏运动。灰质的周围为白质，每侧可分为三个索，后正中沟与后外侧沟之间为后索；后外侧沟与前外侧沟之间为外侧索；前外侧沟与前正中裂之间为前索。各索由许多上行或下行的纤维束组成。上行纤维束将各种传入神经的冲动传到脑。下行纤维束将脑发出的冲动传到脊髓前角，再转传到肌肉，支配肌肉运动。通过灰质的神经核和白质的纤维束，脊髓与脑和周围神经相连（图11-2）。

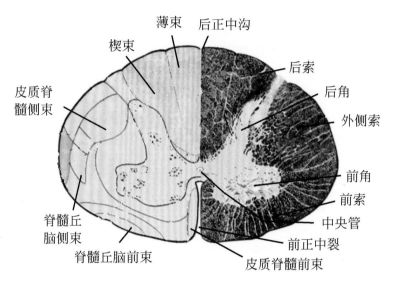

图11-2　脊髓颈段横切面

二、脊髓的生理功能

脊髓具有传导和反射功能。人体的躯干和四肢各部感受的信息经脊髓向上传导至脑。脑对躯干和四肢活动的控制和调节也都要经下行传导束下达到脊髓。脊髓中的灰质是反射活动的低级中枢，一些比较简单的反射可在脊髓完成，如膝跳反射、腹壁反射、排尿排便反射等。

（一）脊髓感觉传导功能

由脊髓上传到大脑皮质的感觉传导路径分为两大类，一类为浅感觉传导路径，传导痛觉、温觉和轻触觉。其传入神经由后根的外侧部进入脊髓，然后在后角更换神经元，再发出纤维在中央管前行交叉到对侧，分别经脊髓丘脑侧束（痛、温觉）和脊髓丘脑前束（轻触觉）上行抵达丘脑（图11-3）。另一类是深感觉传导路径，传导肌肉本体感觉和深部压觉。其传入纤维由后根的内侧部进

笔记

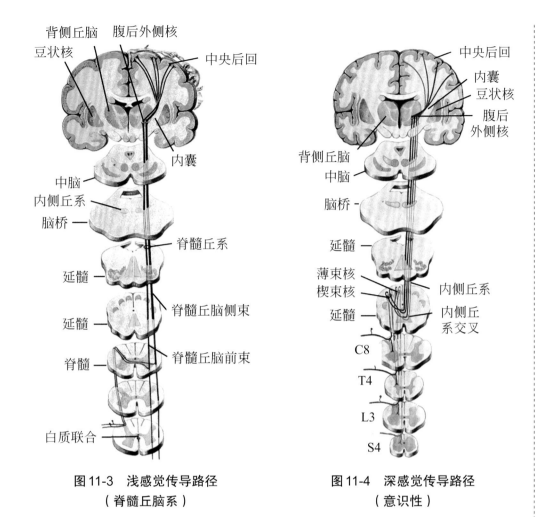

图 11-3　浅感觉传导路径
（脊髓丘脑系）

图 11-4　深感觉传导路径
（意识性）

入脊髓后，其上行分支在同侧后索上行，抵达延髓下部薄束核和楔束核更换神经元，再发出纤维交叉到对侧，经内侧丘系至丘脑（图 11-4）。皮肤感觉中的辨别觉传导路径和深感觉传导路径一致。

（二）脊髓对躯体运动的调节

调节躯体运动的最基本中枢是脊髓。在脊髓的前角，存在大量运动神经元（α 和 γ 运动神经元），它们的轴突经前根离开脊髓后直达所支配的肌肉。

脊髓调节躯体运动是以反射方式进行的，重要的反射有以下几种。

1. 屈肌反射和对侧伸肌反射

在皮肤接触到伤害性刺激时，受刺激一侧的肢体出现屈伸的反应，关节的屈肌收缩而伸肌弛缓，称为屈肌反射。屈肌反射具有保护意义。

屈肌反射具有以下特点：① 引起屈肌反射的刺激是伤害性刺激，感觉器是皮肤上的各种类型的感受器；② 是多突触反射，有较长的中枢延搁；③ 该反射的效应器是一个或多个肌群，肌群的多少与刺激的强度有关；④ 屈肌收缩时受刺激的肢体的伸肌舒张；⑤ 刺激停止后，屈肌反射还会持续一段时间。

笔记

2.牵张反射

有神经支配的骨骼肌，如果受到外力牵拉使其伸长时，能产生反射效应，引起受牵拉的同一肌肉收缩，此称为牵张反射。牵张反射可分为腱反射和肌紧张两种类型。

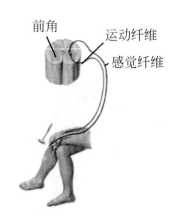

图 11-5　膝反射示意

（1）腱反射　是指快速牵拉（叩击）肌腱时引起的牵张反射。例如临床检查脊髓功能时，快速扣击股四头肌肌腱，引起膝关节伸直，称为膝反射（图 11-5）。

（2）肌紧张　是指缓慢持续的牵拉肌腱时发生的牵张反射，该反射表现为受牵拉的肌肉发生持续性收缩，肌张力增强阻止肌肉被拉长以对抗牵张。肌紧张的反射收缩力不大，只是抵抗肌肉被牵拉（如抗重力），因此不表现明显的动作。

脊休克

脊髓突然与高位中枢断离，在横断面以下暂时丧失反射活动的能力，进入无反应状态，这种现象称为脊休克。主要表现为：在横断面以下的脊髓所支配的骨骼肌肌紧张减低甚至消失，发汗反射不出现，直肠和膀胱粪尿积聚，说明躯体与内脏反射活动均减弱甚至消失，在第5胸椎以上横断时，可出现明显的血压下降，外周血管扩张。脊休克后，一些以脊髓为中枢的反射活动可以逐渐恢复。

（三）脊髓对内脏活动的调节

脊髓是交感神经和部分副交感神经的起源部位，因此脊髓是内脏反射活动的初级中枢。

脊髓中枢可以完成基本的血管张力反射，以维持血管的紧张性，保持一定的外周阻力和血压。

脊髓中枢可以完成基本的排粪排尿反射、发汗反射、勃起反射等。

但是，这些反射调节功能是初级的，不能很好地适应生理功能的需要。例如，脊休克恢复后由于脊髓以上的心血管中枢活动已不能控制脊髓的初级中枢，体位性血压反射的调节能力很差，易发生直立性低血压；脊休克恢复后排粪排尿反射恢复，但不能自主进行，造成失禁。

三、脊神经的分布组成

笔记

与脊髓相连的神经称为脊神经。脊神经共有31对，包括颈神经8对，胸神经12对，腰神经5对，骶神经5对和尾神经1对（图 11-6）。

脊神经由前根和后根组成，是混合性神经。其感觉纤维始于脊神经节，分布于皮肤、肌肉、关节和内脏的感受器，将躯体与内脏的感觉冲动传向中枢。其运动纤维始于脊髓灰质前角、胸腰部侧角和骶部交感核，分布于横纹肌、平滑肌和腺体。

脊神经丛包括颈丛、臂丛、腰丛和骶丛。

（1）颈丛　由第1～4颈神经的前支组成，位于胸锁乳突肌的深面，发出皮支与肌支。

（2）臂丛　由第5～8颈神经的前支和第1胸神经前支的大部分组成。各神经在锁骨下方互相交织成丛，形成三束，紧贴于腋动脉周围。

（3）腰丛　腰丛由第1～4腰神经前支组成。

（4）骶丛　骶丛由第4腰神经的一部分、第5腰神经与全部骶神经及尾神经的前支组成。位于骨盆侧壁。

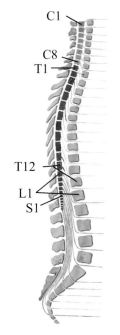

图 11-6　脊髓节段

第三节　脑和脑神经

一、脑的构成

脑位于颅腔内，分为端脑、间脑、中脑、脑桥、延髓和小脑六个部分。中脑、脑桥和延髓合称为脑干。脑的表面包有三层被膜，其内部主要由灰质和白质构成。分布在大脑、小脑表面的灰质称为皮质，分布在脑内各部分成核状的灰质称为神经核，这些神经核与脑神经或与某些上行纤维、下行纤维束相关，将脑各部分与脊髓和周围神经相连。脑内存在多个腔隙，称为脑室（图11-7）。

（一）脑干

脑干内部由灰质、白质和网状结构构成。网状结构位于灰质和白质相交处，形成了呼吸、心跳、血压等维持生命的重要中枢。

（二）间脑

间脑位于中脑上方，被大脑半球所覆盖。主要包括丘脑和下丘脑两部分。下丘脑内也有若干神经核，是神经内分泌中心，对体温、摄食、生殖、水盐代谢和内分泌活动进行广泛调节。

（三）小脑

小脑位于延髓和脑桥背侧。小脑是调节肌肉运动的皮质下中枢之一，能调节肌肉紧张和维持身体平衡。

笔记

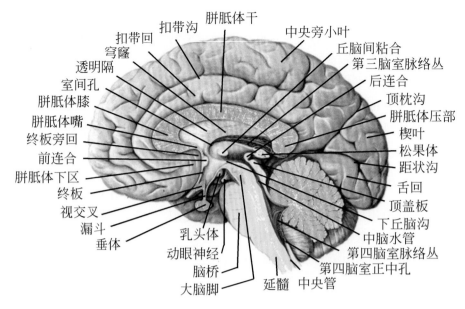

图 11-7　脑的正中矢状切面

（四）端脑

端脑由左、右两个半球组成。半球表面的灰质称大脑皮质，是许多功能的高级中枢。白质内的灰质核团称为基底核。大脑是人类各种精神、神经活动的高级中枢，通过多条上行传导通路、下行传导通路管理人体的各种功能活动。

（五）脑室

脑室是脑内的腔隙，其中充满脑脊液。脑室包括：侧脑室，位于大脑半球内，左、右各一；第三脑室，位于间脑内；中脑水管，位于中脑；第四脑室，位于延髓、脑桥背面和小脑之间。各脑室互相通连。侧脑室以室间孔与第三脑室相通，第四脑室有三个孔（正中孔与两旁的外侧孔）与蛛网膜下腔相通。

二、脑神经

与脑相连的神经称为脑神经。脑神经共有12对，主要分布于头面部：（Ⅰ）嗅神经、（Ⅱ）视神经、（Ⅲ）动眼神经、（Ⅳ）滑车神经、（Ⅴ）三叉神经、（Ⅵ）展神经、（Ⅶ）面神经、（Ⅷ）前庭蜗神经、（Ⅸ）舌咽神经、（Ⅹ）迷走神经、（Ⅺ）副神经、（Ⅻ）舌下神经（图11-8）。

在12对脑神经中，第Ⅰ、Ⅱ、Ⅷ对脑神经是感觉神经；第Ⅲ、Ⅳ、Ⅵ、Ⅺ、Ⅻ对脑神经是运动神经；第Ⅴ、Ⅶ、Ⅸ、Ⅹ对脑神经是混合神经。其中第Ⅹ对迷走神经还分布到胸腔、腹腔脏器。

脑神经的运动纤维，是由脑干内的脑神经运动核发出的轴突构成；感觉纤维是由脑神经节内的感觉神经元的周围支构成，其中央支与脑干内的脑神经感觉核相连。

笔记

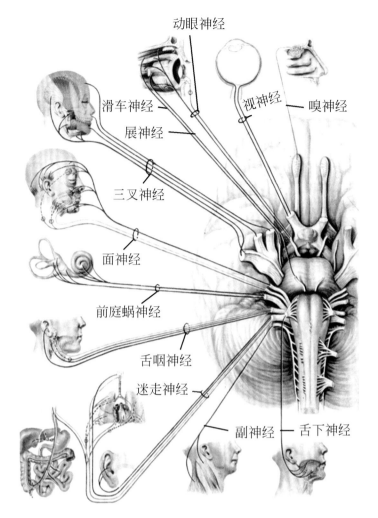

图 11-8 脑神经示意

三、脑脊髓被膜、脑脊液、脑屏障

（一）脑脊髓被膜

脑和脊髓的被膜共有三层，由外向内分别称为硬脑膜（硬脊膜）、蛛网膜（脊髓蛛网膜）和软脑膜（软脊膜）（图 11-9）。硬膜的特点是厚而坚韧，可保护脑、脊髓并防止细菌的入侵。蛛网膜由很薄的结缔组织构成，是一层无血管的透明薄膜。蛛网膜在颅顶部形成颗粒状突起并伸入硬脑膜静脉窦内，称为蛛网膜颗粒。蛛网膜与软膜间的腔隙，称为蛛网膜下腔。脑脊液主要经蛛网膜颗粒回到硬脑膜静脉窦内而进入血液循环。软膜很薄，具有丰富的血管，紧贴脑脊髓的表面。在脑室的某些部位，软脑膜上的血管与脑室管上皮共同突向脑室形成丛，产生脑脊液。

（二）脑脊液

脑脊液是无色透明的液体，充满在蛛网膜下腔、脑室和脊髓中央管内。脑脊

笔记

液主要有减震、营养脑和脊髓、化学缓冲等作用，并维持正常的颅内压。

（三）脑屏障

在毛细血管与脑组织周围间隙和脑脊液之间存在着一种对物质交换的屏障，称为脑屏障，它能选择性地让某些脂溶性大的物质透过，而极性大、脂溶性小的物质却不易透过。

近年来的研究表明，脑屏障可分成三个部分：血-脑屏障、血-脑脊液屏障以及脑脊液-脑屏障。

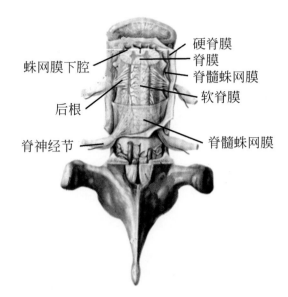

图 11-9　脊髓的被膜

蛛网膜下腔　硬脊膜　脊膜　脊髓蛛网膜　软脊膜　后根　脊神经节　脊髓蛛网膜

脑膜炎

脑膜炎是一种脑膜或脑脊膜被感染的疾病。此病通常伴有细菌或病毒感染身体任何一部分的并发症，比如耳、鼻窦或上呼吸道感染。细菌型脑膜炎是一种特别严重的疾病，需及时治疗。如果治疗不及时，可能会在数小时内死亡或造成永久性的精神损伤。病毒型脑膜炎则比较严重但大多数人能完全恢复，没有后遗症。确诊脑膜炎应做腰部穿刺或脊柱穿刺。

脑出血

当脑动脉处于病变状态时，如果突然用力、情绪激动等情况下，血压突然增高，血管破裂。在动脉内压力的驱使下，血液冲入质地松软的脑组织内，形成脑血肿。患者会出现头痛、恶心、呕吐、说话不清、半身麻木、偏瘫等症状，严重时会出现不省人事、呼吸鼾声等，称为脑出血。另外，脑血管畸形、炎症、脑肿瘤等情况也可以造成脑出血。

蛛网膜下腔出血

当脑部的一些血管破裂时，血液直接进入蛛网膜下腔，就叫蛛网膜下腔出血。患者会感到突然的剧烈头痛、呕吐甚至昏迷。蛛网膜下腔出血常见的原因是脑底部的动脉瘤，因此，如患者整体情况允许，适时进行脑动脉

笔记

造影，发现动脉瘤，进行手术治疗，是本病诊疗的重要一环。除脑动脉瘤之外，脑血管畸形、血管炎、外伤等也可以引起蛛网膜下腔出血。

第四节　神经系统传导通路

神经系统传导通路是大脑皮质与感受器或效应器相联系的神经纤维通路，可分为感觉传导通路和运动传导通路。

一、感觉通路

（一）浅感觉传导通路

1.躯干、四肢浅感觉传导通路

其感觉神经元位于脊神经节内，在脊髓灰质后角更换神经元后其纤维交叉到对边，组成脊髓丘脑束上行至丘脑，在丘脑再次更换神经元后发出纤维参与组成丘脑皮质束再上行投射至大脑皮质躯干和下肢的感觉区。

2.头面部浅感觉传导通路

其感觉是经三叉神经传入进入脑桥后，换元交叉至对边上行，组成三叉丘系至丘脑，再次换元后的纤维参与组成丘脑皮质束经内囊投射至大脑皮质感觉区。

（二）深感觉传导通路

躯干、肢体的深感觉传导通路感觉神经元也位于脊神经节内，进入脊髓后，在同侧后索内上行组成薄束和楔束，在延髓的薄束核和楔束核更换神经元后，纤维交叉到对侧，组成内侧丘系。再上行在丘脑更换神经元。换元后的纤维参与组成丘脑皮质束，经内囊投射至大脑皮质感觉区。

（三）感觉传导通路的特点

一般有三级神经元：第一级位于脊神经节内或脑神经节内；第二级位于脊髓后角或脑干内；第三级位于丘脑内。

各种感觉传导通路的第二级神经元发出的纤维，一般交叉到对侧，最后投射到大脑皮质相应的区域。

二、运动通路

大脑皮质对躯体运动的调节功能，是通过锥体系和锥体外系下传的神经冲动来实现的。二者在功能上互相协调、互相配合，共同完成人体各项复杂的随意运动。锥体系是大脑皮质下行控制躯体运动的最直接路径。

笔记

（一）锥体系

锥体系的功能是管理各种随意运动，尤其是四肢远端肌，如手肌的精细运动。

锥体系主要包括上、下两种运动神经元。上运动神经元的胞体主要是位于中央前回和中央小叶前部的巨型锥体细胞（Betz细胞）和其他类型的锥体细胞。这些神经元的轴突组成下行纤维束，大部分纤维通过延髓锥体，故名锥体系。其中下行至脊髓的纤维称为皮质脊髓束；离开锥体束，直接或间接抵达脑神经运动核的纤维称为皮质核束。下运动神经元包括脊髓前角运动神经元和脑神经核运动神经元，它们的轴突分别组成脊神经和脑神经的运动纤维，管理头面部、躯干和四肢的随意运动。

（二）锥体外系

锥体系以外的与躯体运动有关的传导通路统称为锥体外系。其主要的功能是协调肌群的运动、调节肌张力、维持和调整姿势等。锥体外系发自大脑皮质后，它们在下行途中先与纹状体发生联系，然后经过多次换元后才抵达脊髓前角运动神经元。

锥体外系的通路有多条，下面仅简述其中三条。

1.皮质-纹状体通路

由大脑皮质发出的纤维到纹状体，由它发出纤维到中脑的红核、黑质等处，黑质发出纤维到脑桥、延髓的网状结构，最后抵达脊髓前角运动神经元。

2.纹状体-黑质环路

自尾状核和壳核发出的纤维止于黑质，再由黑质发出纤维，通过同一途径返回尾状核和壳核。

3.皮质、脑桥、小脑通路

从各大脑皮质发出的纤维到脑桥核，换元后发出纤维交叉到对侧，经脑桥臂止于小脑皮质，然后由小脑皮质发出纤维经齿状核、红核下行至脊髓前角运动神经元。

帕金森病

帕金森病是一种常见于中老年的神经系统变性疾病，多在60岁以后发病。主要表现为患者动作缓慢，手脚或身体的其他部分的震颤，身体失去柔软性变得僵硬。帕金森病的病变部位在中脑的部位。该处有一群神经细胞，叫做黑质神经元，它们合成一种叫作"多巴胺"的神经递质，其神经纤维投射到大脑的其他一些区域，经纹状体-黑质环路，对大脑的运动功能进行调控。当这些黑质神经元变性死亡至80%以上时，大脑内的神经递质多巴胺便减少到不能维持调节神经系统的正常功能，便出现帕金森病的症状。

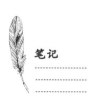

笔记

三、协调系统

大脑皮质在控制躯体运动的过程中，不断从下级中枢接受反馈信息，经常调整其传出冲动，才能使机体具有适宜的肌张力，维持一定的姿势体态，同时使随意运动在力量和方向上达到预期效果。在这些联系中，大脑、小脑环路、纹状体和小脑功能的完善具有重要作用。

小脑的主要功能是维持躯体平衡、调节肌张力及协调运动。小脑半球与大脑皮质有双向性的联系，即小脑一方面接受大脑皮质下行的控制，同时也发出纤维返回到大脑皮质。小脑的传出纤维经丘脑换元，再发出纤维返回大脑皮质，对大脑皮质发动的随意运动起调节作用。

小脑性共济失调

小脑半球损伤后，患者随意动作的力量、方向、速度和范围均不能很好地控制，同时肌张力减退、四肢乏力。患者不能完成精巧动作，肌肉在完成动作时抖动而把握不住动作的方向，行走摇晃呈酩酊蹒跚状，动作越迅速则协调障碍也越明显。患者不能进行拮抗肌轮替快复动作（例如上臂不断交替进行内旋与外旋），但当静止时则看不出肌肉有异常的运动。这种小脑半球损伤后的动作性协调障碍，称为小脑性共济失调。

第五节　神经元活动的一般规律

一、神经元、神经纤维和神经

神经系统有大量神经元，神经元之间的联系仅表现为彼此互相接触，但无原生质连续。典型的神经元树突多而短，多分支；轴突则往往很长，在其离开细胞体若干距离后始获得髓鞘，成为神经纤维。

周围神经系统的神经纤维集合在一起，构成神经。神经的外面包有致密的结缔组织膜，称为神经外膜。外膜内的神经纤维可分成大小不等的神经纤维束，各包有神经束膜。束内的每条神经纤维又包有神经内膜。

二、神经元之间相互作用的方式

（一）突触

突触是神经元与神经元之间或神经元与非神经细胞之间的一种特化的细胞连

笔记

接。是神经元传递信息的结构（图11-10）。

突触的结构可分为突触前成分、突触后成分和突触间隙。前成分与后成分相对应的细胞膜称为突触前膜和突触后膜。突触前成分内含有许多突触小泡，内含神经递质或神经调质。突触前成分通常是神经元的轴突终末呈球状或环状膨大。突触后成分通常是另一个神经元的胞体或树突表面，突触后膜上有神经递质的受体。由于接触部位的不同，突触主要可分为三类：① 轴突-胞体式突触；② 轴突-树突式突触；③ 轴突-轴突式突触。

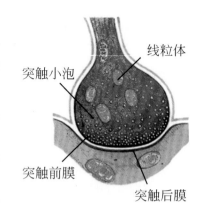

图 11-10　突触

（二）突触传递

当突触前神经元传来的冲动到达突触小体时，小泡内的递质即从前膜释放出来，进入突触间隙，并作用于突触后膜上的受体；如果这种作用足够大时，即可引起突触后神经元发生兴奋或抑制反应。目前还观察到，单胺类递质的神经元的突触传递另有一种方式。这类神经元的轴突末梢有许多分支，在分支上有大量的结节状曲张体。曲张体内含有大量的小泡，是递质释放的部位。但是，曲张体并不与突触后神经元或效应细胞直接接触，而是处在它们的附近。当神经冲动抵达曲张体时，递质从曲张体释放出来，通过弥散作用到突触后细胞膜的受体，产生传递效应。这种传递方式，在中枢神经系统内和交感神经节后纤维上都存在。

三、神经递质和神经受体

（一）神经递质

人体中最重要的突触传递方式是化学传递。神经递质是在神经末梢的动作电位的作用下，突触前膜释放的一种化学信使，它与突触后膜上的相应受体结合后产生快速和短暂的突触后膜电位改变，引起细胞的一系列生理生化效应。

现已发现，神经递质的种类很多，按产生部位不同，一般可分为两大类，即外周神经递质和中枢神经递质。

1.外周神经递质

主要有乙酰胆碱（简称Ach）和去甲肾上腺素（简称NE）。

（1）乙酰胆碱　兴奋时，末梢释放乙酰胆碱的神经，称为胆碱能神经。包括：全部自主神经的节前纤维；副交感神经的节后纤维；少数交感神经（如支配汗腺分泌的神经和小部分骨骼肌血管的舒张神经）的节后纤维；运动神经。

自主神经的节前纤维和运动神经纤维所释放的乙酰胆碱的作用，与烟碱的药理作用相同，称为烟碱样作用（N样作用）；而副交感神经节后纤维所释放的乙酰胆碱的作用，与毒蕈碱的药理作用相同，称为毒蕈碱样作用（M样作用）。

笔记

（2）去甲肾上腺素 兴奋时，末梢释放去甲肾上腺素的神经，称为去甲肾上腺素能神经。包括绝大多数交感神经节后纤维。

（3）嘌呤类和肽类递质 自主神经的节后纤维除胆碱能和去甲肾上腺素能纤维外，还有第三类纤维，以释放嘌呤类和肽类化学物质作为递质，属于非胆碱能和非去甲肾上腺素能神经纤维。主要存在于胃肠。

2.中枢神经递质

目前，在中枢神经系统内发现的神经递质主要分为以下三类。

（1）乙酰胆碱 分布于脊髓前角运动神经元、丘脑后部腹侧的特异投射神经元、脑干网状结构上行激活系统、尾状核和边缘系统等处。

（2）单胺类 单胺类递质包括多巴胺、去甲肾上腺素和5-羟色胺。它们分别组成不同的递质系统。多巴胺递质主要在黑质-纹状体投射系统分布，该系统与震颤麻痹关系很大。去甲肾上腺素递质主要在低位脑干的网状结构内分布。5-羟色胺递质主要在低位脑干的中缝核内。

（3）氨基酸及肽类 中枢神经系统内有一部分氨基酸是神经递质。其中谷氨酸能起兴奋作用，主要分布于大脑皮质和感觉传入系统；γ-氨基丁酸、甘氨酸能起抑制作用。在脊髓、小脑和大脑皮质中均有分布。

肽类物质如脑啡肽、强啡肽等，它们与感觉兴奋的传递、镇痛等生理过程有关。

3.递质的释放和失活

（1）递质的释放 当冲动传达到神经末梢时，末梢产生动作电位并使Ca^{2+}由膜外进入膜内，使一定数量的小泡与前膜贴紧并融合而使前膜出现破裂口。小泡内递质和其他内容物经破裂口进入突触间隙，这一过程称为出胞。出胞中Ca^{2+}的内流十分重要，如果减少细胞外Ca^{2+}的浓度，递质释放就受限制，而增加细胞外Ca^{2+}的浓度，递质释放就增加。

（2）递质的失活 递质在与受体结合产生生物效应后，在突触间隙被相应的酶分解的过程称为递质的失活。

乙酰胆碱被胆碱酯酶水解成胆碱和乙酸。去甲肾上腺素在发挥生物效应后一部分被血液循环带走并被肝脏破坏失活，另一部分在效应细胞内由儿茶酚胺氧位甲基转移酶（COMT）和单胺氧化酶（MAO）破坏失活，但大部分经由前膜再摄取，回收到轴浆内重新加以利用。多巴胺的失活与去甲肾上腺素的失活相似，一部分由儿茶酚胺氧位甲基转移酶和单胺氧化酶破坏失活，另一部分经由前膜再摄取。5-羟色胺失活也与去甲肾上腺素失活相似，经单胺氧化酶破坏和被前膜再摄取。氨基酸递质失活主要由神经元和神经胶质再摄取，肽类递质失活是依靠酶促降解，例如通过氨基肽酶、羧基肽酶和一些内肽酶的降解。

（二）神经受体

递质的受体一般是指突触后膜或效应细胞上的某些特殊部分，神经递质必须通过与受体结合才能发挥作用。如果受体事先已被某些药物接合，则递质就很难

笔记

表11-1 肾上腺素受体、胆碱受体分布及效应

效应器官		交感神经纤维			副交感神经纤维		
		递质	受体	作用	递质	受体	作用
循环系统	心脏、窦房结 房室传导系统 心肌	NE NE NE	β_1 β_1 β_1	心率加快 传导加快 收缩加强	Ach Ach Ach	M M M	心率减慢 传导减慢 收缩减慢
	血管、脑血管 冠状血管	NE NE	α α β_2	轻度收缩 收缩 舒张（为主）			
	皮肤黏膜血管 胃肠道血管	NE NE NE	α α β_2	收缩 收缩（为主） 舒张			
	骨骼肌血管	NE NE	α β_2	收缩 舒张	Ach	M	舒张
	外生殖器血管	Ach NE	M α	舒张 收缩			
呼吸器官	支气管平滑肌 支气管腺体	NE	β_2	舒张	Ach Ach	M M	收缩 分泌增多
消化器官	胃平滑肌 小肠平滑肌	NE NE	β_2 α_2	舒张 舒张	Ach Ach	M M	收缩 收缩
	括约肌 唾液腺 胃腺	NE NE NE	β_2 α α	舒张 分泌黏稠唾液 分泌增加	Ach Ach Ach	M M M	舒张 分泌稀薄唾液 分泌增加
泌尿生殖 器官	膀胱逼尿肌 内括约肌 妊娠子宫 未孕子宫	NE NE NE NE	β α α β_2	舒张 收缩 收缩 舒张	Ach Ach	M M	收缩 舒张
眼	瞳孔开大肌 瞳孔括约肌	NE	α	收缩 （瞳孔开大）	Ach	M	收缩 （瞳孔缩小）
皮肤	竖毛肌 汗腺	NE Ach	α M	收缩（竖毛） 分泌			
代谢	胰岛 肝	NE NE NE	α β α	分泌胰岛素减少 胰高血糖素增加 肝糖原分解增加	Ach	M	分泌增加

笔记

再与受体结合，于是递质就不能发挥作用，这种药物就称为该受体的阻滞剂。

1.胆碱受体

对应于乙酰胆碱有两种作用，实际上是存在两种不同的乙酰胆碱受体。一种受体广泛存在于副交感神经节后纤维支配的效应细胞上。当乙酰胆碱与这类受体结合后产生一系列副交感神经末梢兴奋的效应，包括心脏活动的抑制、支气管平滑肌的收缩、胃肠平滑肌的收缩、膀胱逼尿肌和虹膜环形肌的收缩、消化腺分泌的增加等。这类受体与毒蕈碱结合也产生相似的效应，故称为毒蕈碱受体（M型受体）。另外，支配汗腺的交感神经和骨骼肌血管的舒张神经其递质也是乙酰胆碱，受体属于M型受体。

另一种胆碱能受体存在于交感和副交感神经节的突触后膜和神经肌接头的终板膜上。当乙酰胆碱与这类受体结合后产生兴奋性突触后电位和终板电位，导致节后神经元和骨骼肌兴奋。这类受体与烟碱结合也产生相似的作用，故称为烟碱型受体（N型受体）。

现已证明M型和N型受体均可进一步分出几种亚型。M型受体至少已分出M_1、M_2和M_3三种亚型。N型受体也已分出N_1和N_2两种亚型。神经节内的神经元突触后膜上的受体为N_1型，终板膜上的受体为N_2型。

2.肾上腺素受体

大多数交感神经节后纤维释放的递质是去甲肾上腺素，其对效应器的作用既有兴奋，也有抑制，这是由于效应器上的肾上腺素能受体分为α型肾上腺素受体（简称α受体）和β型肾上腺素受体（简称β受体）。儿茶酚胺类递质与α受体结合后产生的平滑肌效应主要是兴奋的，包括血管收缩、子宫收缩、虹膜辐射肌收缩等，也有抑制的，如小肠舒张。儿茶酚胺类递质与β受体结合后产生的平滑肌效应是抑制的，包括血管舒张、子宫舒张、小肠舒张、支气管舒张等，但对心肌产生的效应是兴奋的（表11-1）。

α受体和β受体不仅对交感神经末梢释放的递质起反应，对血液中存在的儿茶酚胺类物质也同样会起反应。

第六节　自主神经系统

内脏神经中的传出神经支配的平滑肌、心血管和腺体的运动不受人的主观意志的控制，故又将这一部分称为自主神经或植物神经。自主神经分为交感神经和副交感神经。

一、自主神经的结构特征

从中枢发出的自主神经在抵达效应器前必须先进入外周神经节（肾上腺髓质的交感神经除外），此纤维在神经节换元后再发出纤维支配效应器官。由中枢发出

笔记

到神经节的纤维称为节前纤维，由神经节发出到效应器的纤维称为节后纤维。

交感神经节距离效应器较远，因此节前纤维短而节后纤维长；副交感神经节距离效应器较近，有的神经节就在效应器官壁内，因此节前纤维长而节后纤维短。

交感神经的低级中枢位于脊髓胸1至腰3节段的灰质侧角内。副交感神经的起源比较分散，一部分起自脑干，另一部分起自脊髓骶部相当于侧角的部位。交感神经的全身分布广泛，几乎所有内脏器官都受其支配；而副交感神经的分布较局限，某些器官不具有副交感神经支配，例如皮肤和肌肉内的血管、汗腺、肾上腺髓质、肾脏等就只有交感神经支配。

二、自主神经的生理功能

自主神经系统的功能在于调节心肌、平滑肌和腺体（消化腺、汗腺、部分内分泌腺）的活动。除少数器官外，一般组织器官都接受交感和副交感神经的双重支配。在具有双重支配的器官中，交感和副交感神经的作用往往具有拮抗的性质。例如，对于心脏，迷走神经（相当于副交感神经）具有抑制作用，而交感神经具有兴奋作用；对于小肠平滑肌，迷走神经具有增强其运动的作用，而交感神经却具有抑制作用（表11-2）。

表11-2   自主神经的主要功能

器　官	交感神经	副交感神经
循环器官	心跳加快加强；腹腔内脏血管、皮肤血管以及分布于唾液腺和外生殖器官的血管收缩；肌血管可收缩（肾上腺素）或舒张（胆碱）	心跳减慢，心房收缩减弱，部分血管（如软脑膜动脉与分布于外生殖器官的血管等）舒张
呼吸器官	支气管平滑肌舒张	支气管平滑肌收缩，促进黏膜腺分泌
消化器官	分泌黏稠唾液；抑制胃肠运动；促进括约肌收缩、抑制胆囊活动	分泌稀薄唾液、促进胃液胰液分泌；促进胃肠运动和使括约肌舒张，促进胆囊收缩
眼	使虹膜辐射状肌收缩，瞳孔扩大，使睫状体辐射状肌收缩，睫状体环增大，使上眼睑平滑肌收缩	使虹膜环形肌收缩，瞳孔缩小；使睫状体环形肌收缩，睫状体环缩小；促进泪腺分泌
皮肤	竖毛肌收缩，汗腺分泌	
代谢	促进糖原分解，促进肾上腺髓质分泌	促进胰岛素分泌

三、脑对自主神经系统的调节

内脏活动更完善的调节必须有较高级中枢的参与。

（一）低位脑干对内脏活动的调节

脑干网状结构中存在许多与内脏活动功能有关的神经元，其下行纤维支配脊髓，调节着脊髓的植物性神经功能。因此，许多基本生命活动（如循环、呼吸等）的反射调节在延髓水平已能初步完成。

临床观察和动物实验证明，延髓由于受压、穿刺等原因而受伤时，可迅速造成死亡，以致有人称延髓为基本生命中枢。

（二）下丘脑对内脏活动的调节

下丘脑是大脑皮质下调节内脏活动的高级中枢。在下丘脑存在体温调节中枢，能调整机体的产热和散热过程，以保持体温稳定于一定水平；下丘脑外侧区存在摄食中枢与饱中枢，共同调节人的摄食行为；下丘脑对水的摄入与排出均有关系，控制摄水的区域与上述摄食中枢极为靠近，控制排水的功能是通过改变抗利尿激素的分泌来完成的，两者协同调节水平衡；下丘脑的神经分泌小细胞能合成调节腺垂体激素分泌的肽类化学物质，称为下丘脑调节肽，促进或抑制某种腺垂体激素的分泌，组成下丘脑-腺垂体系统；在下丘脑内存在"假怒"中枢和防御反应区，调节动物的情绪反应；人类下丘脑的疾病也往往伴随着不正常的情绪反应；下丘脑视交叉上核的神经元具有日周期节律活动，这个核团是体内日周期节律活动的控制中心。

（三）大脑皮质对内脏活动的调节

大脑新皮质与内脏活动有关，而且区域分布和躯体运动代表区的分布有一致的地方；边缘叶（指大脑半球内侧面，与脑干连接部和胼胝体旁的环周结构；它由扣带回、海马回、海马和齿状回组成）以及与边缘叶在结构和功能上密切相关的岛叶、颞极、眶回、杏仁核、隔区、下丘脑、丘脑前核等统称为边缘系统，边缘系统的功能与内脏活动、情绪反应、记忆活动等均有密切的关系。

第七节　脑的高级功能和脑电图

一、脑电图和脑诱发电位

大脑皮质神经元具有生物电活动，因此大脑皮质经常具有持续的节律性电位变化，称为皮质自发脑电活动。如果在头皮上安置引导电极，通过脑电图仪可记录到皮质自发脑电活动的图形，称为脑电图。在动物中将颅骨打开或在患者进行脑外科手术时，也可将电极直接安置在大脑皮质表面，能记录到同样的皮质自发脑电活动，称为皮质电图。此外，在感觉传入冲动的激发下，脑的某些区域可以产生较为局限的电位变化，称为脑诱发电位。

在不同的条件下（如激动、困倦、睡眠等），脑电图的波形和频率有明显的差别。根据其频率快慢来划分，脑电图的基本波形可划分为四种基本类型。

α波：频率为8～13Hz，幅度为20～100μV。正常人在清醒、安静、闭目时，α波即可出现，当被试者睁眼或接受其他激动性刺激时（如令其进行心算），则α波立即消失并转为快波。因此一般认为，α波是大脑皮质处于清醒安静状态时电活动的主要表现。

β波：频率为14～30Hz，幅度为5～20μV。当被试者睁眼视物、进行思考活动时，β波即可出现。一般认为β波是大脑皮质处在紧张激动状态时电活动的主要表现。

θ波：频率为4～7Hz，幅度为100～150μV。在成人困倦时可以出现。

δ波：频率为0.5～3Hz，幅度为20～200μV。正常成人在清醒状态下，几乎是没有δ波的，但在睡眠期间可出现δ波。一般认为，高幅度的频率较慢的波（δ或θ波）可能是大脑皮质处于抑制状态时电活动的主要表现。

癫　痫

癫痫是一种暂时性、阵发性脑功能紊乱引起的反复痉挛发作的综合征，是大脑病变的神经细胞过量放电引起反复发作的暂时性大脑功能紊乱，任何年龄均可发病。由于病变神经细胞的部位不同，发作症状多种多样，常见为全身或局部肌肉抽搐，可伴意识障碍，也有感觉、精神或行为异常，少数会有腹痛、呕吐、头痛等表现。

癫痫主要可由以下原因引起：① 先天性疾病；② 外伤；③ 感染；④ 中毒；⑤ 颅内肿瘤；⑥ 脑血管病；⑦ 营养代谢疾病；⑧ 变性疾病；⑨ 高热惊厥。

不是所有癫痫都能找到病因。有些癫痫患者在目前现有的检查条件和诊断水平下，从脑部及全身找不到可以解释脑部病症的结构变化和代谢异常，而和遗传有密切关系，这一类患者就是我们所说的原发性癫痫。但是，有些以往诊断为原发性癫痫的患者，现在又发现了脑部的病变。因此，原发性癫痫是症状性癫痫中目前还无法查出原因的一种特殊类型。在癫痫的诊断和治疗过程中，强调查找病因，积极进行病因治疗无疑是必要的。但暂时找不到病因者，也应及时进行症状治疗，即服用有效抗癫痫药，以控制癫痫发作，待以后复查时进一步查找病因。癫痫病的预防非常重要。预防癫痫不仅涉及医学领域，而且与全社会有关。预防癫痫应着眼于三个层次：一是着眼于病因，预防癫痫的发生；二是对已有发作者，防止癫痫症状的出现；三是减少癫痫对患者躯体、心理和社会的不良影响。

笔记

二、学习和记忆

学习与记忆是脑的重要功能之一。学习是指人和动物依赖于经验来改变自身行为以适应环境的神经活动过程，而记忆则是学得的信息贮存和"读出"的神经活动过程。

（一）条件反射

反射活动是中枢神经系统的基本活动形式。反射可分为非条件反射与条件反射。非条件反射是机体先天固有的反射；例如，异物刺激角膜引起眼睑闭合的角膜反射、膝跳反射等。这些反射的通路是固定的反射弧。条件反射是机体后天获得的。它是在个体的生活过程中，在非条件反射的基础上建立起来的反射活动。它们的反射通路不是固定的，因此具有更大的易变性和适应性。

条件反射是后天获得的。形成条件反射的基本条件是非条件刺激与无关刺激在时间上的结合，这个过程称为强化。任何无关刺激与非条件刺激多次结合后，当无关刺激转化为条件刺激时，就形成了条件反射。例如，给犬进食会引起唾液分泌，这是非条件反射；食物是非条件刺激。给犬听铃声不会引起唾液分泌，铃声与唾液分泌无关，称为无关刺激。但是，如在每次给犬进食之前，先给听铃声，这样经多次结合后，当铃声一出现，犬就有唾液分泌。这时，铃声已成为进食（非条件刺激）的信号，称为信号刺激或条件刺激。由条件刺激（铃声）的单独出现所引起的唾液分泌，即为食物唾液分泌条件反射。

由此可见，条件反射的建立就是最简单的学习和记忆过程。

（二）人类的学习与记忆过程

外界环境中经常有大量的信息通过感觉器官进入大脑。但大部分却被遗忘了。能被长期贮存的信息是反复作用于大脑，并且对个体具有重要意义的信息。大脑对信息的贮存可分为短时记忆与长时记忆两个阶段。若信息通过感觉器官直接进入大脑感觉区内贮存，贮存的时间不超过1秒；经过处理，把那些不连续的、先后进入的信息整合成新的连续的印象，贮存的时间也只有几秒，这都属于短记忆。如果进一步反复学习运用，信息便在记忆中循环，延长记忆的时间，这样便可转入长记忆，记忆持续时间可达几分钟到几年。有些记忆的痕迹，如自己的名字和每天都在进行的操作手艺等，通过长年累月的运用，会记忆终身。

（三）学习和记忆的机制

在神经生理方面，神经元活动的后作用是感觉性记忆的基础。在神经系统中，神经元之间形成许多环路联系，可能是短记忆的基础，例如海马环路与记忆密切相关。在神经生化方面，较长时的记忆可能与脑内蛋白质的合成有关。例如用嘌呤霉素抑制脑内蛋白质的合成，则动物不能建立条件反射，学习记忆能力发生明显障碍。在神经解剖方面，永久性的记忆可能与新突触的建立有关。实验中观察

笔记

到，生活在复杂环境中的大鼠，其大脑皮质较厚，而生活在简单环境中的大鼠，其大脑皮质较薄。这说明学习记忆活动多的大鼠，其大脑皮质发达，突触联系也多。

三、觉醒和睡眠

觉醒和睡眠都是生理活动的重要过程。成人一般每天需要睡眠7～9h，婴儿需要18～20h，小儿需要12～14h，而老人仅需5～7h。与觉醒相比，睡眠时许多生理功能发生了变化，一般表现为：① 嗅、视、听、触等感觉功能暂时减退；② 骨骼肌反射运动和肌紧张减弱；③ 伴有一系列自主神经功能的改变，如血压下降、心率减慢、尿量减少、体温下降、代谢率降低、呼吸变慢、胃液分泌可增多而唾液分泌减少、发汗功能增强等。

（一）觉醒状态的维持

一般认为，觉醒状态的维持是脑干网状结构上行激活系统的作用。脑干网状结构上行激活系统可能是乙酰胆碱递质系统，因此静脉注射阿托品能阻断脑干网状结构对脑电的唤醒的作用。

但是，觉醒状态的维持比较复杂，脑电觉醒状态（呈现快波）与行为觉醒状态的维持有不同的机制。行为觉醒状态的维持可能是黑质多巴胺递质系统的功能。

（二）睡眠的时相

通过对整个睡眠过程的仔细观察，发现睡眠具有两种不同的时相状态。其一是脑电波呈现同步化慢波的时相，称为慢波睡眠。其二是脑电波呈现去同步化的快波的时相，称为快波睡眠。在快波睡眠时相出现时，各种感觉功能进一步减退，肌肉紧张性进一步降低而处于几乎完全松弛的状态；但不时可出现间断的阵发性表现，例如眼球快速运动、部分肢体抽动、心率和血压升高、呼吸加快而不规则。由于这种阵发性表现，快波睡眠常可促使心绞痛发作或呼吸衰竭发作，因此临床上应对此引起重视。

慢波睡眠与快波睡眠是两个能相互转化的时相。睡眠一开始，一般首先进入慢波睡眠，慢波睡眠持续80～120min后就转入快波睡眠，快波睡眠20～30min后又转入慢波睡眠，如此反复进行。在整个睡眠过程中，这种反复转化4～5次，越接近睡眠后期快波睡眠持续时间逐渐加长。在成年人，慢波睡眠和快波睡眠均可直接转为觉醒状态，但入睡时一般只能先进入慢波睡眠再转成快波睡眠。在快波睡眠期间，如果将被试者唤醒，他往往会讲述正在做梦；在慢波睡眠期间被唤醒，较少会讲述正在做梦。因此，做梦看来是快波睡眠的特征之一。

在慢波睡眠期间生长激素分泌明显增高，转入异相睡眠或觉醒后，生长激素分泌减少。所以，有人认为慢波睡眠有利于体力恢复和促进生长。在快波睡眠期间，脑内的蛋白质合成加快；因此认为，快波睡眠有利于精力恢复并能促进记忆功能。

笔记

（三）睡眠发生的机制

睡眠是由于中枢神经系统内部发生了一个主动过程而造成的。在脑干尾端存在能引起睡眠和脑电出现慢波的中枢；这一中枢向上传导可作用于大脑皮质，与脑干网状结构上行激动系统的作用相对抗，从而调节着睡眠与觉醒的相互转化。

由于中枢神经递质研究工作的发展，有人把睡眠的发生机制与不同的中枢递质系统功能联系了起来。慢波睡眠主要与脑干内5-羟色胺递质系统活动有关，快波睡眠主要与脑干内5-羟色胺和去甲肾上腺素递质系统功能有关。

睡好子午觉

古时无钟，夜间就用更鼓报时，从黄昏起（相当于现今的19点），直到平旦（凌晨5点），将一夜分为五更。五更正是人一天中最宝贵的休息时间，所以俗语说"吃人参不如睡五更"。睡好子午觉，子是指夜间的23～1点，午是指白天的11～13点。认为睡"子时"可以养精蓄锐，而睡"午时"则可以顺应阳气的升发。子时大睡，午时小憩。研究发现，凡是在凌晨3点钟起床的人，次日的免疫力就会减弱。精力集中是学习好的保障，而睡眠时间是保障精力集中的基础，让我们保证睡眠，健康学习。

第八节　内分泌系统

一、内分泌腺和内分泌系统

人体主要的内分泌腺有垂体、甲状腺、甲状旁腺、肾上腺、胰岛、性腺、松果体和胸腺（图11-11）。由内分泌腺和分散存在某些组织器官中的内分泌细胞组成的一个分泌化学活性物质（激素）的传递系统称为内分泌系统。它与神经系统紧密联系，密切配合，共同调节机体的各种功能活动，维持内环境的相对稳定。

二、激素

激素是内分泌腺或组织分泌的高效能的生物活性物质。分泌量甚少，但效能很高。激素在体液内的含量（或浓度）要保持动态

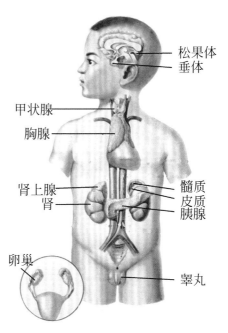

图11-11　内分泌腺概观

松果体
垂体
甲状腺
胸腺
肾上腺
肾
髓质
皮质
胰腺
卵巢
睾丸

笔记

平衡以维持正常功能。

（一）激素分类

激素按其化学结构可以分为两大类。第一类是含氮类激素，又可分为肽、胺、蛋白质，如下丘脑分泌的调节肽、腺垂体分泌的促激素、胰岛素、甲状腺素等。含氮类激素除甲状腺激素外，均易被消化酶破坏，作为药物使用时一般不宜口服。第二类是类固醇激素，如肾上腺皮质激素和性腺激素，这类激素不容易被消化酶破坏，可口服使用。

（二）激素的作用途径

激素通过多种途径发挥作用：① 大多数激素经血液运输至远距离的靶细胞发挥作用，称为远距分泌；② 有些激素经组织液扩散到邻近的细胞而发挥作用，称为旁分泌；③ 由神经细胞分泌的激素，称为神经激素。神经激素可通过神经轴突内的轴浆流动运送到神经末梢释放，作用于所连接的组织，称为神经分泌。

（三）激素功能概述

激素的生理作用可以归纳为五个方面：第一，通过调节蛋白质、糖和脂肪等三大营养物质以及水、盐等代谢，为生命活动供给能量，维持代谢的动态平衡。第二，促进细胞的增殖与分化，影响细胞的衰老，确保各组织、各器官的正常生长、发育，以及细胞的更新与衰老。第三，促进生殖器官的发育成熟以及性激素的分泌和调节。第四，影响中枢神经系统和植物性神经系统的发育及其活动，与学习、记忆及行为的关系。第五，与神经系统密切配合调节机体对环境的适应。

（四）激素分泌的调节

激素在血液中的浓度很低，但能得到精细的调节。激素分泌随内、外环境因素的变化而改变，主要是通过神经调节完成的；而体内激素水平的维持则主要通过反馈机制实现，以负反馈为主，反馈调节对激素的释放起着重要的作用。

当内分泌腺所分泌的激素在血液中浓度增高时，激素对靶器官的调节作用增强，靶器官功能的增强则反馈至内分泌腺使抑制激素的分泌增加，从而使靶器官的功能活动减弱，使激素的功能得到控制。

反馈调节是功能上的一种闭合回路，如下丘脑—腺垂体—靶腺就存在这种反馈闭合回路。根据闭合回路的远近可分为长反馈、短反馈与超短反馈三种。反馈调节保持激素在血液中浓度的相对稳定。

三、下丘脑与垂体

（一）垂体的位置、形态与结构

垂体悬垂于脑的底面，通过漏斗柄与下丘脑相连，为一卵圆形小体，呈淡红色，重量不到1g。垂体包括腺垂体和神经垂体两部分（图11-12）。腺垂体主要由

笔记

腺细胞构成，包括前部、中间部和结节部三部分。神经垂体由神经纤维构成，包括神经部和漏斗部（正中隆起和漏斗柄）两部分。通常所说的垂体前叶是指腺垂体的远侧部和结节部；垂体后叶是指神经垂体的神经部和腺垂体的中间部。

下丘脑与腺垂体和神经垂体的联系非常密切。下丘脑与腺垂体之间通过垂体门脉系统发生功能联系；下丘脑与神经垂体之间通过下丘脑-垂体束发生功能联系。

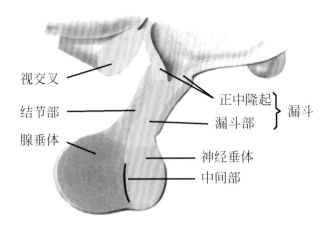

图 11-12　垂体的分部

（二）下丘脑–腺垂体系统

1.下丘脑与腺垂体的结构和功能联系

（1）下丘脑促垂体区和下丘脑调节肽　在下丘脑基底部存在"促垂体区"，此区的神经分泌细胞分泌肽类物质，经门脉到达腺垂体，调节腺垂体的分泌，统称下丘脑调节肽。下丘脑共分泌9种调节肽，其中凡具有促进释放作用的称为释放激素（因子），凡具有抑制释放作用的称为释放抑制激素（因子）。包括：① 促甲状腺释放激素（TRH）；② 促性腺激素释放激素（GnRH）；③ 生长抑素（GHRIH或GIH）；④ 促肾上腺皮质释放激素（CRH）；⑤ 生长素释放激素（GHRH）；⑥ 催乳素释放因子（PRF）和催乳素释放抑制因子（PIF）；⑦ 促黑激素释放因子（MRF）与促黑激素释放抑制因子（MIF）。

（2）垂体门脉系统　垂体主要由垂体上动脉和垂体下动脉供给血液。垂体上动脉分支在正中隆起和漏斗柄处形成第一级毛细血管网，然后汇集成数条小静脉进入腺垂体，再次分支形成第二级毛细血管网。这套血管系统称为垂体门脉系统。下丘脑的神经分泌细胞的轴突末梢与门脉系统的第一级毛细血管网接触，轴突末梢释放的调节肽通过毛细血管进入门脉系统内，再从第二级毛细血管网透出而作用于腺垂体分泌细胞。因此，垂体门脉系统的作用就是把下丘脑分泌的调节肽输送到腺垂体，调节腺垂体分泌细胞的活动。

2.腺垂体分泌的激素

腺垂体是体内最重要的内分泌腺。已知腺垂体分泌的激素有7种：生长素（GH）、催乳素（PRL）、促黑素（MSH）、促甲状腺激素（TSH）、促肾上腺皮

笔记

质激素（ACTH）、促性腺激素〔GTH，包括卵泡刺激素（FSH）和黄体生成素（LH）〕。

腺垂体分泌的促激素TSH、ACTH、GTH分别作用于甲状腺、肾上腺皮质和性腺，使其分泌相应的激素。GH的主要作用是促进全身的生长发育。PRL能促进乳腺生长发育，引起并维持乳腺分泌。同时，这些靶腺激素在血中浓度变化时，对下丘脑分泌的相应释放激素（因子）和腺垂体分泌的相应促激素都有反馈作用，多数为负反馈。从而使血中的靶腺激素水平维持相对恒定。

垂体性侏儒症

垂体性侏儒症系由于腺垂体功能不足所引起的生长发育障碍。根据病因可将本病分为两类。①原发性：多数患者原因不明，也无家族史，仅小部分有家族性发病史，为常染色体隐性遗传。②继发性：较为少见，任何病变损伤垂体前叶或下丘脑时可引起生长发育停滞，常见者有肿瘤（如颅咽管瘤、视交叉或下丘脑的胶质瘤、垂体黄色瘤等）、感染（如脑炎、结核、血吸虫病、弓形虫病等）、外伤、血管坏死及X线损伤等。

原发性垂体性侏儒症多见于男性，初生时身长、体重往往正常，1～2岁以后开始生长速度减慢，停滞于幼儿期身材，年龄越大落后越明显，至成年其身长也多不超过130cm，但智力发育正常，患儿外观比较其实际年龄为小，但身体上部量与下部量的比例常与其实际年龄相仿，故各部分发育的比例仍相称。患者头稍大而圆，毛发少而质软，皮肤细而滑腻，面容常比其实际年龄幼稚，胸较窄，手足亦较小。出牙延迟，骨化中心发育迟缓，骨龄幼稚与其同身高年龄小儿相仿，骺部融合较晚。多数患儿性腺发育不全，第二性征缺乏，至青春期男性生殖器仍小如幼童者，隐睾症常见，声调如童音。女性往往有原发性闭经，乳房、臀部均不发达，身材无女性成年人特征，子宫小，外阴如小女孩。甲状腺、肾上腺皮质功能亦往往偏低，但临床症状常不明显。

继发性垂体性侏儒症可发生于任何年龄，得病后生长发育开始减慢并伴有原发病的症状，患颅内肿瘤者可见颅内压增高和视神经受压迫的症状及体征，如头痛、呕吐、视野缺损或缩小等，甚至由于垂体后叶或下丘脑也受损害而并发尿崩症。

治疗可应用人类生长激素替代补充疗法，有80%患者有效。同化激素可增强蛋白质合成促进生长，但此类药物也可促进骨骺的融合而缩短生长时期，最后反而使身体形成矮胖，因此必须慎重。绒毛膜促性腺激素肌肉注射，对性腺及第二性征的发育有刺激作用，男性患者疗效较好。此外尚可应用甲状腺片。

对继发性垂体性侏儒症患者，如颅内肿瘤可进行手术治疗，其他原发疾病可给予相应治疗。

笔记

巨人症和肢端肥大症

巨人症和肢端肥大症系腺脑垂体分泌生长激素（GH）过多，引起组织、骨骼及内脏的增生肥大及内分泌代谢紊乱的疾病。发病在青春期前、骺部未闭合者为巨人症。发病在青春期后、骺部已闭合者为肢端肥大症。多数患者起病在青春期前，至成人后继续发展，形成"肢端肥大性巨人症"。

本病为腺脑垂体生长激素细胞增生或腺瘤，或下丘脑分泌生长激素（GRH）过多或生长激素释放抑制激素（GIH）不足，使垂体生长激素细胞受到持久的刺激形成肿瘤所致。此外，本病有明显遗传倾向。

巨人症：生长发育过度，身高多在2m左右，生长过速可持续到20岁以上。食欲强，肌肉发达，性欲旺。在衰退期，精神不振，乏力，背佝偻，阳痿，反应迟钝。

肢端肥大症：起病缓慢，头痛，视力减退，视野缺损。特殊面容：下颌增大，眉弓及颧骨突出，唇厚，鼻大，舌大，面貌粗陋，脸皮变粗厚。手足肢端肥大。

治疗：① 手术治疗；② 放射治疗；③ 药物治疗。

（三）下丘脑－神经垂体系统

1.下丘脑与神经垂体的结构和功能联系

神经垂体位于脑垂体后部。神经垂体没有腺细胞，但含有丰富的毛细血管，来自下丘脑的神经纤维末梢终止在毛细血管壁上。经研究证明由神经垂体释放的催产素和升压素是在下丘脑合成的，贮存在神经垂体。在受到适宜刺激时由神经垂体释放出来透过毛细血管进入血液中。

2.神经垂体释放的激素

神经垂体释放两种激素即血管升压素（VP）（或称抗利尿激素）与催产素（OXT），两者都是9肽，分子结构有相似之处，它们的生理作用也有交叉。VP能促进肾小管对水的重吸收，使尿量减少。当血浆渗透压升高和循环血量减少时，会刺激神经垂体释放VP。OXT的主要作用是促进子宫收缩，有助于分娩和减少产后出血，还可促使乳汁分泌。分娩过程中胎儿对子宫和阴道的牵拉刺激，以及哺乳时婴儿吸吮乳头的刺激，均可放射性的促进OXT的分泌。

尿崩症

尿崩症是指抗利尿激素分泌不足（又称中枢性或垂体性尿崩症），或肾脏对血管抗利尿激素反应缺陷（又称肾性尿崩症）而引起的一组症群。其特点是多尿、烦渴、低比重尿和低渗尿。垂体性尿崩症可见于任何年龄，大多数患者均有多饮、烦渴、多尿。夜尿显著。病因主要如下。

笔记

（1）原发性 占 1/3 ～ 1/2。通常在儿童起病，很少（<20%）伴有垂体前叶功能减退。

（2）继发性尿崩症 发生于下丘脑或垂体新生物或侵入性损害，包括嫌色细胞瘤、颅咽管瘤、胚胎瘤、松果体瘤、胶质瘤、脑膜瘤、转移瘤、白血病、组织细胞病、类肉瘤、黄色瘤、结节病以及脑部感染性疾病（结核、梅毒、血管病变）等。

四、甲状腺

甲状腺重 20 ～ 30g，是人体内最大的内分泌腺。它位于气管上端两侧，甲状软骨的下方，分为左、右两叶，中间由较窄的峡部相连，呈"H"形（图11-13）。

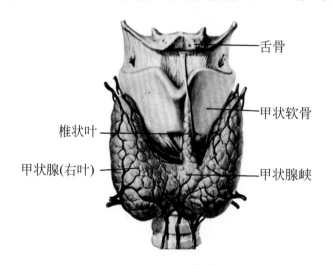

图 11-13   甲状腺

（一）甲状腺激素

甲状腺分泌的有生物活性的激素有甲状腺素（又称四碘甲腺原氨酸，T_4）和三碘甲腺原氨酸（T_3）两种。

（二）甲状腺激素的生物学作用

1.促进生长发育

它主要促进骨骼、脑和生殖器官的生长发育。

笔记

呆小病

呆小病是甲状腺功能减退症的一种，又名克丁病。本病甲状腺功能的障碍始于胎儿或新生儿。表现为患儿体温偏低，少哭笑，少活动，反应迟钝，食欲不振，表情呆滞，毛发稀少，面部浮肿，腹部隆凸，常伴有耳聋。

如不能及时发现、治疗，则小儿发育矮小、智能低下而呆笨。如能早期发现，给予甲状腺素治疗，则小儿身体及智能可能正常发育。

2.对代谢的影响

① 产热效应：甲状腺激素可提高大多数组织的耗氧率，增加产热效应。② 对三大营养物质代谢的作用：在正常情况下甲状腺激素主要是促进蛋白质合成，然而甲状腺激素分泌过多，反而使蛋白质，特别是骨骼肌的蛋白质大量分解，因而消瘦无力。在糖代谢方面，甲状腺激素有促进糖的吸收，肝糖原分解的作用。同时它还能促进外周组织对糖的利用。总之，增加机体的耗氧量和产热量。

甲状腺功能亢进症

甲状腺功能亢进症简称甲亢，是由于甲状腺功能增高，分泌过多的甲状腺素，引起氧化过程加快，代谢率增高的一组常见内分泌疾病。临床上以弥漫性甲状腺肿大伴甲状腺功能亢进和结节性甲状腺肿大伴甲状腺功能亢进为多见，约占甲亢患者的90%左右。其主要表现为神经兴奋性增高，呈高代谢状态。甲状腺弥漫性大为主要症状，怕热、多汗、低热、疲乏无力、体重减轻，常伴有眼球突出。本病多见于女性，男女之比约为1：（4～6），以20～40岁的中青年为多见。

3.其他方面

甲状腺激素对于一些器官的活动也有重要的作用。它对维持神经系统的兴奋性有重要的意义。甲状腺激素可直接作用于心肌，促进肌质网释放Ca^{2+}，使心肌收缩力增强，心率加快。

（三）甲状腺激素的调节

主要有以下三种途径：① 甲状腺激素在血中的浓度，经常反馈调节腺垂体分泌TSH的活动；② 体内外各种刺激可以通过感受器，经传入神经传到中枢，促进或抑制下丘脑分泌TRH，进而再影响甲状腺素的分泌；③ 甲状腺自身对碘供应的多少而调节甲状腺素的分泌。

五、甲状旁腺、降钙素

人体有两对甲状旁腺，埋在甲状腺两侧叶的后缘内（图11-14）。甲状旁腺分泌的甲状旁腺素由84个氨基酸残基组成，其生理功能是调节体内钙磷代谢。

在甲状腺滤泡近旁的腺泡旁细胞，分泌降钙素。降钙素的主要作用是减少破骨细胞的生长，抑制破骨细胞溶解骨质，促进骨中钙盐沉积，对抗甲状旁腺素的作用，使血钙下降。

笔记

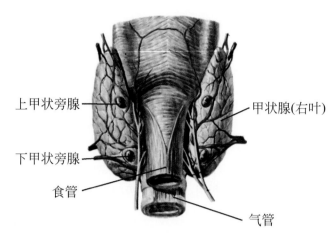

上甲状旁腺

甲状腺(右叶)

下甲状旁腺

食管

气管

图11-14　甲状旁腺

六、胰岛

胰岛是散在胰腺腺泡之间的细胞团。人体胰腺中约有数十万个到一百多万个胰岛。胰岛细胞主要分为5种，其中最重要的是A细胞和B细胞。A细胞占胰岛细胞总数约25%，分泌胰高血糖素。B细胞约占胰岛细胞总数的60%，分泌胰岛素。每个胰岛周围都有丰富的毛细血管。交感神经、副交感神经和肽能神经末梢都直接终止于胰岛细胞。

（一）胰岛素

胰岛素是一种小分子蛋白质，由51个氨基酸残基组成，人胰岛素分子量为6000，有A、B两个肽链。

（二）胰岛素的生物学作用

胰岛素的主要生物学作用是调节糖、脂肪和蛋白质的代谢。

1.糖代谢

胰岛素能促进全身各组织，尤其能加速肝细胞和肌细胞摄取葡萄糖，并且促进它们对葡萄糖的贮存和利用。

糖尿病

糖尿病是一种由遗传基因决定的全身慢性代谢性疾病。由于体内胰岛素的相对或绝对不足而引起糖、脂肪和蛋白质代谢的紊乱。其主要特点是高血糖及糖尿。糖尿病的病因至今尚未完全阐明，胰岛素分泌相对或绝对不足是本病的基本发病机制。典型症状可概括为"三多一少"，即多尿、多饮、多食和体重减轻。由于排尿功能增加，肾囊可能膨胀出现腰痛。有的患者因病

笔记

情控制不好可因眼晶状体渗透压改变出现视物模糊。有些患者可由尿糖刺激引起外阴瘙痒，男性可有阴茎头炎，发生尿痛。部分患者可有乏力、多汗、心慌、手抖、饥饿等低血糖反应。通常患者还易发生皮肤疖肿以及其他感染。

2.脂肪代谢

胰岛素一方面促进肝细胞合成脂肪，另一方面还能抑制脂肪分解。

3.蛋白质代谢

胰岛素促进蛋白质的合成，抑制蛋白质分解。

（三）胰高血糖素

人的胰高血糖素是含28个氨基酸残基的多肽，分子量为3485。

（四）胰高血糖素的生物学作用

胰高血糖素的生物学作用与胰岛素相反，是一种促进分解代谢的激素。它促进肝脏糖原分解和葡萄糖异生作用，使血糖明显升高；它还能促进脂肪分解，使酮体增多。

（五）胰岛素分泌的调节

① 血糖浓度是调节胰岛素分泌的最基本的因素。血糖浓度升高时胰岛素的分泌增加，血糖浓度低于正常水平时，胰岛素的分泌减少。② 血液中多种氨基酸如精氨酸、赖氨酸都有刺激胰岛素的分泌作用。③ 血液中脂肪酸和酮体大量增加时，也能促进胰岛素的分泌。④ 许多胃肠道激素以及胰高血糖素都有刺激胰岛素的分泌作用。⑤ 支配胰岛的迷走神经兴奋时可以引起胰岛素的分泌，交感神经兴奋时，抑制胰岛素的分泌。

七、肾上腺

肾上腺位于肾脏上方，左、右各一（图11-15）。肾上腺分为两部分：外周部分为皮质，占大部分；中心部为髓质，占小部分。肾上腺皮质和髓质实际上是两个不同的内分泌腺。皮质是腺垂体的一个靶腺，髓质受交感神经节前纤维直接支配，相当于一个交感神经节。

（一）肾上腺皮质

肾上腺皮质的组织结构可以分为三层，自外向内为球状带、束状带和网状带。球状带主要分泌盐皮质激素。束状带位于皮质中间，构成皮质的大部分。网状带位于皮质最内层。束状带与网状带分泌糖皮质激素，网状带还分泌少量性激素。

1.肾上腺糖皮质激素

人体糖皮质激素主要是皮质醇，仅有少量皮质酮，均为甾体类化合物。

笔记

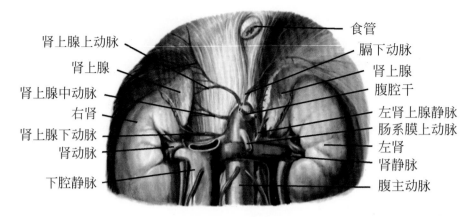

图 11-15　肾上腺

2.肾上腺糖皮质激素的生物学作用

① 对三大营养物质的代谢的作用　一方面促进蛋白质分解，使氨基酸在肝中转变为糖原；另一方面又有对抗胰岛素的作用，抑制外周组织对葡萄糖的利用，使血糖升高。

② 对水盐代谢的影响　糖皮质激素具有部分盐皮质激素类作用，促进水、钠重吸收。

③ 对血细胞生成与破坏的影响　它能增强骨髓对红细胞和血小板的造血功能，使红细胞及血小板数量增加；能使中性粒细胞增加；能促进网状内皮系统吞噬嗜酸性粒细胞，使后者在血液中的数量减少；能抑制淋巴组织增生，使淋巴组织发生萎缩，使血中淋巴细胞减少。

④ 对肌肉的影响　糖皮质激素水平过低或过高，均会造成肌肉无力。

⑤ 对血管反应的影响　提高血管平滑肌对去甲肾上腺素的敏感性，降低毛细血管的通透性。

⑥ 在应激反应中的作用　糖皮质激素能增强机体的应激能力，其作用机制尚不清楚。

3.肾上腺盐皮质激素

球状带分泌的盐皮质激素在人体以醛固酮为主。它的调节代谢作用以及分泌调节在循环及泌尿章节中叙及，不再重复。

4.性激素

肾上腺皮质分泌的性激素以雄激素为主。

（二）肾上腺髓质

肾上腺髓质位于肾上腺中心。肾上腺髓质的腺细胞较大，细胞内含有细小颗粒，经铬盐处理后，一些颗粒与铬盐呈棕色反应。含有这种颗粒的细胞称为嗜铬细胞。这些颗粒内的物质可能就是肾上腺髓质激素的前体。

肾上腺髓质的嗜铬细胞分泌两种激素：肾上腺素和去甲肾上腺素，两者的比

笔记

例大约为4：1，以肾上腺素为主。它们分子中都有儿茶酚基团，故都属于儿茶酚胺类。它们的生物学作用与交感神经系统紧密联系。

当机体遭遇紧急情况如恐惧、惊吓、焦虑、创伤或失血等，引起机体的应急反应，表现为：交感神经活动加强，髓质分泌激素急剧增加。其结果是：心跳加强加快，心排血量增加，血压升高，血流加快；内脏血管收缩，内脏器官血流量减少；肌肉血管舒张，肌肉血流量增加，为肌肉提供更多氧和营养物质；支气管舒张，以减少气体交换阻力，改善氧的供应；肝糖原分解，血糖升高，增加营养的供给。应激反应所引起的上述功能改变，有助于机体与不利情况进行斗争而脱险。

习　题

第十一章
习题答案

一、单选题

1.内脏神经说法正确的是（　　　　）。

A.分布于心肌、骨、平滑肌和腺体　　　　B.分布于内脏、心血管和腺体

C.分布于骨、关节　　　　D.分布于骨骼肌、心肌和平滑肌

E.内脏运动神经只有交感神经

2.成人脊髓下端位于（　　　　）。

A.第3腰椎上缘水平　　　　B.第1腰椎下缘水平

C.第4腰椎下缘水平　　　　D.第5腰椎下缘水平

E.第3胸椎下缘水平

3.与脊神经相连的脊髓节段有（　　　　）。

A.颈髓8节　　　　B.胸髓10节　　　　C.腰髓4节

D.骶髓4节　　　　E.尾髓3节

4.人体生命中枢位于（　　　　）。

A.中脑　　　　B.脑桥　　　　C.背侧丘脑

D.延髓　　　　E.下丘脑

5.蛛网膜下腔是指（　　　　）。

A.硬脊膜与蛛网膜之间的间隙　　　　B.硬脊膜与椎管内骨膜之间的间隙

C.蛛网膜与软膜之间的间隙　　　　D.硬脊膜与软膜之间的间隙

E.椎管内骨膜与蛛网膜之间的间隙

6.颅内高压时，易被挤入枕骨大孔的结构是（　　　　）。

A.大脑枕叶　　　　B.小脑蚓　　　　C.小脑半球

D.间脑　　　　E.小脑扁桃体

7.脊髓表面三层被膜，由内到外分别是（　　　　）。

A.硬膜、蛛网膜、软膜　　　　B.软膜、蛛网膜、硬膜

笔记

C.蛛网膜、软膜、硬膜　　　　　　　　D.蛛网膜、软膜、硬膜

E.软膜、硬膜、蛛网膜

8.脊髓的形态结构正确的是（　　　　）。

A.与椎管具有相同长度　　　　　　　　B.前面正中较明显的沟称前正中裂

C.侧面有前外侧沟和后外侧裂　　　　　D.前根上有一膨大的脊神经节

E.上端通过枕骨大孔与小脑相连

9.关于第四脑室的描述，正确的是（　　　　）。

A.位于延髓、脑桥背面和小脑之间　　　B.位于大脑半球内

C.位于中脑　　　　　　　　　　　　　D.借中脑水管与侧脑室相连

E.第四脑室有两个孔与脊髓中央管相连

10.去甲肾上腺素与α受体结合后，表现为（　　　　）。

A.小肠平滑肌收缩　　　　　　　　　　B.竖毛肌舒张

C.血管收缩　　　　　　　　　　　　　D.胰岛分泌增多

E.瞳孔缩小

11.慢波睡眠的意义是（　　　　）。

A.有助于体力的恢复和促进生长　　　　B.蛋白质合成加快

C.有利于精力的恢复　　　　　　　　　D.能促进记忆

E.做梦是慢波睡眠的特征

12.M型胆碱受体兴奋可出现（　　　　）。

A.支气管平滑肌舒张　　　　　　　　　B.胃肠平滑肌舒张

C.支气管腺体分泌减少　　　　　　　　D.消化腺分泌增加

E.骨骼肌血管痉挛性收缩

13.属于胆碱能受体的是（　　　　）。

A.α_1和α_2　　　　　B.β_1和β　　　　　C.α_1、α_2、β_1、β_2

D.M、N_1和N_2　　　　　E.M和α_1

14.帕金森患者是中枢何种神经递质受损导致（　　　　）。

A.延髓内肾上腺素能递质系统

B.中脑黑质的多巴胺能神经递质系统

C.脊髓内的γ-氨基丁酸递质系统

D.纹状体中5-羟色胺递质系统

E.脑干的乙酰胆碱递质系统

15.颈丛的组成神经不包括（　　　　）。

A.第1颈神经前支　　　　　　　　　　B.第2颈神经前支

C.第3颈神经前支　　　　　　　　　　D.第4颈神经前支

E.第5颈神经前支

16.交感神经兴奋表现为（　　　　）。

A.心跳减弱　　　　　　　　　　　　　B.支气管平滑肌收缩

C.汗腺抑制　　　　　　　　　　　　　D.瞳孔缩小

笔记

E.胃肠抑制

17.正常人体大量进食后（　　　）。

A.胰岛素分泌增加，胰高血糖素分泌减少

B.胰岛素分泌减少，胰高血糖素分泌不变

C.胰岛素分泌不变，胰高血糖素分泌减少

D.胰岛素分泌不变，胰高血糖素分泌增多

E.胰岛素分泌增加，胰高血糖素分泌不变

18.影响突触前膜神经递质释放的因素是（　　　）。

A.进入突触前膜Ca^{2+}的数量　　　　　　B.出胞中Na离子浓度

C.递质小泡的大小　　　　　　　　　　D.动作电位达到神经末梢的时间

E.递质小泡内所含神经递质

19.下列属于条件反射的是（　　　）。

A.膝跳反射　　　　　B.吸吮反射　　　　　C.眨眼发射　　　　　D.角膜反射

E.训练的狗听到铃铛引起唾液分泌的反射

20.成年人生长激素分泌过多可导致（　　　）。

A.侏儒症　　　　　B.肢端肥大　　　　　C.巨人症

D.呆小症　　　　　E.黏液性水肿

21.人体最大的内分泌腺是（　　　）。

A.肾上腺　　　　　B.垂体　　　　　C.甲状腺

D.胰岛　　　　　E.性腺

22.32岁女性张某，甲状腺术后第二天，出现了手足抽搐，可能损伤以下哪个组织？（　　　）

A.甲状腺上动脉　　　　　　　　　　B.甲状腺下动脉

C.甲状旁腺　　　　　　　　　　　　D.喉返神经

E.喉上神经

23.肾上腺糖皮质激素的生物学作用错误的是（　　　）。

A.促进水、钠重吸收

B.抑制骨髓对红细胞和血小板的造血功能

C.糖皮质激素过高造成肌肉无力

D.糖皮质激素过低造成肌肉无力

E.降低毛细血管的通透性

24.下列哪项不属于甲状腺的生物学作用（　　　）。

A.产热效应　　　　　　　　　　　　B.对三大营养物质代谢作用

C.提高中枢神经系统兴奋性　　　　　D.减慢心率

E.促进神经系统发育

二、填空题

1.中枢神经系统包括_____、_____。

笔记

2.脊神经共有31对，包括颈神经_____，胸神经_____，腰神经_____，骶神经_____和尾神经_____。

3.人体中最重要的突触传递方式是_____。

4.外周神经递质主要有_____、_____。

三、名词解释

1.突触

2.激素

3.脑屏障

4.神经递质

四、综合题

1.请描述脑脊液产生及循环途径。

2.成人腰椎穿刺的选择何处？为什么？穿刺经过哪些结构？

第二篇

实　验

实验一 骨

一、实验目的

（一）掌握骨的形态及构造。

（二）熟悉颅骨组成。

（三）熟悉椎骨的一般形态特点。

（四）熟悉胸廓的形态及组成。

（五）了解上肢骨、下肢骨及其形态。

二、实验材料

（一）人体骨骼架标本及挂图。

（二）各类骨标本及挂图。

三、实验内容

（一）观察各类骨标本，并在各类骨标本中找出长骨、短骨、扁骨和不规则骨的形态、分布和功能。

（二）在骨纵切面标本上观察骨膜、骨髓和骨质的构造。了解骨的化学成分和物理特性及骨的生长发育。

（三）在颅骨标本上指出颅骨组成。

（四）在躯干骨标本及挂图上辨认椎骨的一般结构特点。

（五）观察胸廓的形态，辨认肋骨及胸骨。

（六）取肱骨、尺骨、股骨、手骨、胫骨、腓骨、足骨标本，观察各上肢骨、下肢骨的形态特点。

四、实验考核

（一）描述骨的构造。

（二）在整颅上指出颅骨组成。

（三）说出椎骨的特点。

（四）说出胸廓的形态及组成。

（五）描述上、下肢骨的形态特点。

笔记

实验二　骨连结

一、实验目的

（一）掌握关节的构造。

（二）熟悉肩关节、膝关节的构成。

二、实验材料

关节标本及挂图。

三、实验内容

（一）观察关节的基本构造。

（二）取切开的肩关节观察关节面、关节囊和关节腔的结构。

（三）在膝关节标本上观察韧带及半月板的结构特点。

四、实验考核

（一）说出关节的基本构造。

（二）在膝关节标本上指出关节的基本结构和有关的辅助结构。

笔记

实验三　骨骼肌

一、实验目的

（一）熟悉肌肉的分类、构造和辅助结构。

（二）了解肌的起止点。

（三）了解躯干肌的位置、分群。

（四）了解头肌的位置、分群。

（五）了解四肢肌的位置、分群。

二、实验材料

（一）全身肌解剖标本、模型及挂图。

（二）躯干肌标本、模型及挂图。

（三）头肌标本、模型及挂图。

（四）四肢肌标本、模型及挂图。

三、实验内容

（一）观察各类肌标本，指出肌的构造和辅助结构。

（二）辨认肌的起止点。

（三）在标本上指出全身肌的分部。

（四）观察各躯干肌的位置和作用。

（五）观察各头肌的位置和作用。

（六）观察各四肢肌的位置和作用。

四、实验考核

（一）描述肌的构造。

（二）指出肌的起止点及辅助结构。

（三）说出躯干肌的分部。

（四）说出四肢肌的分部。

笔记

实验四　呼吸系统

一、实验目的

（一）掌握呼吸道的组成，鼻、咽、喉、支气管和气管的结构。

（二）掌握肺的结构特点，肺换气的过程。

（三）了解胸腔、胸腔膜和纵隔的结构。

二、实验材料

（一）呼吸道整体模型。

（二）鼻、咽、喉、气管和支气管的模型。

（三）肺部组织切片。

（四）胸腔的模型。

三、实验内容

（一）视频学习

观看人工呼吸操作视频，熟悉人工呼吸要点。

（二）观察呼吸道的结构，各主要结构的位置和组成部分

1.观察鼻、咽的外形和位置，指认鼻旁窦和咽隐窝的位置。

2.观察喉模型的外形和位置，指认喉结、声襞的位置。学生发出声音，用手指感受喉部声带的振动。

3.观察气管支气管模型，指认朝向食管的"C"形软骨。

（三）观察肺的位置、外形及毗邻关系

1.观察肺的模型，指认左、右肺叶，观察肺的形状，指认肺动脉、毛细血管网和肺静脉。

2.观察胸腔、胸腔膜和纵隔的模型，指认胸膜腔、胸腺、上腔静脉、主动脉弓及其分支、气管、食管、胸导管、迷走神经、心包、心脏等器官。

3.用显微镜观察肺染色切片，观察肺部肺泡和肺部支气管的分布和形态。

四、实验考核

（一）说出肺循环血管系统中气体交换的过程。

（二）描述肺泡的形状。

（三）指认左右肺叶、肺动脉、毛细血管网和肺静脉。

笔记

实验五　消化系统

一、实验目的

（一）掌握消化管的组成和解剖结构。

（二）熟悉口腔的结构特点。

（三）掌握胃的形状和解剖结构。

（四）熟悉小肠的形态结构和生理功能。

（五）熟悉肝脏的血液流向和胆汁流向。

二、实验材料

（一）消化系统矢状面标本。

（二）口腔、食管、胃、小肠、大肠和肝脏的模型。

（三）完整的胃离体标本。

三、实验内容

（一）视频学习

观看视频动画，通过视频了解消化系统消化食物的整个过程。

（二）观察消化管的结构，各主要结构的位置和组成部分。

1.观察口腔中的牙齿，指认牙冠、牙颈、牙根，可对着镜子计算牙齿数目。

2.观察食管的模型，熟悉食管的形状，指认食管三处生理性狭窄。

3.观察胃的离体标本和模型，指认贲门、胃底、幽门和胃体。

4.观察小肠的模型，认识小肠结构，指认十二指肠位置。

5.观察大肠模型，指认阑尾位置。

6.观察肝脏的结构，了解肝脏的基本组成单位，指认肝门静脉的位置。

四、实验考核

（一）说出消化管的主要组成部分。

（二）通过观察小肠的模型结构，解释为何小肠是食物吸收的主要部位。

（三）什么是肝脏的基本组成单位？说出肝脏的血液流向和胆汁流向。

笔记

实验六　泌尿系统

一、实验目的

（一）掌握泌尿系统的组成和各器官的连续关系。

（二）掌握肾、输尿管、膀胱、尿道的位置及形态特点。

二、实验材料

（一）男、女性泌尿生殖系统标本、离体的左右肾标本。

（二）肾脏切开放大模型、膀胱切开放大模型。

三、实验内容

泌尿系统的组成包括肾、输尿管、膀胱、尿道四个部分。

（一）肾

1.观察肾的位置。

2.观察肾的外形。

3.观察肾的模型，找到肾内部的结构［肾皮质（含肾柱）、肾髓质（含肾锥体、肾乳头）、肾小盏、肾大盏、肾盂］。

4.观察肾门的位置：是肾动脉、肾静脉、肾盂、淋巴管和神经出入肾的部位。

（二）输尿管

观察输尿管的形态、长度和三个生理性弯曲。

（三）膀胱

1.观察和描述膀胱的形态。

2.观察男、女性膀胱的毗邻器官。

（四）尿道

观察男、女性尿道的情况，描述男性尿道的分部、三个狭窄和两个弯曲。

四、实验考核

（一）说出泌尿系统的组成。

（二）描述肾的位置以及说出肾内部的结构。

笔记

实验七　男、女性生殖系统

一、实验目的

（一）掌握男、女性生殖系统的组成。

（二）掌握睾丸、附睾的位置、精索的位置及其组成，前列腺的位置和形态。

（三）掌握子宫、输卵管、卵巢的位置、形态及韧带分布情况。

（四）了解男性尿道的分部、狭窄及弯曲情况。

（五）了解阴道的形态、位置。

二、实验材料

（一）离体的男性、女性泌尿生殖系统全貌标本及男性、女性骨盆韧带正中矢状切面标本。

（二）男性生殖器官模型、女性生殖器官附骨盆模型。

（三）胎儿妊娠胚胎发育过程模型、胎盘脐带模型、卵巢放大模型、胎儿血液循环及胎盘模型。

三、实验内容

（一）男性生殖系统

主性器官：睾丸。附性器官：附睾、输精管、精囊、前列腺、尿道球腺和阴茎等。

1.观察睾丸的位置和形态，描述睾丸的作用。

2.观察附睾的位置和形态，描述附睾的作用。

3.观察输精管的位置和形态结构。

4.观察精囊腺和前列腺两者的位置和形态结构。

5.观察阴囊的位置和形态。

6.观察阴茎的位置和形态，说出它的分部及构成。

（二）女性生殖系统

主性器官：卵巢。附性器官：输卵管、子宫、阴道、外阴及乳房等。

1.观察卵巢的位置和形态，描述卵巢的作用。

2.观察子宫的位置和形态。

3.观察输卵管的位置和形态，描述其作用。

4.观察阴道的位置和形态。

5.观察外阴的位置和形态，包含有阴阜、大阴唇、小阴唇、阴蒂、阴道口等。

6.观察乳房的位置和形态，由腺体、导管、脂肪组织和纤维组织等构成。

四、实验考核

（一）分别说出男性、女性生殖系统的组成。

（二）描述睾丸、卵巢的生理功能。

笔记

实验八　ABO血型测定

一、实验目的

（一）学习ABO血型的鉴定原理和方法。

（二）观察红细胞凝集现象，了解抗原抗体反应。

（三）测定受试者血型，对测试结果分析并得出受检者ABO血型结论。

二、实验材料

（一）消毒采血针；滴管；竹签。

（二）双凹载玻片。

（三）消毒棉签；纱布。

（四）抗A、抗B血型定型试剂；75%酒精；生理盐水。

（五）受检者血液。

三、实验内容

（一）标准血清　取洁净双凹玻片一块，在玻片两端标明A、B，并分别各滴入抗体A及B标准血清一滴。

（二）消毒　用75%酒精消毒指尖或耳垂。

（三）制备细胞悬液　取一滴血，加入含1mL生理盐水的小试管内，混匀，即得约5%红细胞悬液。

（四）滴加红细胞悬液　用滴管吸取红细胞悬液，分别取一滴置于玻片两端的血清上，注意勿使滴管与血清相接触。分别用竹签混合，搅匀。

四、实验考核

（一）观察结果　10～30min后观察凝集反应，即观察是否有红色点状或小片状凝集块。先用肉眼看有无凝集现象，肉眼不易分辨时，则在低倍显微镜下观察，如有凝集反应，可见红细胞聚集成团。

（二）判断血型　根据受检者红细胞是否被A、B型标准血清所凝集，判断其血型。

笔记

实验九　心脏

一、实验目的

（一）掌握心的外形、位置和各心房心室结构。

（二）熟悉心的传导系统、心血管分布和体表投影。

（三）熟悉肺动脉的位置，肺动脉和肺静脉的名称。

二、实验材料

（一）胸腔纵隔模型。

（二）完整的离体心标本和模型。

（三）切开心房的离体心标本和模型。

（四）心血管的心标本或模型。心传导系统的模型。

（五）连接肺动脉、肺静脉离体心模型。

三、实验内容

（一）视频学习

观看心肺复苏技术操作视频，描述心的体表投影。

心的体表投影，左上点，左下点，右下点，右上点。

（二）观察心的位置、外形及毗邻关系

1.观察心脏离体标本和模型，指认心尖、心底，胸肋面和膈面，左缘、右缘、下缘、冠状沟，前室间沟、后室间沟的血管。

2.观察心的模型和切开心房、心室的离体标本片指认心腔内心房、心室相互间的关系。

3.观察示心传导系统的模型，说出心传导系统组成。

4.观察心的血管标本，指出冠状动脉的分布和静脉回流。

四、实验考核

（一）指认心尖、心底，胸肋面和膈面，左缘、右缘、下缘、冠状沟，前室间沟。

（二）说出心房心室相互间的关系。

（三）画出心传导系统组成。

笔记

实验十 感觉器官——视器

一、实验目的

（一）掌握眼球壁各层的结构和名称。

（二）熟悉眼球内容物的组成。

（三）熟悉眼副器的位置和结构。

二、实验材料

（一）眼球标本或模型。

（二）新鲜的猪或牛眼球冠状面和矢状面标本。

（三）眼副器的标本或模型。

三、实验内容

（一）眼球

1.取眼球冠状切面的前半部分，由后向前观察，可见玻璃体充满于眼球内。移除玻璃体，露出晶状体。晶状体周围的眼球壁呈环形增厚的黑色突出部为睫状体。用镊子轻轻提起晶状体，可见连于晶状体与睫状突之间的细丝状纤维，即睫状小带。移除晶状体，观察其前方的虹膜和瞳孔。观察眼房及其分部。

2.取眼球后半部分，透过玻璃体，可见乳白色的视网膜（活体上呈棕红色），它是眼球壁的最内层。视网膜后部偏鼻侧处可见视神经盘，从视神经盘向四周有呈分支状走行于视网膜的小动脉、小静脉。移除玻璃体和视网膜，可见一层黑褐色的脉络膜。剥除脉络膜，最外层较厚的乳白色膜即巩膜。

3.取球的矢状切面标本，先观察眼前房、眼后房、晶状体和玻璃体，再由前向后观察眼球各层结构。

4.在活体辨认角膜、巩膜、虹膜、瞳孔膜和睑结膜等结构。

（二）眼副器

1.在活体上观察睑缘、内眦、外眦、泪点、球结膜和睑结膜。

2.在眼副器标本或模型上观察泪腺、泪点、泪小管、泪囊、鼻泪管。观察眼球外肌各肌的位置和肌束的方向。

四、实验考核

（一）标本或模型指出角膜、巩膜、虹膜、瞳孔、睫状体、脉络膜、视网膜、晶状体、玻璃体。

（二）说出眼副器的组成、形态和结构。

笔记

实验十一　感觉器官——前庭蜗器

一、实验目的

（一）掌握鼓膜、鼓室的位置特点，乳突小房和咽鼓管的连通关系，听小骨的连接。

（二）熟悉骨迷路及膜迷路的位置、分部和结构。

二、实验材料

（一）耳的解剖标本及模型。

（二）听小骨标本。

（三）内耳标本。

三、实验内容

（一）外耳　利用标本并结合活体观察耳郭形态，外耳道的分部及弯曲方向，鼓膜的松弛部、紧张部及光锥。

（二）中耳　观察鼓室的位置与形态，在鼓室内侧壁辨认前庭窗和蜗窗，各听小骨的位置及连接关系。找到乳突窦、乳突小房和咽鼓管，并观察它们与鼓室的连通关系。

（三）内耳

1.骨迷路　辨认骨半规管、骨壶腹，观察三个成直角的半规管位置。观察前庭的形态及前庭窗。观察耳蜗的蜗螺旋管和骨螺旋板。

2.膜迷路　观察膜半规管，在膜壶腹壁上辨认壶腹嵴。在前庭内观察椭圆囊和球囊，注意它们的连通关系。在耳蜗内辨认蜗管、基底膜和螺旋器，观察前庭阶和鼓阶的位置以及连通关系。

四、实验考核

（一）标本或模型指出鼓膜、前庭窗、蜗窗、听小骨、咽鼓管、乳突小房、半规管、耳蜗。活体上观察睑缘、内眦、外眦、泪点、球结膜、睑结膜、瞳孔、耳垂。

（二）说出听觉传导通路。

笔记

实验十二　脑和脊髓

一、实验目的

（一）掌握脊髓的位置、外形；脑的分部，脑干的组成、外形；小脑的位置和分部，第四脑室的位置和沟通；间脑的位置和分部，第三脑室的位置和沟通；大脑半球的外形和内部结构，侧脑室的位置和沟通关系；脊髓、脑干的位置和外形特点。

（二）熟悉脊髓内灰质、白质的形态及分部，脊神经根的连接；脑、脊髓被膜的概况。

（三）了解大脑镰、小脑幕的位置；硬膜外隙、蛛网膜下隙的位置。

二、实验材料

（一）离体脊髓标本和模型，脊髓横切面标本和模型。

（二）整体脑标本和模型，脑正中矢状切面标本。

（三）脑干、间脑标本和模型，电动脑干模型或脑神经核模型。

（四）大脑、小脑水平切面标本，基底核模型。

（五）脑室标本、模型，包有蛛网膜的整脑标本。

（六）脑、脊髓被膜标本。

三、实验内容

（一）脑

1.脑的概况　取整脑标本和脑正中矢状切面标本，观察脑的分部即延髓、脑桥、中脑、间脑、小脑和端脑，注意各部的位置关系。

2.脑干　取脑干标本和模型自下而上观察延髓、脑桥、中脑。

3.小脑　在离体小脑标本上观察小脑半球及小脑扁桃体。

4.间脑　取间脑、脑干正中矢状切面标本或模型，观察间脑的位置、形态和分部，背侧丘脑之间的矢状裂隙，即第三脑室。

5.端脑　在整脑标本上观察大脑纵裂及大脑纵裂底的胼胝体，大脑半球和小脑之间的大脑模型。取大脑半球标本，辨认其上外侧面、内侧面和下面，观察大脑半球的三沟即外侧沟、顶枕沟、中央沟。辨认大脑半球五叶即额叶、顶叶、枕叶、颞叶、岛叶。

（二）脊髓

1.外形　取离体脊髓标本，观察脊髓的外形，自上而下的颈膨大、腰骶膨大、脊髓圆锥及终丝。辨认前正中裂、后正中沟、前外侧沟、后外侧沟及相连的脊神经根、脊神经节。

2.内部结构　在脊髓横切面标本及模型上观察脊髓灰质、白质的分部，脊髓中央管的位置。

笔记

（三）脑和脊髓的被膜、血管

脊髓和脑的被膜是相互延续的。

1.脊髓的被膜　取切除椎管后壁的脊髓标本，由外向内逐层观察，脊髓的硬脊膜、脊髓蛛网膜、软脊膜、蛛网膜下隙和硬膜外隙，注意观察终池。

2.脑的被膜　与脊髓的同名被膜相延续。取包有脑被膜的完整脑标本观察，硬脑膜与颅骨内面的骨膜相愈合无硬膜外隙。蛛网膜与软脑膜之间的空隙，即蛛网膜下隙。软脑膜紧贴脑的表面，不易分离。

四、实验考核

（一）标本指出脊髓、颈膨大、腰膨大、脊髓圆锥、延髓、脑桥、中脑、间脑、小脑、端脑、大脑脚、小脑半球、小脑扁桃体、第三脑室、大脑纵裂、大脑横裂、外侧沟、中央沟、顶枕沟、侧脑室、硬膜外隙、大脑镰、小脑幕、第四脑室。

（二）说出脑脊液循环路径。

（三）画出脊髓横切面前正中裂、后正中沟、前角、后角。

笔记

实验十三 脑神经和脊神经

一、实验目的

（一）掌握脊神经的对数、分部；12对脑神经的名称、连脑和出入颅的部位。

（二）了解颈丛、臂丛、腰丛、骶丛的组成、位置和分支；交感干的组成、位置与脊神经的关系，交感神经的分布。

二、实验材料

（一）脊神经标本或模型。

（二）头颈部神经标本或模型，头部正中矢状面标本。

（三）面部浅层结构标本或模型，切除脑的颅底标本。

（四）上肢神经标本或模型。

（五）胸神、腹部及下肢神经标本或模型。

（六）迷走神经和膈神经标本。

（七）交感干模型。

三、实验内容

（一）脑神经

脑神经共12对，分别与脑干、间脑和端脑相连，观察各对脑神经出颅时所穿过的孔、裂、管及其行程、分支和分布。

1. 嗅神经　取头部正中矢状切面标本，在上鼻甲及相应鼻中隔以上的黏膜处寻找嗅神经。

2. 视神经、动眼神经、滑车神经及展神经　取眶内结构标本，逐一辨认各神经所支配的眼球外肌及观察其在眶内的行程。

3. 三叉神经　取三叉神经标本进行观察：① 三叉神经节；② 眼神经、上颌神经、下颌神经的行程、穿孔部位及分布范围。

4. 面神经　取面部浅层结构标本，观察面神经在面部的分布范围。

5. 前庭蜗神经　利用内耳标本和模型观察该神经的行程和分布。

6. 舌咽神经　取颈部深层血管标本和模型，寻找穿入咽后肌的舌咽神经。

7. 迷走神经　取迷走神经标本，观察迷走神经的行程、分支范围。

8. 副神经　在胸锁乳突肌和斜方肌深面寻找支配该二肌的副神经。

9. 舌下神经　在舌骨下方寻找呈弓状向前的舌下神经。

（二）脊神经

1. 脊神经分布概况　在脊神经标本上，观察颈、胸、腰、骶和尾神经的数量，寻找穿出椎管的部位，并辨认各脊神经出椎管后分出的前后支。

2. 脊神经丛和胸神经前支

（1）颈丛　取头颈和上肢神经标本或模型，在胸锁乳突肌后缘中点寻找颈丛的皮支，并查找膈神经的行程和分布。

（2）臂丛　利用头颈部及上肢神经标本或模型，在锁骨中点后方辨认臂丛，并向上追踪至颈部观察臂丛的组成；在腋窝内观察与腋动脉的关系。进一步观察臂丛的主要分支，如尺神经、正中神经、桡神经、肌皮神经、腋神经的行程和分布。

（3）胸神经前支　取胸神经标本或模型观察第1胸神经和第12胸神经前支分别与臂丛。

笔记

参考文献

［1］ 信文君. 生理学. 北京: 科学出版社, 2022.

［2］ 郭健. 生理学实验. 北京: 人民卫生出版社, 2022.

［3］ 赵铁建. 生理学. 北京: 中国中医药出版社, 2021.

［4］ 申国明. 正常人体解剖学. 北京: 人民卫生出版社, 2021.

［5］ 孟庆玲. 系统解剖学实验. 安徽: 安徽大学出版社, 2019.

［6］ 丁文龙. 系统解剖学. 北京: 人民卫生出版社, 2018.

［7］ 王庭槐. 生理学. 北京: 人民卫生出版社, 2015.